国家卫生和计划生育委员会"十二五"规划教材
全国高等医药教材建设研究会"十二五"规划教材

全国高等学校教材

供卫生检验与检疫专业用

卫生检验检疫实验教程：
卫生微生物检验分册

主　编　张玉妥
副主编　汪　川　程东庆　陈丽丽
编　者　(以姓氏笔画为序)
　　　　乔海霞(河北北方学院)
　　　　李瑞华(大连医科大学)
　　　　汪　川(四川大学)
　　　　张玉妥(河北北方学院)
　　　　陈丽丽(南华大学)
　　　　赵　丽(山东大学)
　　　　唐　玲(成都中医药大学)
　　　　程东庆(浙江中医药大学)
　　　　曾转萍(广东药学院)

人民卫生出版社

图书在版编目（CIP）数据

卫生检验检疫实验教程．卫生微生物检验分册/张玉妥
主编．—北京：人民卫生出版社，2015

ISBN 978-7-117-20221-3

Ⅰ．①卫…　Ⅱ．①张…　Ⅲ．①卫生检验-医学院校-教材
②卫生检疫-医学院校-教材 ③微生物学-卫生检验-医学院
校-教材　Ⅳ．①R115 ②R185

中国版本图书馆 CIP 数据核字（2015）第 021451 号

人卫智网　**www.ipmph.com**	医学教育、学术、考试、健康， 购书智慧智能综合服务平台	
人卫官网　**www.pmph.com**	人卫官方资讯发布平台	

卫生检验检疫实验教程：卫生微生物检验分册

主　　编：张玉妥
出版发行：人民卫生出版社（中继线 010-59780011）
地　　址：北京市朝阳区潘家园南里 19 号
邮　　编：100021
E - mail：pmph @ pmph.com
购书热线：010-59787592　010-59787584　010-65264830
印　　刷：北京虎彩文化传播有限公司
经　　销：新华书店
开　　本：787×1092　1/16　印张：12
字　　数：300 千字
版　　次：2015 年 3 月第 1 版　2025 年 1 月第 1 版第 9 次印刷
标准书号：ISBN 978-7-117-20221-3
定　　价：23.00 元

打击盗版举报电话：**010-59787491　E-mail：WQ @ pmph.com**
（凡属印装质量问题请与本社市场营销中心联系退换）

全国高等学校卫生检验与检疫专业
第2轮规划教材出版说明

为了进一步促进卫生检验与检疫专业的人才培养和学科建设,以适应我国公共卫生建设和公共卫生人才培养的需要,全国高等医药教材建设研究会于2013年开始启动卫生检验与检疫专业教材的第2版编写工作。

2012年,教育部新专业目录规定卫生检验与检疫专业独立设置,标志着该专业的发展进入了一个崭新阶段。第2版卫生检验与检疫专业教材由国内近20所开办该专业的医药卫生院校的一线专家参加编写。本套教材在以卫生检验与检疫专业(四年制,理学学位)本科生为读者的基础上,立足于本专业的培养目标和需求,把握教材内容的广度与深度,既考虑到知识的传承和衔接,又根据实际情况在上一版的基础上加入最新进展,增加新的科目,体现了"三基、五性、三特定"的教材编写基本原则,符合国家"十二五"规划对于卫生检验与检疫人才的要求,不仅注重理论知识的学习,更注重培养学生的独立思考能力、创新能力和实践能力,有助于学生认识并解决学习和工作中的实际问题。

该套教材共18种,其中修订12种(更名3种:卫生检疫学、临床检验学基础、实验室安全与管理),新增6种(仪器分析、仪器分析实验、卫生检验检疫实验教程:卫生理化检验分册/卫生微生物检验分册、化妆品检验与安全性评价、分析化学学习指导与习题集),全套教材于2015年春季出版。

第2届全国高等学校卫生检验与检疫专业规划教材评审委员会

全国高等学校卫生检验与检疫专业第2轮规划教材目录

1. 分析化学（第2版）
   主　编　毋福海
   副主编　赵云斌
   副主编　周　彤
   副主编　李华斌

2. 分析化学实验（第2版）
   主　编　张加玲
   副主编　邵丽华
   副主编　高　红
   副主编　曾红燕

3. 仪器分析
   主　编　李　磊
   主　编　高希宝
   副主编　许　茜
   副主编　杨冰仪
   副主编　贺志安

4. 仪器分析实验
   主　编　黄沛力
   副主编　张海燕
   副主编　茅　力

5. 食品理化检验（第2版）
   主　编　黎源倩
   主　编　叶蔚云
   副主编　吴少雄
   副主编　石红梅
   副主编　代兴碧

6. 水质理化检验（第2版）
   主　编　康维钧
   主　编　张翼翔
   副主编　潘洪志
   副主编　陈云生

7. 空气理化检验（第2版）
   主　编　吕昌银
   副主编　李　珊
   副主编　刘　萍
   副主编　王素华

8. 病毒学检验（第2版）
   主　编　裴晓方
   主　编　于学杰
   副主编　陆家海
   副主编　陈　廷
   副主编　曲章义

9. 细菌学检验（第2版）
   主　编　唐　非
   主　编　黄升海
   副主编　宋艳艳
   副主编　罗　红

10. 免疫学检验（第2版）
    主　编　徐顺清
    主　编　刘衡川
    副主编　司传平
    副主编　刘　辉
    副主编　徐军发

11. 临床检验基础（第2版）
    主　编　赵建宏
    主　编　贾天军
    副主编　江新泉
    副主编　胥文春
    副主编　曹颖平

12. 实验室安全与管理（第2版）
    主　编　和彦苓
    副主编　许　欣
    副主编　刘晓莉
    副主编　李士军

13. 生物材料检验（第2版）
    主　编　孙成均
    副主编　张　凯
    副主编　黄丽玫
    副主编　闫慧芳

14. 卫生检疫学（第2版）
    主　编　吕　斌
    主　编　张际文
    副主编　石长华
    副主编　殷建忠

15. 卫生检验检疫实验教程：卫生理化检验分册
    主　编　高　蓉
    副主编　徐向东
    副主编　邹晓莉

16. 卫生检验检疫实验教程：卫生微生物检验分册
    主　编　张玉妥
    副主编　汪　川
    副主编　程东庆
    副主编　陈丽丽

17. 化妆品检验与安全性评价
    主　编　李　娟
    副主编　李发胜
    副主编　何秋星
    副主编　张宏伟

18. 分析化学学习指导与习题集
    主　编　赵云斌
    副主编　白　研

前　言

2012年卫生检验与检疫专业独立设置,标志着该专业的发展进入一个崭新的阶段,给卫生检验与检疫专业的发展带来了新的契机。随着我国社会经济的发展和人民生活水平的不断提高,崇尚自然、崇尚健康成为21世纪生活的主旋律,然而,由细菌、病毒等微生物引起的感染性疾病,对人类健康仍然是一严重威胁,传染病的预防和控制依然是卫生检验与检疫的基本任务。为了完善学科体系、全国高等学校卫生检验与检疫专业规划教材第2轮修订论证会确定编写卫生检验与检疫专业规划教材《卫生检验检疫实验教程:卫生微生物检验分册》。

教材以全国高等学校卫生检验与检疫专业规划教材《细菌学检验》《病毒学检验》和《免疫学检验》教学内容为基本编写依据,本着实验内容与教学大纲和理论教学紧密结合的原则,以通用实验技术和专业技能训练为主线,突出基本理论、基本知识和基本技能,便于教与学,同时着力于观察能力、动手操作能力、综合分析能力的培养。既强调科学性、系统性,又突出实用性和针对性,尽量贴近行业需要和岗位实际。全书共分为四部分,第一部分介绍微生物检验基础知识,包括微生物实验室设计要求、常用设备及用途、生物安全防护等六项内容;第二部分是基础训练实验,主要学习微生物检验基本技术,包括24个实验;第三部分是综合训练实验,重在训练学生利用微生物检验知识和技能从模拟标本中分离鉴定病原体的能力,包括12个实验;第四部分是设计性实验,旨在培养学生综合运用所学的基础知识解决实际问题的能力,提供11个参考题目。在第二部分和第三部分根据实验内容不同又分为细菌学检验篇、病毒学检验篇、真菌学检验篇和免疫学检验篇,每篇包括数个实验,每个实验为一相对独立的教学内容。为了方便读者,本书在附录中列举了常用细菌培养基的制备、细菌检验常用试剂和染色液的配制、病毒学检验常用试剂的配制和免疫学检验常用试剂的配制等内容。

在编写中,我们力求实用性,即实验教材既可作为"细菌学检验""病毒学检验"和"免疫学检验"三门理论课配套的实验课教材,又可独立设置。既可供卫生检验与检疫专业本科和大专师生使用,同时也可作为卫生检疫工作人员和进修生、实习生的参考用书;力求整体性,即内容系统详尽,从基本检验技术到综合技能训练再到创新设计性试验,在层次和深度上逐渐提升,内容涵盖了卫生微生物检验的多个方面;力求开放性,即在设计性试验中,各教学单位可根据自身的条件,选择不同的教学手段来培养学生实践能力和创新思维。通过实验教学不仅使学生加深和巩固对理论课内容的理解和体会,而且使学生掌握卫生微生物检验的基本操作技术和实验方法,能够对样本进行正确的卫生微生物检验和评价,为今后的工作实践及科学研究工作打下良好的基础。

本书编委从事多年卫生检验专业微生物学教学工作,具有丰富的教学经验。尽管大家尽心尽力,但限于学术水平和编写能力,书中不足和错误之处在所难免,恳请读者在使用过程中提出宝贵意见,以便再版时修订和完善。

张玉妥

2015年1月

目 录

第一部分　卫生检验与检疫微生物检验基础知识 ················ 1

　一、微生物实验室设计要求 ············· 1

　二、微生物实验室常用设备及用途 ············· 3

　三、微生物实验室的生物安全防护 ············· 5

　四、微生物教学实验室守则 ············· 6

　五、实验室意外应急处理措施 ············· 7

　六、实验报告要求 ············· 9

第二部分　基础训练实验 ············· 11

　§1 细菌学检验篇 ············· 11

　　实验一　细菌培养基制备技术 ············· 11

　　实验二　细菌接种技术 ············· 13

　　实验三　细菌计数的基本技术 ············· 15

　　实验四　细菌形态结构检查技术 ············· 17

　　实验五　细菌的生化反应鉴定 ············· 21

　　实验六　细菌血清学鉴定基本技术 ············· 27

　　实验七　细菌的药物敏感试验 ············· 28

　　实验八　消毒剂定量杀菌试验 ············· 33

　§2 病毒学检验篇 ············· 34

　　实验一　组织细胞培养技术 ············· 34

　　实验二　鸡胚培养技术 ············· 36

　　实验三　动物接种技术 ············· 39

　　实验四　病毒滴度测定 ············· 42

　　实验五　中和试验 ············· 46

　　实验六　血凝抑制试验 ············· 48

　　实验七　病毒的核酸检测技术 ············· 50

　§3 真菌学检验篇 ············· 52

　　实验一　真菌染色技术 ············· 52

　　实验二　真菌的形态学鉴定技术 ············· 54

　　实验三　真菌的生化及血清鉴定技术 ············· 56

　§4 免疫学检验篇 ············· 58

　　实验一　免疫凝集试验 ············· 58

　　一、直接凝集反应 ············· 58

　　二、间接凝集反应 ············· 60

实验二 沉淀反应 …………………………………………………………………… 61
　一、双向免疫扩散试验 …………………………………………………………… 61
　二、对流免疫电泳 ………………………………………………………………… 62
　三、免疫浊度测定 ………………………………………………………………… 63
实验三 免疫标记技术 ……………………………………………………………… 64
　一、间接免疫荧光技术 …………………………………………………………… 64
　二、酶免疫技术 …………………………………………………………………… 65
　三、胶体金标记技术 ……………………………………………………………… 67
实验四 免疫细胞检测技术 ………………………………………………………… 68
　一、外周血单个核细胞的分离 …………………………………………………… 68
　二、T淋巴细胞转化试验 ………………………………………………………… 69
　三、抗体生成细胞检测 …………………………………………………………… 70
　四、吞噬细胞吞噬功能检测 ……………………………………………………… 71
　五、NK细胞活性测定 …………………………………………………………… 72
实验五 血清总补体溶血活性测定——CH_{50}试验 …………………………… 74
实验六 动物皮肤变态反应 ………………………………………………………… 76
　一、豚鼠最大值试验 ……………………………………………………………… 76
　二、豚鼠封闭斑贴试验 …………………………………………………………… 78

第三部分 综合训练实验 ………………………………………………………… 80
§1 细菌学检验篇 …………………………………………………………………… 80
实验一 球菌的分离鉴定 …………………………………………………………… 80
　一、葡萄球菌属 …………………………………………………………………… 80
　二、链球菌属 ……………………………………………………………………… 84
　三、奈瑟菌属 ……………………………………………………………………… 87
实验二 革兰阳性杆菌的分离鉴定 ………………………………………………… 89
实验三 肠杆菌科细菌的分离鉴定 ………………………………………………… 93
　一、埃希菌属 ……………………………………………………………………… 93
　二、志贺菌属 ……………………………………………………………………… 96
　三、沙门菌属 ……………………………………………………………………… 99
　四、耶尔森菌属 …………………………………………………………………… 101
实验四 弧菌的分离鉴定 …………………………………………………………… 103
　一、霍乱弧菌 ……………………………………………………………………… 103
　二、副溶血性弧菌 ………………………………………………………………… 105
实验五 其他常见细菌的分离鉴定 ………………………………………………… 107
　一、结核分枝杆菌 ………………………………………………………………… 107
　二、空肠弯曲菌 …………………………………………………………………… 110
　三、铜绿假单胞菌 ………………………………………………………………… 113
实验六 钩端螺旋体的分离鉴定 …………………………………………………… 115
§2 病毒学检验篇 …………………………………………………………………… 118

实验一 呼吸道病毒的检测 ………………………………………………………… 118

实验二 肠道病毒的检测 …………………………………………………………… 122

一、肠道病毒 71 型 ……………………………………………………… 122

二、人轮状病毒 ………………………………………………………… 125

§3 真菌学检验篇 ……………………………………………………………………… 130

实验一 单细胞真菌的分离鉴定 …………………………………………………… 130

实验二 多细胞真菌的分离鉴定 …………………………………………………… 132

§4 免疫学检验篇 ……………………………………………………………………… 134

实验一 免疫血清制备 ……………………………………………………………… 134

实验二 乙型肝炎患者的血清学检测——乙肝两对半 …………………………… 138

第四部分 设计性实验 ……………………………………………………………… 140

一、设计性实验要求与分组 ………………………………………………………… 140

二、设计性实验完成的基本步骤 …………………………………………………… 140

三、注意事项 ………………………………………………………………………… 141

四、设计性实验题目参考 …………………………………………………………… 142

附录 1 细菌培养基 ………………………………………………………………… 143

附录 2 细菌学检验常用试剂和染色液 …………………………………………… 164

附录 3 免疫学检验常用试剂 ……………………………………………………… 169

附录 4 病毒学检验常用试剂 ……………………………………………………… 173

参考文献 ……………………………………………………………………………… 176

第一部分　卫生检验与检疫微生物检验基础知识

一、微生物实验室设计要求

微生物检验包括病原体分离和鉴定、产品卫生指标检测、医疗器械和用品无菌试验、消毒产品杀灭效果试验、微生物的生化特性研究、分子生物学研究和疫苗研究等。开展不同内容的微生物检验工作,需要在相应的、合适的工作环境中进行,对实验室的设计和设施有不同的要求,包括实验室的选址、平面布置、围护结构、透风空调、安全装置及特殊设备等。只有科学、合理的设计,合格的设施,才能保障实验室的环境要求,才能使检测结果可靠并可信。下面有关实验室的设计要求主要针对用于病原微生物分离鉴定的微生物实验室。

(一)实验室设计基本原则

由于病原微生物的致病性,对其进行分离、培养和鉴定时应在生物安全实验室中进行,通过防护屏障和管理措施,避免或控制被操作的有害生物因子危害,达到生物安全要求。

国家根据病原微生物的传染性、感染后对个体或者群体的危害程度,将病原微生物分为四类。根据实验室对病原微生物的生物安全防护水平,将生物安全实验室亦分为四级。实际工作中所接触的病原微生物主要为三类和四类,危害程度为Ⅰ级和Ⅱ级。依据《病原微生物实验室生物安全管理条例》规定:实验室的生物安全防护级别应与其拟从事的实验活动相适应。所以,微生物实验室的设施和布局一般要求符合"生物安全 2 级(Bio-safety Level-2,BSL-2)"标准,部分从事特殊病原微生物的实验室应达到 BSL-3 标准。

按照国家标准,BSL-2 实验室应按乙类建筑设防。可共用建筑物,但应自成一区,宜设在其一端或一侧,与建筑物其他部分可相通,但应设可自动关闭的门。BSL-2 实验室一般实施两级隔离。一级隔离通过生物安全柜、正压防护服、手套、眼罩等实现;二级隔离通过实验室的建筑、空调净化和电气控制系统来实现。微生物实验室要严格按照《生物安全实验室建筑技术规范》(GB50346—2011)、《实验室生物安全通用要求》(GB19489—2008)、《微生物和生物医学实验室生物安全通用准则》(WS233—2002)等设施和设备基本要求进行设计和建设,包括送风系统、排风系统、气流组织、给水、排水、气体供应、配电、照明、通信、安全消防等。BSL-2 实验室二级隔离的主要技术指标应符合表 1-1 的规定。除了遵循有关实验室建筑安全标准规定外,应以生物安全为核心,确保实验人员的安全和实验室周围环境的安全,同时保护试验对象不被污染。

表 1-1　主实验室的主要技术指标

名称	洁净度级别	非实验动物时可回风	换气次数(次/小时)	邻室压差(Pa)	温度(℃)	相对湿度(%)	噪声dB(A)	最低照度(lx)
二级	7~8	≤50%	8~10	5	18~27	30~65	≤60	300

空间规划是实验室设计的重要部分,适当的实验室空间是保证实验室工作质量和工作人员安全的基础,因此,实验室空间规划要优先考虑实验室工作人员以及相关人员的需要,其次要考虑放置设备的需要以及适合人员流动。除了在实验室内要有足够的存储空间摆放物品,方便使用外,在实验室工作区域外还应当有供长期使用的存储空间。同时,应从发展眼光确定实验室空间大小,实验室设计既要符合现实要求,又要考虑实验室今后发展的变化,以便在较长时间内能容纳新增工作人员、新添置的仪器和设备、开展新的检测项目等,尽可能减少频繁改建和装修。

(二)实验室布局

病原微生物实验室整体布局依据实验室用途、样本的数量和类型、建筑本身的格局等决定,但前提是必须符合生物安全规定。由于病原微生物的危害性,必须防止其向外界扩散,全面地阻断其与外部环境的接触途径,预防实验室获得性感染,保护工作人员健康,同时避免微生物受外界污染,影响实验结果的准确性,因此病原微生物实验室内必须合理布局。依据生物安全的要求,BSL-2 由主实验室、其他实验室和辅助用房组成。主实验室合理划分成清洁区、半污染区和污染区。①清洁区,包括办公室、休息室、培养基配制室、试剂储藏室等。②污染区,又称操作区。包括工作区、洗涤区、标本储存区。工作区可根据工作需要进行细分,如以检测方法(分离培养、分子生物学、血清学检测等)、样本类型(尿标本组、血培养组等)或依据微生物种类(细菌组、真菌组、病毒组等)进行分区等。③半污染区,又称缓冲区。主实验室入口、不同区域之间以及特别有需要的地方应设缓冲区,并有明显的区域标志和负压显示。除内更衣室可兼作缓冲区外,缓冲区只起过渡隔离作用,不得放置物件。

人与物分别设置专用通道,且人流、物流符合从清洁区到污染区的要求,把人流和物流分隔开,防止人和物的交叉感染。标本处理区应设在实验室进口处,可配备Ⅱ级生物安全柜,标本信息登录系统等。设有专用水池分别供洗手、革兰染色和特殊检查用。实验室工作流程最好设计成单向,按照顺序:样本接收、接种、培养、分离鉴定、药物敏感试验、结果报告。单向工作流程可使样本在传输中受污染的危险减到最小。

实验工作区设施的布局应便于清洁、移动。工作区应有废物存放处,应有可供紧急疏散的通道。实验室内工作环境应考虑工作人员的方便和舒适,柜子、架子、灯光等安装应做到空间位置合理,光线充足,色彩柔和,标记清晰,取用方便。

(三)实验室设施要求

1. 实验室门宜带锁,可自动关闭,门上有可视窗。门口有生物安全二级实验室标识。

2. 实验室墙壁、天花板和地面应光滑、易于清洁、不渗水、耐化学品和消毒灭菌剂的腐蚀。地面应防滑、无缝隙,不得铺设地毯。

3. 在操作病原微生物样本的实验间内配备生物安全柜,并按产品的设计要求安装和使用。每个实验室应设洗手池,宜设置在靠近出口处,水龙头开关应设计成感应控制或用肘部、脚操作。在实验室工作区配备洗眼设施,必要时应设紧急喷淋装置。

4. 实验室台柜和坐椅等应稳固,边角应圆滑。实验室设备、台柜、物品等的摆放要合理,既便于清洁,又要避免相互干扰、交叉污染。实验台面应防水、耐腐蚀、耐热。

5. 有足够的固定电源插座,避免多台设备使用共同的电源插座;有可靠的接地系统,并在关键节点安装漏电保护装置或监测报警装置;应有可靠的供电系统和紧急情况下供电的装置,保证温箱、冰箱、生物安全柜等基本设备用电,走廊上应有紧急情况下方便疏散的照明灯。

6. 应设置实施各种消毒方法的设施,如高压蒸汽灭菌器、紫外线灯、化学消毒装置等消毒灭菌设备。具备存放生物危险垃圾的垃圾桶和存放锐器废物的锐器盒。

7. 应配备适用的应急器材,如消防器材、意外事故处理器材、急救器材等。

(张玉妥)

二、 微生物实验室常用设备及用途

1. **显微镜** 是微生物的研究中不可缺少的工具。用于观察细菌形态、直接镜检标本,一般的光学显微镜就可以满足常规要求,细菌检验时 $10 \times$ 目镜和 $100 \times$ (油镜)接物镜最常用。用暗视野观察细菌运动性是较好的方法,有条件的实验室可购置专门的暗视野显微镜。根据需要可配备荧光显微镜。如果实验室开展细胞离体培养、浮游生物等相关实验,需要配备倒置显微镜。

2. **恒温培养箱** 是培养微生物的专用设备,适用于室温至60℃之间的各类微生物的培养。培养一般的细菌,温箱的温度应定在 (35 ± 1)℃。可依不同的微生物培养要求,设定不同温度。条件许可购置恒温恒湿培养箱,更适合微生物生长。

3. **生化培养箱** 由于具有制冷和加热双向调温系统,成为实验室的重要实验设备。可控温度范围 $4 \sim 60$℃,广泛适用于低温恒温试验,细菌、真菌等的培养和保存。

4. **二氧化碳培养设备** 用于培养生长需要二氧化碳气体的细菌、细胞或病毒。有专用的二氧化碳培养箱。如果培养细菌也可用真空干燥罐、标本缸、厌氧罐代替。将接种的平板或试管放在罐内,然后放入点燃的蜡烛,将罐盖盖上并密闭,蜡烛消耗罐内的氧气,自行熄灭,即达到了所需的 $3\% \sim 5\%$ 的 CO_2 浓度。

5. **厌氧培养设备** 用于培养仅在无氧环境中才生长的细菌。厌氧培养所需的设备主要有厌氧箱、厌氧罐和厌氧袋。厌氧箱适于处理大量标本,接种、分离培养和鉴定均在箱内进行,保证整个操作过程均处于无氧状态。厌氧罐适合于小型常规实验室。厌氧罐只能提供培养时的无氧环境。厌氧袋仅作为一次性使用,适合少量标本的厌氧培养。

6. **恒温培养摇床** 用于对温度和振荡频率有较高要求的细菌培养、细胞培养、发酵、杂交、生物化学反应等。

7. **血清凝固器** 用于制备含有血清或鸡蛋特殊成分的培养基,因高热会破坏其营养成分,故用低温,可使血清凝固,又可达到灭菌目的。

8. **天平** 一类用于抗生素微生物检定中标准品、样品的精密称量,这类天平必须能精确到 $1/g(0.1mg)$ 或 $1/10g(0.01mg)$ 的电子分析天平;另一类主要用于培养基、试剂配制、微生物限度检查固体样品的称量等,这类天平只需精确到 $1/100g$。

9. **纯水装置** 用于实验室纯水的制取。实验中配制试剂、配制培养基、仪器运行等都需用纯水,纯水分为Ⅰ、Ⅱ、Ⅲ三个级别,根据实验内容,选用合适的实验用水水质。

10. **恒温干燥箱** 用于玻璃器皿等物的烤干和灭菌。干燥箱有不同的控温范围,用户可以根据实验需求进行选择。

11. **高压蒸汽灭菌器** 是细菌室必备设备,用于培养基及其他物品的灭菌。一般在 $103.43kPa$ 的压力下,121℃灭菌 $20 \sim 30$ 分钟,包括芽胞在内的所有微生物均被杀死。高压锅有立式、卧式之分。也有比较小型的手提式高压锅,适用于小型实验室。不同的实验室可根据具体的情况选用。

12. **恒温水浴箱(锅)** 是一种控温装置,水浴控温对于样品来说比较快速且接触充分。用于培养基制备、恒温反应、样品浓缩及其他常规实验。

13. **PCR仪** 用于目的基因的扩增。可以广泛用于分子生物学、基因工程、与DNA鉴定相关的领域,如感染性疾病的诊断、癌症的诊断和治疗效果的监测、遗传疾病的诊断、法医鉴定等,在微生物实验室主要用于从临床标本中进行某些细菌、真菌、病毒的快速检测。

14. **电泳系统** 分为电源和电泳槽,用于检测、鉴定核酸或蛋白的分子量、纯度、含量等,也是分离、纯化、回收和浓缩样品的工具之一。

15. **紫外分析仪** 用于DNA、RNA电泳凝胶样品的观察。有条件的实验室可设置凝胶成像分析系统,不仅可提高检测灵敏度,而且操作和拍照更方便。

16. **酶联免疫检测仪** 是酶联免疫吸附试验的专用仪器。分为半自动和全自动两大类,用于分析抗原或抗体的含量。

17. **移液器** 用于小容量液体移取,误差小,精确度高。有单道和多道之分,取液量有多种。根据需求可配置不同规格的移液器供实验所用。

18. **离心机** 用于收集微生物菌体以及其他沉淀物。有常速(Fr≤3500)、高速(Fr = 3500 ~ 50 000)、超高速(Fr > 50 000)之分,也有冷冻(低温冷冻离心机)和常温之分。配备何种类型离心机要视工作内容和样品的种类而定。

19. **分光光度计** 用于测定微生物悬液的浓度,以及核酸的定量和蛋白质的直接定量。

20. **生物安全柜** 主要用于操作具有感染性的样本。是最重要的一级防护屏障,主要作用是在保护操作样本不被外界污染的同时,有效减少由于气溶胶暴露所造成的实验室感染,更好地保护操作者不被操作的病原微生物所侵害,同时也能保护工作环境。不同级别安全柜可以满足不同的生物研究和防疫要求,Ⅱ级生物安全柜是目前应用最为广泛的柜型。

21. **净化工作台** 是一种局部层流装置,能在局部形成高洁度的无菌工作环境。主要用途是微生物的接种及处理时的无菌操作。目前病原微生物实验室很少使用。

22. **全自动细菌鉴定仪** 细菌鉴定和药敏试验全部自动化,可快速、准确地鉴定细菌,确定药敏试验结果。与手工相比简化了检验程序,缩短了结果报告时间,节省了大量人力。

23. **半自动细菌鉴定仪** 用于细菌的鉴定。将肉眼观察的结果输入电脑,与数据库中储存的细菌信息比较,自动地得到鉴定结果。与手工相比减少了工作人员的工作量,并提高了实验速度和准确性。

24. **冰箱和冷藏柜** 用于储存培养基、诊断血清、菌种、药物、抗生素等。应备有4℃冷藏和 -20℃冷冻功能的普通冰箱,以供日常所用。有条件实验室可配备 -86℃超低温冰箱,供菌株的长期保存等。

25. **真空冷冻干燥机** 在真空冷冻的环境下,直接使物料中的固态水升华为水蒸气从而达到脱水、干燥之目的。是目前最有效的菌种保存方法之一。用于绝大多数微生物菌种的长期保存。保存的菌种具有成活率高、变异性小等优点,保存期一般3 ~ 5年,有的可长达10年以上。

26. **液氮罐** 实验室冷冻设备,储存液氮温度达 -196℃。除适宜于一般微生物的保藏外,对一些用冷冻干燥法都难以保存的微生物如支原体、衣原体、氢细菌、难以形成孢子的真菌、噬菌体及动物细胞均可长期保藏,而且性状不发生变异。

27. **酸度计** 用于配制试剂时精确测量pH,从而保证配制的溶液的精确性。有时也用来测定样品溶液的酸碱度。

28. 微生物均质器　它的作用在于从固体样品中提取细菌。用微生物均质器制备微生物检测样本具有样品无损伤、无污染、不升温、不需要洗刷器皿，不需灭菌处理等特点，是微生物实验中使用较为方便的仪器。

29. 细菌浊度计　可用于测定待鉴菌株悬液中细菌浓度。本仪器采用麦氏浊度标准溶液进行标定，采用麦氏浊度单位。直接显示麦氏单位浊度值。主要适用于各级医疗卫生单位、生物制品、检疫机构及科研机构的细菌菌液浓度测定。

30. 菌落计数器　菌落计数器可帮助操作者计数菌落数量。通过放大，拍照，计数等方式来准确的获取菌落的数量。有些高性能的菌落计数器还可直接连接电脑来完成自动计数的操作，方便快捷地计数。

（张玉妥）

三、 微生物实验室的生物安全防护

微生物实验室生物安全防护（biosafety protection for laboratories）指实验室在处理含有致病微生物或毒素的实验对象时，为确保实验室工作人员不受实验对象的伤害、保护样品不交叉污染、保护周围环境不受污染而采取的综合措施。这种综合措施包括规范的实验室设计建造、实验室安全设备的配置、个人防护装备的使用、严格的管理制度和标准化的操作程序等。

1. 严格的管理制度　实验室的设立单位应成立实验室生物安全委员会，并制定科学、严格的管理制度、职责、规程，定期对有关生物安全规定落实情况，对实验室设备、设施、材料等进行检查、监督其维护和更新，确保实验室生物安全工作符合国家标准。

2. 实验室生物安全防护水平　根据实验室对所处理的微生物及其毒素所采取的防护措施不同，将实验室生物安全防护水平（biosafety level，BSL）分为四级，分别以 BSL-1、BSL-2、BSL-3、BSL-4 表示，一级防护水平最低，四级防护水平最高。一般教学用的普通微生物实验室属于 BSL-1，适用于对健康成年人已知无致病作用的微生物。而微生物检验实验室属于 BSL-2，适用于对人和环境具有中等潜在危害的微生物。不同等级的生物安全防护水平，对实验室的设计和构造、安全设备、个人防护、实验室的安全操作规程等均有具体而详细的要求和规定。从事的微生物实验活动必须与实验室生物安全防护级别相适应，BSL-1、BSL-2 实验室不得从事高致病性病原微生物实验活动。

3. 实验室的安全设备　在处理生物危害时，结合规范的操作能够有助于降低危险的一系列设备即为安全设备。安全操作设备主要有生物安全柜、移液辅助器、利器盒等；消毒灭菌设备有高压蒸汽灭菌器、甲醛熏蒸器、紫外消毒灯、喷雾器等；发生意外处理设备主要有洗眼器、洗眼瓶、紧急喷淋器等；火灾处理设备有灭火器、灭火毯等；还有外伤及中毒危害处理用的急救箱等。实验室中正确使用和维护这些设备，对防止实验室获得性感染，保护环境免受污染具有至关重要的作用。

4. 个人防护装置　个人防护用品主要有实验室防护服、护目镜（安全眼镜）、面罩、口罩、帽子、手套、防护鞋等。个人防护用品是工作人员生命安全与健康的最后一道防线，作为一种辅助性预防措施，正确使用则能防止或减少职业暴露的发生。

5. BSL-2 实验室安全操作规程

（1）将生物安全程序纳进标准操作规范或生物安全手册，工作人员要按照规范要求

操作。

(2)工作人员每年至少要接受一次有关生物安全新知识的培训,掌握预防暴露以及暴露后的处理程序。

(3)工作人员应接受必要的免疫接种和检测,并根据需要定期收集血清样本检测,如有问题及时处理。

(4)实验室进口处须贴上生物危险标志,注明生物安全级别及相关事项,以及进入实验室的特殊要求及离开实验室的程序。

(5)禁止无关人员进入实验室,必要时经实验室负责人同意后方可进入。

(6)工作人员在进入实验室工作区前,应在专用的更衣室(或缓冲间)更换防护服、鞋、帽,戴上手套,必要时戴上防护面具。工作完毕后必须脱下防护服等所有的个人防护装备,并存放在指定地方。脱掉手套后和离开实验室前要洗手。

(7)禁止在工作区饮食、吸烟、处理隐形眼镜、化妆及储存食品。

(8)以移液器吸取液体,禁止口吸。在各种操作进程中均应尽量避免或减少气溶胶产生。

(9)工作台每天至少用消毒剂清洁一次,在溢渗传染物后要立即消毒、清洗。

(10)严格遵守利器使用规定,防止被利器损伤。

(11)所有培养物、标本及其他具有潜在危险性的废弃物须放在防漏的容器中储存、运输及消毒灭菌。

(12)实验设备在运出修理或维护前必须进行消毒。

(13)实验室工作人员暴露于感染性物质时,及时向实验室负责人汇报,并记录事故经过和处理方案。

(14)制订有效的防鼠防虫措施,禁止将无关动物带进实验室。

总之,生物安全设备和个人防护装备构成一级防护屏障,使操作者和被操作对象之间得以隔离,实验室特殊设计和建设要求构成二级防护屏障,使生物安全实验室和外部环境得以隔离;标准化操作程序和严格实验室管理构成三级防护屏障。这种符合生物安全要求的实验室才是生物安全实验室。

(张玉妥)

四、 微生物教学实验室守则

微生物学实验的对象大都是病原微生物,具有传染性。若对其潜在的生物危害认识不足、防范意识不强、应急处理措施不当,可能会造成病原微生物感染自身、污染环境以及扩散传播。因此,广大师生务必引起高度重视。在严格遵守"微生物和生物医学实验室生物安全通用准则(WS233-2002)"和"病原微生物实验室生物安全管理条例"相关规定基础上,结合教学实验室特点,要求师生进入实验室后必须严格遵守以下规则:

1. 进入实验室前应了解生物安全基本知识。要摘除所有首饰和腕表,修剪指甲,长发应束在脑后,穿上舒适、防滑、防渗、不露脚趾的鞋。必须遵守实验室的有关规定,听从老师的安排和指导。

2. 进入实验室必须先穿实验服,戴上口罩、手套。当有必要保护眼睛和面部时,要佩戴护目镜、面罩或其他防护用品。皮肤受损时应以防水敷料覆盖。必要的实验指导、书籍和文具等带入后,应放在指定的非操作区,其他个人物品一律不得带入实验室。

3. 微生物实验室的教学用标本、菌株必须进行详细登记,一般不采用有传染性的标本。未经许可,不得将实验室内任何物品(特别是菌种)带出室外。上实验课期间与教学无关人员非经允许不得入内。

4. 实验室内禁止饮食、吸烟、处理隐形眼镜;不得用戴手套的手触摸自己的眼、鼻子或其他暴露的黏膜或皮肤;禁止使用化妆品进行化妆;不可把任何东西放入口中。

5. 实验进行过程中不得拨打、接听手机、电话,不得用手机接发短信和上网浏览,应将其关闭或设置静音;实验室内应保持安静,不得高声谈话、打闹嬉笑或随意走动。

6. 实验过程中要坚持无菌操作。所有的实验步骤都应尽可能使气溶胶或气雾的形成控制在最低程度。任何使形成气溶胶的危险性上升的操作都必须在生物安全柜里进行;感染性材料的离心操作应使用安全的离心杯,或密封的离心机转子,在生物安全柜中开启、装载或关闭感染性材料;应尽可能减少使用利器和尽量使用替代品,利器应在使用后立即放在耐扎容器中。

7. 用过的吸管、滴管、试管、玻片等带菌器材,应放在指定的地方或含消毒液的容器内,禁止放在桌面上或水池内,禁止将带菌液体倾入水槽。节约使用实验材料,爱护公物,如有损坏,应立即向指导教师报告,并主动登记。

8. 禁止酒精灯互相点燃,以防发生意外。若发生割破手指、菌液进入口、眼,或遇带菌材料破损、污染环境和物品等事故时,应立即报告老师,及时进行预防处理。此类事故的书面材料应存档。

9. 实验完毕应清理桌面,把用过的物品放回原处(如显微镜、接种环、染色液、擦镜纸、香柏油、火柴等),需培养的物品做好标记后按要求放入培养箱,所有操作台面必须擦拭、消毒。

10. 离开实验室前,应脱下实验服,反折放入专用容器内,不应和日常服饰放在同一柜子。学生应按照"六步洗手法",用消毒液或洗手液仔细洗手,洗手后甩干或用卫生纸巾擦手,或用吹干机吹干,不得使用公用毛巾。

11. 值日同学按要求认真打扫卫生,以保证实验环境的整洁、卫生。关好水、电、门、窗后方可离开实验室。

12. 所有弃置的实验室生物样本、培养物和被污染的废弃物必须高压灭菌,严防病原微生物的扩散。

（张玉妥）

五、 实验室意外应急处理措施

实验室发生意外事故(职业暴露)后,按照污染物的生物安全危害等级及暴露的程度,应快速有效地对意外暴露人员进行紧急医学处置,消除或最大限度降低病原微生物对暴露人员的伤害;对污染区域进行有效的控制,最大限度地清除和控制污染物对周围环境的污染和扩散。根据事故情况采用相应的处理方法。

1. 衣物污染　尽快脱掉实验服以防止感染物污染皮肤并进一步扩散,然后洗手并更换实验服;将已污染的实验服进行高压蒸汽灭菌;对发生污染及脱实验服的地方进行消毒处理;如果个人衣物被污染,应立即将污染处浸入消毒剂,更换干净的衣物或一次性衣物。

2. 皮肤污染　立即用肥皂和流动水冲洗,然后用75%酒精进行皮肤消毒。在没有洗手池的地点,可以使用含酒精的"免洗"清洁产品替代。

3. 皮肤刺伤、切割伤或擦伤　立即用力捏住受伤部位,由近心端向远心端挤压伤口,使血液流出,不可来回挤压,同时用流动水冲洗伤口 2 分钟;然后用 75% 酒精或碘伏消毒伤口,并做适当包扎;根据可疑感染物的种类,必要时进行医学处理。

4. 吸入菌(病毒)液　吸入非致病性菌(病毒)液,立即用大量清水漱口,再以 1∶1000 高锰酸钾溶液漱口;吸入致病性菌(病毒)液,漱口后根据菌种不同,在医生的指导下,服用药物或/和注射疫苗、注射抗体予以预防。

5. 化学药品腐蚀伤　若为强酸等酸性物质,先用大量清水冲洗,再以 5% 碳酸氢钠或 5% 氢氧化铵溶液擦洗以中和酸;若为强碱等碱性物质,先以大量清水冲洗后,再以 5% 醋酸或 5% 硼酸冲洗以中和碱;若为苯酚灼伤,以浓酒精擦洗。

6. 眼睛溅入液体　立即用洗眼器冲洗。若没有洗眼器,如果是感染性液体,直接用生理盐水连续冲洗至少 10 分钟,注意动作轻柔,避免揉擦眼睛,然后再进行相应的医学处理。如果是碱性液体,以 5% 硼酸冲洗,如果是酸性液体,以 5% 碳酸氢钠冲洗,然后滴入液状石蜡滋润。

7. 菌液污染　不论是容器破碎还是操作不当导致菌液溢出,立即用纸巾、布等吸收材料覆盖被污染的地方;从外围向中心倾倒适量的消毒剂(含有效氯≥5000mg/L),作用 30 ~ 60 分钟(根据感染物性质种类);小心将吸收了溢洒物的吸收材料连同破碎的容器收集到盛放污染性废弃物的锐器盒内,再用消毒剂擦拭被污染的表面;所有处理用具及废物要高压灭菌或用有效的消毒剂浸泡。在操作过程中应戴手套。如果手上沾染活菌,应在消毒液(含有效氯 250mg/L)中浸泡 10 分钟,然后用洗手液和自来水反复洗净。

8. 离心管破裂　①对于非封闭离心桶的离心机,发生破裂后,先密闭 30 分钟,再打开盖子;破碎的离心管及离心桶、转轴和转子放在无腐蚀性、消毒剂内浸泡 60 分钟以上;未破损的带盖离心管用消毒剂彻底擦拭回收;离心机内腔用适当浓度的同种消毒剂擦拭;清理时所使用的全部材料都应按感染性废弃物处理。②对于封闭离心桶的离心机,如果怀疑封闭的离心桶内有管子破裂,应在生物安全柜内打开离心桶盖子察看;确有破裂时,松开离心桶盖子,但不要打开,放入专用垃圾袋,直接高压灭菌;或将离心桶及内容物放到对该种微生物有效的无腐蚀性消毒剂里浸泡 60 分钟以上,再用清水洗净离心桶,干燥。

9. 在生物安全柜以外发生有潜在危害性的气溶胶释放　所有人员必须立即撤离相关区域,在一定时间(如 1 小时)内任何人不得进入事发实验室,以使气溶胶排出和重粒子沉降。如果实验室没有中央通风系统,则应推迟进入实验室(如 24 小时)。应在实验室门上张贴"禁止入内"的标志。过了相应时间后,在相关人员的指导下来清除污染。如甲醛蒸气熏蒸等。所有暴露人员应进行医学观察,必要时及时就医。

10. 实验书籍、表格或其他打印或手写材料被污染　应将这些信息复制,并将原件置于盛放污染性废弃物的容器内,高压灭菌处理。

11. 严防火灾　如发生火灾应沉着处理,切勿慌张。立即关闭电源,灭火器灭火。如系酒精、二甲苯、乙醚等起火,切忌用水,应迅速用沾水的湿布和沙土覆盖扑火。如果衣服着火,可就地或靠墙滚转。皮肤烧伤,局部可涂 5% 鞣酸或 2% 苦味酸。

12. 感染的实验动物逃跑　应立即抓回,并对污染区进行处理。

(张玉妥)

六、实验报告要求

实验报告是把实验的目的、方法、过程、结果等记录下来,经过整理,写成的书面汇报。实验报告则客观地记录实验的过程和结果,不夹带实验者的主观看法。

实验报告是通过实验中的观察、分析、综合、判断,如实地把实验的全过程和实验结果等用文字形式记录下来的书面材料。不仅是对每次实验的总结,更重要的是它可以初步地培养和训练学生的逻辑归纳能力、综合分析能力和文字表达能力。因此,参加实验的每位学生,均应及时、认真地书写实验报告。要求内容实事求是,分析全面具体,文字简练通顺,誊写清楚整洁。以下为参考模板,具体内容和格式可根据带教老师要求而调整。

实 验 报 告

课程名称:_____	专业:_____	年级(班组):_____	实验类型:_____
学生姓名:_____	学号:_____	实验日期:_____	环境温度:_____

实验名称
一、实验目的
二、主要实验材料
三、实验内容及方法步骤
四、实验结果
五、实验讨论
六、实验结论

关于表格内容具体要求如下:

(1)实验类型:说明是验证型实验还是综合型实验。

(2)实验步骤:是最主要部分,只写主要操作步骤,必须如实填写,严禁照抄实习指导,逻辑上遵循先后顺序。必要时画出实验流程图,再配以相应的文字说明,这样既可以节省许多文字说明,又能使实验报告简明扼要,清楚明白。

(3)实验结果:要实事求是地、用准确的专业术语客观地描述实验现象和结果。对于一些分组实验,也可用表格的方式使实验结果突出、清晰,使组间异同一目了然,便于相互比较。严禁由于所得到的实验结果与预期的结果或理论不符而随意取舍、修改甚至编造实验结果。

(4)实验讨论:根据相关的理论知识对所得到的实验结果进行解释和分析。如果所得到的实验结果和预期的结果一致,那么它可以验证什么理论? 实验结果有什么意义? 说明了什么问题? 这些是实验报告应该讨论的。如果所得到的实验结果和预期的结果不一致,应该分析其异常的可能原因。如果本次实验失败了,应找出失败的原因及以后实验应注意的事项。不要简单地复述课本上的理论而缺乏自己主动思考的内容。也可以写本次实验的心得以及提出一些问题或建议等。

(5)实验结论:结论不是具体实验结果的再次罗列,而是针对这一实验所能验证的概念、原则或理论的简明总结,是从实验结果中归纳出的一般性、概括性的判断,要简练、准确、严谨、客观。

（张玉妥）

第二部分 基础训练实验

§1 细菌学检验篇

实验一 细菌培养基制备技术

【实验设计思路】

细菌的人工培养是指人工提供细菌生长繁殖所需的营养和生长条件,使细菌迅速生长繁殖,是病原菌分离鉴定的重要环节和必不可少的手段。人工培养主要依赖于培养基,适宜的培养基不仅可用于细菌的分离、纯化、传代和菌种保存,还可以用于研究细菌的生理、生化特征。根据微生物的种类和实验目的的不同,培养基有不同的种类和配制方法。本实验根据培养基的物理性状以及实验室使用情况,要求学生严格按操作步骤制备肉汤培养基、半固体培养基、斜面培养基和普通琼脂平板。此次所做培养基可用于细菌接种技术实验。

【目的要求】

1. 掌握液体、半固体及固体培养基的制备方法。

2. 熟悉培养基制备的基本过程。

3. 了解培养基制备常用的仪器设备和材料。

【仪器和材料】

1. 仪器 高压蒸汽灭菌器、电子天平、恒温水浴箱、微波炉、电磁炉等。

2. 器材 纱布、滤纸、称量纸、漏斗、量筒、三角瓶、吸管、精密 pH 试纸、无菌平皿、试管、硅胶塞等。

3. 试剂 营养肉汤培养基干粉、营养琼脂培养基干粉、琼脂粉、氯化钠、蛋白胨、蒸馏水等。

4. 其他 新鲜牛肉。

【实验内容】

1. 肉汤培养基的制备

(1)成分

新鲜牛肉(去除筋和脂肪)	500g
氯化钠	5g
蛋白胨	10g
蒸馏水	1000ml

(2)方法:将新鲜牛肉(去除筋和脂肪)绞碎加蒸馏水,4℃过夜。然后 45～50℃加热 1 小时,并煮沸 30 分钟,用数层纱布或滤纸过滤,加水补充至 1000ml。再加入蛋白胨和氯化钠,加热熔化,冷至 40～50℃,校正 pH 至 7.4～7.6,分装于三角瓶或试管内,加塞后高压蒸

汽灭菌 121℃,20 分钟,冷后放阴暗处或 4℃备用。若用半成品培养基(营养肉汤培养基干粉),按培养基配制说明准确称取干粉,加定量蒸馏水,充分混合于大容量三角瓶中,加热溶解,分装于小容量三角瓶或试管内,加塞包扎经高压蒸汽灭菌后备用。

(3)用途:可用于细菌的增菌培养。

2. 半固体培养基的制备

(1)成分

肉汤	1000ml
琼脂粉	5g

(2)制备方法:将上述成分加热溶解,若用半成品培养基(营养肉汤培养基干粉),按培养基配制说明准确称取干粉,加琼脂粉和蒸馏水,充分混合于大容量三角瓶中,加热溶解后分装小试管,每管 3~5ml 加塞,高压蒸汽灭菌 121℃,20 分钟,取出后直立待凝即可。

(3)用途:用于观察细菌动力和保存菌种。

3. 斜面和平板培养基的制备

(1)成分

肉汤	1000ml
琼脂粉	20g

(2)方法:将上述成分混合,加热溶解,调 pH 至 7.4~7.6,趁热分装试管或三角瓶,加塞后高压蒸汽灭菌,121℃,20 分钟。试管取出摆成斜面,待凝固后即成琼脂斜面。三角瓶中琼脂冷至 50℃左右倾注到无菌平皿中,凝固后即成营养琼脂平板。若用半成品培养基(营养琼脂培养基干粉),按培养基配制说明准确称取干粉,加定量蒸馏水,充分混合于大容量三角瓶中,加热溶解后方法同上。

(3)用途:供一般细菌培养用,可作无糖基础培养基。

4. 质量检验 凡制成的培养基需经无菌试验和效能试验鉴定后方可使用。

【关键技术】

1. 倾注平板时,培养基温度应适宜,若温度过高,则制作的平板冷凝水过多,易致污染;若温度过低,部分琼脂凝固,则倾注的平板表面高低不平。

2. 制备半固体和斜面培养基时,一定要等培养基完全溶解之后再分装,否则试管中易出现分层现象,影响培养基使用。

【结果分析与报告】

1. 记录培养基制备过程。

2. 观察培养基外观,液体培养基应为清亮透明的液体;半固体培养基若试管中培养基出现固液分层现象,可能为培养基中的琼脂没有完全溶解就分装入试管;固体平板应为光滑的平面,若平板表面凹凸不平,可能倾倒平板时温度偏低,若平板出现裂缝,可能是在培养基还未完全凝固之前移动了平板。

3. 根据质量检验,对所做培养基进行评价。

【思考题】

1. 培养基各成分的量会影响培养基的质量吗? 为什么?

2. 制备好的培养基是否合格,需做哪些检验?

(乔海霞)

实验二 细菌接种技术

【实验设计思路】

细菌接种技术是微生物检验的基本技术之一。在细菌分离鉴定中,为了从标本中分离出病原菌并进行准确鉴定,除选择好合适的培养基外,还要根据待检标本的来源、培养目的及所使用培养基的性状,采用不同的接种方法。细菌的接种方法有很多种,如划线法、涂布法、倾注法、液体培养基接种法等,其操作方法和应用各有不同。本实验以固体培养基接种、半固体培养基接种、液体培养基接种为例,介绍最常用的细菌接种技术。要求学生掌握细菌接种的基本技术,为细菌分离培养奠定基础。

【目的要求】

1. 掌握细菌分离培养常用的接种方法和无菌操作技术。

2. 熟悉细菌接种常用器材。

【仪器和材料】

1. 仪器 恒温培养箱。

2. 器材 接种环、接种针、酒精灯、试管架、记号笔等。

3. 菌种 金黄色葡萄球菌或大肠埃希菌18～24小时斜面培养物。

4. 试剂 液体培养基、半固体培养基、斜面培养基、营养琼脂平板。

【实验内容】

1. 液体培养基接种法 主要用于增菌培养。

(1)取菌种管和培养基管各一支,置左手示指、中指、环指间,大拇指压住两管底部,菌种管位于外侧,培养基管位于内侧。

(2)右手持接种环,将接种环以45°角伸入酒精灯火焰的内焰,烧灼片刻之后移至外焰烧红,之后将接种环横过来水平移动烧灼至全部镍铬丝部分,将接种环灭菌。用右手小指与环指、环指与中指分别夹取试管塞(勿将塞放于桌面上),将两管口迅速通过火焰1～2次。将灭菌的接种环伸入菌种管,在管壁上冷却之后取少许细菌,迅速伸入待接种的液体培养基管中,在接触液面的管壁上轻轻研磨,使细菌混合于培养液中(图2-1)。

(3)将接种环从试管中取出,于酒精灯火焰上灭菌,方法同(2),并将管口及试管塞快

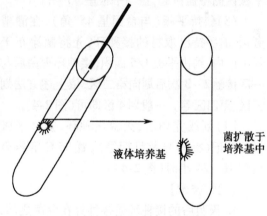

液体培养基   菌扩散于
              培养基中

图2-1 液体培养基接种

速通过火焰1～2次,灭菌后盖好,在管壁上注明菌名、接种日期后置恒温培养箱,35℃中培养18～24小时。

2. 半固体培养基接种法 用于观察细菌的动力、保存菌种。

(1)持管及灭菌接种针方法同液体培养基接种法。

(2)右手持灭菌后的接种针,从菌种管中取细菌少许,伸入被接种管中,从培养基中央平行于管壁穿刺,穿刺入培养基至距管底0.5cm处停止,接种针沿原路退出(图2-2)。

(3)取出接种针,灭菌接种针,并将试管塞和管口灭菌盖好后,在管壁上注明细菌名称、

接种日期,置恒温培养箱35℃培养18～24小时。

3. 斜面接种法　主要用于保存菌种或观察细菌的某些特性。

(1)持管及灭菌接种环方法同液体培养基接种法。

(2)将灭菌的接种环伸入菌种管,取少许细菌,迅速伸入待接种的培养基管中,从斜面底部向上划一条直线,然后从底部向上作蛇形划线,一直到斜面顶端(图2-3)。

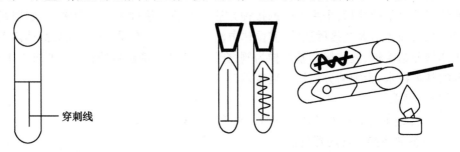

图2-2　半固体培养基接种　　　　　　　图2-3　斜面培养基接种

(3)取出接种环,灭菌接种环、试管塞及管口,盖好试管塞后做好标记,置恒温培养箱35℃培养18～24小时。

4. 平板分区划线分离培养法　适合于从混合有几种菌的标本中分离纯化某种细菌或污染菌种的分离纯化,通过平板分区划线,可使细菌分散生长,形成单个菌落,有利于从含有多种细菌的标本中分离出目的菌。

(1)将接种环灭菌(同液体培养基接种),待冷却后从菌种管中取菌少许。

(2)左手持平板,用中指、环指、小指及手掌托起平板,示指抵住平板盖外侧,大拇指从平板内侧将盖掀起,盖与平板呈45°角。

(3)斜持平板(与台面呈45°角),在酒精灯旁边,右手持已取材的接种环,先将菌涂布于平板1区内,约占平板1/5面积,接种环灭菌后与第一区接触2～3次后划向第二区,依上述方法划第三区、第四区等。一般划4区即可(图2-4)。

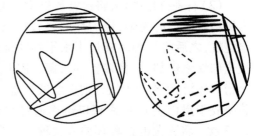

(4)划线完毕后,灭菌接种环,盖好平皿盖做好标记(标本号及日期等),置35℃培养箱中培养18～24小时(图2-4)。

图2-4　平板分区划线法(左)及培养后菌落分布示意图(右)

【关键技术】

1. 灭菌后的接种环或接种针在取菌之前,应冷却。否则容易损伤细菌且易产生微生物气溶胶引起实验室污染。

2. 接种细菌一定要注意无菌操作,接种时动作要迅速准确,接种后应尽快塞好试管塞,防止空气中细菌污染培养基。

3. 固体培养基的接种,划线动作要轻,否则易划破培养基。

【结果分析与报告】

1. 根据液体培养基中细菌生长现象,判定接种效果并分析出现异常结果可能的原因。细菌在液体培养基中增殖可出现三种现象:混浊、沉淀和菌膜。若培养基未出现任何现象,可能细菌接种失败。

2. 根据穿刺线周围的混浊程度,判定接种细菌是否有动力并分析出现异常结果可能的原因。半固体培养基中有动力的细菌沿穿刺线向外扩散生长,培养基混浊;无动力细菌只沿穿刺线生长,周边的培养基清澈透明。若无动力的细菌接种后,穿刺线底端或周边出现了混浊,可能穿刺时碰到了管底或管壁。

3. 根据斜面培养基中细菌生长现象,判定斜面接种效果并分析出现异常结果可能的原因。细菌在斜面上应形成密集菌苔。

4. 观察平板上的单个菌落,判定分区划线的效果并分析出现异常结果可能的原因。在平板上,从第一区至第四区,细菌生长呈递减趋势,第三或第四区会形成单个菌落。若在分区划线过程中菌量控制不当,则可能整块平板上无单个菌落。

【思考题】

为防止细菌污染,在细菌的接种过程中应注意哪些细节(按培养基不同分别叙述)?

（乔海霞）

实验三　细菌计数的基本技术

【实验设计思路】

在临床感染性标本及各种样品(食品、化妆品、消毒卫生用品等)的卫生监测中,往往需要通过细菌计数来判定标本或样品的感染性或污染程度。细菌计数的方法有很多,本实验要求学生用常用的细菌计数方法(分光光度计测定法、倾注平板计数法、麦氏比浊管计数法),完成标本中细菌数量的测定,熟悉和掌握细菌计数的基本技术。

【目的要求】

1. 掌握倾注平板计数法。

2. 熟悉麦氏比浊管计数法。

3. 了解分光光度计测定法

【仪器和材料】

1. 仪器　恒温培养箱、分光光度计、菌落计数器等。

2. 器材　无菌平皿、无菌带硅胶塞的试管、无菌吸管、血细胞计数板、标准比浊管、接种环、酒精灯等。

3. 标本　水样(学生自己采集),大肠埃希菌18～24小时肉汤培养物,模拟尿液标本(已知菌为大肠埃希菌),大肠埃希菌18～24小时斜面培养物。

4. 试剂　营养琼脂、无菌生理盐水等。

【实验内容】

1. 倾注平板计数法

(1)原理:将样品与培养基混匀,使样品中的微生物细胞充分分散开,均匀分布于平板中的培养基内,经培养后可形成肉眼可见的菌落,统计菌落数,即可用以评价样品中微生物的数量。

(2)方法

1)将水样用无菌生理盐水10倍梯度稀释。

2)取不同稀释度水样1ml注于直径90mm的无菌平皿,迅速倾注约15ml已融化并冷却到50℃左右的营养琼脂于上述平皿中,并立即水平旋转平皿,使样品与琼脂充分混匀,每个稀释度同时做 2 个平皿,培养基凝固后翻转平板,底面向上,置 35℃ 培养 24 小时。每次检验时用一个只倾注营养琼脂的平皿作阴性对照。

3)计数菌落形成单位(colony forming unit,cfu),求出每毫升样品中所含活菌数。

1ml 样品中活菌数 = 全平板 cfu × 稀释倍数

(3)结果

1)菌落计算方法:作平板计数时,可用肉眼观察或菌落计数器计数,必要时可用放大镜检查,以防遗漏。在记下各平板上的菌落数后,应求出同一稀释度的平均菌落数,供计算时使用。

2)不同情况下的计算方法:①首先选择平均菌落数在 30 ~ 300 之间者进行计算,当只有一个稀释度的平均菌落数符合此范围时,即以该平均菌落数乘以其稀释倍数报告。②若有两个稀释度,其平均菌落数均在 30 ~ 300 之间,则应按两者菌落总数之比值来决定。若其比值小于 2,应报告菌落的平均数;若比值大于 2,应报告其中较少的菌落总数,若等于 2 亦报告其中稀释度较小的菌落数。③若所有稀释度的平均菌落数均大于 300,则应该按稀释度最高的平均菌落数乘以稀释倍数报告。④若所有稀释度的平均菌落数均小于 30,则应按稀释度最低的平均菌落数乘以稀释倍数报告。⑤若所有稀释度的平均菌落数均不在 30 ~ 300 之间,则应以最接近 300 或 30 的平均菌落数乘以稀释倍数报告。⑥所有稀释度均未见菌落:则报告小于 10,而不报告 0。

3)报告方式:菌落数在 100 以内时,按实有数报告,未见菌落者报告为小于 10;大于 100 时,采用两位有效数字乘以 10 的指数来表示,在两位有效数字后面的数值,以四舍五入方法计算。在报告菌落数为“无法计数”时,应注明样品的稀释倍数。

2. 分光光度计测定法

(1)原理:细菌在一定条件下生长繁殖可引起液体培养基浑浊度的增高,当光线通过浑浊的液体时,菌体的散射及吸收作用使光线通过量降低。在一定范围内,微生物个体细胞浓度与透光度成反比,与吸光度成正比。用分光光度计测定一定波长下微生物细胞悬液的吸光度值(即 A 值),便可代表培养液的浊度,反映了培养液中微生物个体细胞的相对含量。

(2)方法

1)绘制标准曲线:①编号:取无菌试管 7 支,分别编号为 1 ~ 7;②调整菌液浓度:取大肠埃希菌的 18 ~ 24 小时肉汤培养物,用血细胞计数板计数,以无菌生理盐水分别稀释调整为每毫升含菌数为 1×10^6、2×10^6、4×10^6、6×10^6、8×10^6、10×10^6、12×10^6 的细胞悬液,再分别装入已标记好的 1 ~ 7 号试管中,每管 4ml;③测定 A 值:用分光光度计在 560nm 波长下,以无菌生理盐水作空白对照,将 1 ~ 7 号的菌悬液摇匀后,从低浓度的菌悬液开始,依次测定吸光度值;④以 A 值为纵坐标,以每毫升细菌数为横坐标,绘制标准曲线。

2)样品测定:将模拟尿液标本用无菌生理盐水适当稀释,摇匀后,用分光光度计测定 560nm 波长下的 A 值,以无菌生理盐水作空白对照。

3)计算:根据所测得的 A 值,从标准曲线上查找每毫升的细菌数。

每毫升原液菌数 = 每毫升细菌数 × 稀释倍数

3. 麦氏比浊管计数法

(1)原理:比浊法是根据菌悬液的透光度间接地测定细菌的数量。细菌悬浮液的浓度在一定范围内与透光度成反比,与吸光度成正比。所以常用麦氏比浊管粗略确定细菌的浓度,麦氏比浊管是 McFarland 发明的一种用于微生物比浊的不同浊度的标准比浊管。

（2）方法

1）标准比浊管配制：标准比浊管是根据硫酸和氯化钡的比例来定的，标准比浊管的配制见附录。不同比例的硫酸和氯化钡生成不同浓度的硫酸钡沉淀，且都有定值。如0.5麦氏比浊管相当于$1.5 \times 10^8 \text{cfu/ml}$。

2）准备与标准比浊管相同（大小、材质）的无菌生理盐水试管，用接种环从大肠埃希菌斜面培养物中挑取菌苔于无菌生理盐水试管中，直接用肉眼观察，直至浊度与所要求的标准管的浊度相同，即可大致确定试管中细菌的浓度。

【关键技术】

1. 用倾注平板计数法计数细菌时，待测菌稀释度的选择应根据样品而定。样品中所含待测菌的数量多时，稀释度应高，反之则低。

2. 稀释菌液过程中，加入菌液时吸管尖不要碰到液面，以免加入的量不准确，造成结果误差较大。

3. 由于细菌易吸附到玻璃器皿表面，所以菌液加入到培养皿后，应尽快倒入融化并已冷却至50℃左右的培养基，立即混匀，否则细菌不易分散，或长出片状菌落，影响计数。

4. 菌悬液在测定A值时，必须先混匀，再倒入比色杯中测定。

5. 麦氏比浊管计数法进行细菌计数时，要避免麦氏浊度标准管未摇匀或已过期失效。

【结果分析与报告】

1. 肉眼观察平板，计数菌落形成单位，求出每毫升水样中所含活菌数。在求同一稀释度的平均数时，若其中一个平板有较大片状菌落生长时，则不宜计数，应以没有片状菌落生长的平板计数平均菌落数。若片状菌落不到平板的一半，而另一半中菌落分布均匀，则可用计数一半平板上生长的菌落数乘2，代表整个平板上的菌落数。然后再求该稀释度的平均菌落数。

2. 测定模拟尿液标本的A值，通过标准曲线计算出每毫升样品中的细菌数，完成实验报告。分光光度计测定法计数时，对于不同的菌悬液应采用相同的菌株和培养条件制作标准曲线。否则，所测值换算的含菌数就不准确。

3. 分光光度计计数法除了用于测定样本中细菌数量外，还常用于估计细菌的生长状态。比如，测量细菌培养液在600nm处的吸光度，得到的A_{600}数值如果在$0.6 \sim 0.8$之间，表明细菌处于旺盛生长的对数生长期，$A_{600} > 3$表明细菌处于稳定期等。

4. 麦氏比浊管计数可直接用肉眼观察浊度，若对实验数据要求较严格时，需用比浊计来比浊。

【思考题】

1. 要使平板菌落计数准确，需要掌握哪些关键点？为什么？

2. 什么原因可导致平板上长出的菌落不是均匀分散而是集中在一起？

3. 分光光度计数法计数细菌时，应注意哪些？

（乔海霞）

实验四　细菌形态结构检查技术

【实验设计思路】

细菌形态学检查是细菌检验技术中最常用的方法之一，形态学检查包括不染色标本检查和染色标本检查。不染色标本检查主要用于检查在生活状态下细菌的大小、轮廓及其运动情况;染色标本检查通过对细菌的染色,可观察到菌体大小、形态、排列方式和结构等特点,根据其结果可对细菌进行初步分类和鉴定,为进一步的细菌生化和血清学鉴定等提供依据。染色法有单染色法和复染色法,对于不同标本根据观察目的不同而选用不同的染色方法。革兰染色法是形态观察最常用的复染色方法,也是本次实验重点。其他染色方法可在此次课中完成,也可以在以后相关实验课中操作学习。

【目的要求】

1. 掌握细菌标本片的制作及革兰染色法。

2. 熟悉细菌不染色检查法及抗酸染色法。

3. 了解细菌特殊结构染色方法。

【仪器和材料】

1. 仪器　显微镜。

2. 器材　接种环、凹玻片、载玻片、盖玻片、拭镜纸、小镊子等。

3. 菌种　金黄色葡萄球菌、大肠埃希菌、结核分枝杆菌、耻垢分枝杆菌、奇异变形杆菌、蜡样芽胞杆菌、肺炎链球菌及白喉棒状杆菌,按不同染色方法准备不同的纯培养物、混合培养物或标本。

4. 试剂　染液(革兰染液、抗酸染液、鞭毛染液、芽胞染液、荚膜染液、异染颗粒染液)、香柏油、二甲苯、凡士林、生理盐水等。

【实验内容】

1. 细菌不染色标本检查

(1)悬滴法:取一张洁净的凹玻片,将凹窝四周涂少许凡士林。取一滴变形杆菌液体新鲜培养物于盖玻片中央。将凹玻片合于盖玻片上,使凹窝中央正对菌液。迅速翻转载玻片,用小镊子轻压,使盖玻片与凹窝边缘封闭。先用低倍镜找到悬滴,再换高倍镜。观察时应下降聚光器、缩小光圈,使背景较暗而易于观察。变形杆菌有鞭毛,运动活泼,可向不同方向迅速运动。注意区别细菌的真正运动与布朗运动。

(2)压滴法:用接种环取2~3环菌液于洁净载玻片中央。用小镊子夹一盖玻片轻轻覆盖在载玻片的菌液上。放置盖玻片时,应先将盖玻片的一端接触菌液边缘,然后缓慢放下,以免产生气泡。先用低倍镜观察,找到观察部位后再换高倍镜观察细菌的运动。观察不染色标本中细菌的运动,除用光学显微镜外,还可用暗视野显微镜和相差显微镜。

2. 细菌染色标本检查

(1)标本片的制作

1)涂片:临床标本和液体培养物可直接涂于洁净的载玻片上,固体培养物则先在载玻片上滴一滴生理盐水,然后取少许菌在盐水中磨匀,呈轻度混浊。涂好的菌膜大小以直径1cm的圆形为宜。

2)干燥:涂片最好在室温下自然干燥,或将标本面向上,置于酒精灯火焰上方慢慢烘干,切不可在火焰上烧干。

3)固定:细菌的固定常用火焰加热法,即将上述已干的涂片迅速通过酒精灯外焰3~5次。目的在于杀死细菌,同时固定菌膜在载玻片上,以免在染色过程中细菌被冲洗掉。标本片制备完成后可进行染色。

(2)革兰染色法:细菌鉴定最常用的染色方法,用于绝大多数细菌的染色。

1)原理:细菌被结晶紫着色后,再经媒染剂处理,染成紫色。如被乙醇脱去颜色,经复红复染成红色,称为革兰阴性菌;如不被乙醇脱色,则仍为紫色,称为革兰阳性菌。

革兰染色的原理尚未完全明了,主要有三种学说:①等电点学说:革兰阳性菌的等电点低(pI 2~3),革兰阴性菌等电点较高(pI 4~5),一般染色液 pH 为 7.0 左右,故电离后革兰阳性菌所带负电荷比革兰阴性菌多,因此,摄取带正电荷的染料(如结晶紫)多且不易脱色;②通透性学说:革兰阳性菌细胞壁的通透性比阴性菌小,脱色剂较易通过革兰阴性菌的细胞壁,将染料溶解脱出,故易脱色;革兰阳性菌的细胞壁通透性低,故不易脱色;③化学学说:革兰阳性菌细胞内含有某种特殊化学物质,一般认为是核糖核酸镁盐与多糖的复合物,它能和染料-媒染剂牢固结合,使已着色的细菌不易脱色;革兰阴性菌体含核糖核酸镁盐复合物较少,易被脱色。

2)染液:结晶紫,卢戈碘液,95%乙醇,稀释苯酚复红(配制方法见附录)。

3)标本:大肠埃希菌和金黄色葡萄球菌斜面培养物。

4)方法:①初染:将结晶紫染液 2~3 滴加于制好的标本片上,染色 1 分钟,水洗;②媒染:加卢戈碘液 2~3 滴染色 1 分钟,水洗;③脱色:95%乙醇脱色 0.5 分钟左右,至无紫色液体流下为止,水洗;④复染:加稀释苯酚复红数滴,染色 1 分钟,水洗,干后镜检。

5)结果:金黄色葡萄球菌呈紫色,为革兰阳性球菌,呈葡萄串状排列;大肠埃希菌呈红色,为革兰阴性杆菌。

(3)萋-尼抗酸染色法:主要用于结核分枝杆菌和麻风分枝杆菌检查。

1)原理:抗酸菌的细胞壁中含有大量脂类物质,故常规染色不易着色,但延长染色时间或提高染色温度可使菌体着色,且菌体着色后,能抵抗酸性乙醇的脱色,因此抗酸菌能保持复红的颜色。而非抗酸菌染色后容易被盐酸乙醇脱色,最后被复染成蓝色。

2)染液:苯酚复红染液,3%盐酸乙醇,吕氏亚甲蓝(又名美蓝)染液(配制方法见附录)。

3)标本:结核分枝杆菌和大肠埃希菌混合菌液。

4)方法:①初染:在已制备好的标本片上滴加苯酚复红染液,徐徐加热至有蒸气冒出,切不可沸腾,并随时添加染色液,染色 3~5 分钟,冷却后水洗;②脱色:滴加 3%酒精脱色至无红色液体流下为止;③复染:水洗后用吕氏美蓝复染 0.5~1 分钟,水洗,干后镜检。

5)结果:呈红色的细菌为抗酸菌;呈蓝色的细菌为非抗酸菌。

(4)潘本汉抗酸染色法:主要用于尿及粪便中抗酸菌检查。当用萋-尼抗酸染色检出抗酸菌后,用该方法染色,结核分枝杆菌染成红色,耻垢分枝杆菌染成蓝色。

1)染液:苯酚复红,复染液(配制方法见附录)。

2)标本:结核分枝杆菌和耻垢分枝杆菌混合菌液。

3)方法:①初染:于制好的标本片上滴加苯酚复红染液数滴加温染色 2 分钟;②复染:倾去染液勿水洗,滴加复染液,边滴边倾去,重复 4~5 次后,水洗,干后镜检。

4)结果:染成红色的细菌为结核分枝杆菌,染成蓝色的细菌为耻垢分枝杆菌。

注:做潘本汉抗酸染色之前,先做萋-尼抗酸染色,进行对比。

3. 细菌特殊结构染色法

(1)鞭毛镀银染色法

1)染液:甲液,乙液(配制方法见附录)。

2)标本:形成迁徙生长现象的奇异变形杆菌软琼脂平板培养物。

3)方法:于一洁净载玻片端部,滴加蒸馏水一滴,然后取上述迁徙生长边缘的细菌少许,轻轻点于蒸馏水中,待菌漂浮后,缓慢倾斜玻片,使菌随水流自然扩散,然后置玻片于室温,自然干燥,切勿火焰固定。在制好的标本片上滴加甲液染3~5分钟,用蒸馏水冲洗。用乙液冲去残留蒸馏水后,加乙液,并在火焰上方稍加热0.5~1分钟,待有蒸汽冒出时用蒸馏水冲洗,干后镜检。

4)结果:菌体染成深褐色,鞭毛染成浅褐色。

(2)魏曦鞭毛染色法

1)染液:鞭毛染液(配制方法见附录)。

2)标本:形成迁徙生长现象的奇异变形杆菌软琼脂平板培养物。

3)方法:制片同上。在制好的标本片上滴加鞭毛染液0.5~1分钟后水洗,干后镜检。

4)结果:菌体与鞭毛均呈红色。

(3)芽胞染色法

1)染液:苯酚复红染液,95%乙醇,吕氏亚甲蓝染液(配制方法见附录)。

2)标本:蜡样芽胞杆菌斜面培养物。

3)方法:初染:于制好的标本片上滴加苯酚复红染液,加热染3~5分钟,勿使染液沸腾,水洗;脱色:用95%乙醇脱色约1分钟,至无红色染液流下为止,水洗;复染:加吕氏亚甲蓝染液,染1分钟后水洗,干后镜检。

4)结果:芽胞染成红色,菌体呈蓝色。

(4)黑斯(Hiss)荚膜染色法

1)染液:结晶紫染液,20% $CuSO_4$水溶液。

2)标本:提前1~2天,于小鼠腹腔注射肺炎链球菌菌液0.2ml,小鼠死亡后解剖取腹腔液印片。印片在空气中自然干燥,无需加热固定。

3)方法:在标本片上滴加结晶紫染液,于火焰上加热至有蒸汽冒出为止,勿水洗。以20% $CuSO_4$溶液冲洗染液,勿水洗,干后镜检。

4)结果:菌体呈紫色,荚膜呈淡紫色。

(5)Albert异染颗粒染色法

1)染液:甲液,乙液(配制方法见附录)。

2)标本:白喉棒状杆菌吕氏血清斜面培养物。

3)方法:于已制好的标本片上加甲液染3~5分钟,水洗,再加乙液染色1分钟,水洗,干后镜检。

4)结果:菌体呈蓝绿色,异染颗粒呈蓝黑色。

【关键技术】

1. 制备标本片时菌量要适宜,过少或过多均会影响镜下形态观察,制备鞭毛染色标本片时,切勿研磨,以免鞭毛脱落。

2. 脱色时间的长短直接关系到革兰染色结果的准确性。

3. 染色过程中涂片上积水过多会改变染液浓度,影响染色效果,故每次水洗后应甩去玻片上积水。

4. 细菌标本一般以18~24小时培养物效果最好,菌龄过长影响细菌染色性。鞭毛染色时为了形成较典型的迁徙生长现象,细菌一般要在液体培养基或软琼脂平板上连续传代2次,细菌传代培养次数因菌种不同可适当增加。

5. 抗酸染色需注意,加热时防止染液沸腾;每张玻片只允许放一份标本,以免阴性与阳性结果混淆;用过的玻片要彻底洗干净,防止抗酸菌留在玻片上;切勿使用染色缸;印干的吸水纸只能一片一张,不得重复使用;脱色时间宁长勿短,以免误诊;为防止实验室内感染,临床标本需要高压蒸汽灭菌后再制作标本片。

6. 鞭毛镀银染色法中的乙液需现用现配。

7. 荚膜染色冲洗时动作要轻柔,因荚膜为可溶性物质,很薄且易变形,可因激烈的冲洗而丢失或脱离。

【结果分析与报告】

1. 记录不同染色方法观察到的结果,实验结果如与预期结果不一致,分析原因,完成实验报告。

2. 革兰染色中若金黄色葡萄球菌被染成红色,可能脱色时间太长。若大肠埃希菌被染成紫色,可能脱色时间不够,如果菌种培养时间太长,并非细菌生长的对数期,会导致形态发生改变。

3. 抗酸染色中若未见到染成红色的菌体,可能为混合菌液中结核分枝杆菌过少,制片过程中未取到菌;也可能在初染过程中时间短或加热不得当,而使结核分枝杆菌未着色。

4. 在芽胞染色中,如果初染加热时间把握不好会导致芽胞着色效果不好。

5. 在荚膜染色过程中,因加热可使菌体细胞收缩而于菌体周围形成一个清晰的环,易误认为是荚膜。

【思考题】

1. 在革兰染色操作过程中,哪些因素会影响革兰染色的结果?

2. 在抗酸染色过程中,应注意哪些问题?

3. 荚膜染色时,标本为什么不用加热固定?

(乔海霞)

实验五 细菌的生化反应鉴定

【实验设计思路】

在细菌检验工作中,除根据细菌的形态、染色及培养特性对细菌进行初步鉴定外,还需要用生化反应对细菌的属或种进行鉴定。无论是用传统方法,还是用全自动鉴定仪对细菌进行鉴定,都是通过生化反应来实现的,生化反应是鉴别细菌的重要依据。本实验根据细菌分解代谢产物不同,对常用生化反应分类进行介绍,要求学生掌握常见生化反应的原理、方法及应用,同时以铜绿假单胞菌为例,介绍细菌生化编码鉴定技术。

【目的要求】

1. 掌握细菌鉴定常用的生化试验的原理、方法、结果判断和意义。

2. 熟悉细菌生化编码鉴定的原理、操作方法及结果判定。

3. 了解全自动细菌鉴定仪的使用方法。

【仪器和材料】

1. 仪器 恒温培养箱等。

2. 器材 接种针、接种环、酒精灯、试管、无菌滤纸条、载玻片、无菌棉签、麦氏比浊管等。

3. 菌种 金黄色葡萄球菌、卡他布兰汉菌、A 群链球菌、B 群链球菌、肺炎链球菌、脑膜炎奈瑟菌、大肠埃希菌、伤寒沙门菌、肖氏沙门菌、产气肠杆菌、变形杆菌、痢疾志贺菌、铜绿假单胞菌 18～24 小时斜面培养物。

4. 试剂 微量生化反应管（葡萄糖、乳糖、葡萄糖蛋白胨水、枸橼酸盐、马尿酸钠、蛋白胨水、尿素、赖氨酸、鸟氨酸、精氨酸）、DNA 琼脂平板、血琼脂平板、AUX 培养基、Optochin 纸片、杆菌肽纸片、甲基红试剂、V-P 试剂（甲液、乙液）、$FeCl_3$ 试剂、吲哚试剂、氧化酶试剂、3% H_2O_2 溶液、1mol/L 盐酸、8.5g/L NaCl 溶液、API20NE 鉴定试剂条及配套试剂、无菌液状石蜡等。

5. 其他 API 细菌生化鉴定分析数据库。

【实验内容】

（一）细菌鉴定常用生化试验

1. 碳水化合物的代谢试验

（1）乳糖分解试验

1）原理：由于各种细菌具有不同的酶，故分解乳糖的能力不同，终末产物亦不一致。肠道非致病菌一般均有乳糖酶，能分解乳糖产酸（乳酸、甲酸、乙酸等）；尚有甲酸脱氢酶，能将甲酸进一步分解产生气体（CO_2、H_2）；而肠道致病菌一般无乳糖酶，不能分解乳糖。因此，细菌的乳糖分解试验可用于鉴别细菌。

$$乳糖 \xrightarrow{乳糖酶} 酸（乳酸、甲酸、乙酸等） \xrightarrow{甲酸脱氢酶} 气体（CO_2、H_2）$$

2）方法：用接种针分别取大肠埃希菌、伤寒沙门菌少许，接种乳糖管各 1 支，置恒温培养箱 35℃培养 18～24 小时，观察结果。

3）结果判定：首先观察细菌是否生长，细菌生长后，培养基呈混浊。若细菌发酵糖类产酸，则培养基中指示剂（溴甲酚紫）变为黄色，如发酵糖后产酸又产气时，则培养基除变黄色外，倒置小管的顶端有气泡。如不发酵乳糖，培养基仍为紫色，倒置小管的顶端无气泡。

（2）氧化-发酵（O/F）试验

1）原理：细菌在分解葡萄糖的过程中，必须有分子氧参加则称为氧化型。氧化型细菌在无氧环境中不能分解葡萄糖。细菌在分解葡萄糖的过程中，可以进行无氧降解的则为发酵型，发酵型细菌无论在有氧或无氧的环境中都能分解葡萄糖。利用此试验可区分细菌的代谢类型。

2）方法：挑取铜绿假单胞菌培养物，穿刺接种两支葡萄糖管，其中一支在接种后，加融化的无菌液状石蜡于培养基上，高度不少于 1cm，于 35℃培养 18～24 小时观察结果。

3）结果判定：若两管培养基都变黄色（产酸）为发酵型（F），只有开放管变黄色（产酸）为氧化型（O），两管颜色都不变为产碱型（－）。铜绿假单胞菌为氧化型。

（3）V-P 试验（Voges-proskaner 试验）

1）原理：某些细菌分解葡萄糖产生丙酮酸，再将丙酮酸脱羧，生成乙酰甲基甲醇，乙酰甲基甲醇在碱性环境下，被空气中氧气氧化为二乙酰，二乙酰与培养基内蛋白胨中精氨酸所含的胍基起作用，生成红色化合物，则为 V-P 试验阳性。若培养基中胍基含量较少，则可加入少量含胍基化合物，如肌酸或肌酐等。试验时加入 α-萘酚可加速此反应。

$$丙酮酸 \xrightarrow{脱羧} 乙酰甲基甲醇 \xrightarrow[+KOH]{-2H} 二乙酰$$

$$二乙酰 + 胍基 \longrightarrow 含胍基的红色化合物$$

2）方法：分别接种大肠埃希菌、产气肠杆菌于 2 支葡萄糖蛋白胨水管，35℃培养 48 小时后观察结果。

3)结果判定:分别加入 V-P 试剂甲液和乙液(配制方法见附录),摇匀,于数分钟内出现红色者为 V-P 试验阳性。

(4)甲基红试验(MR 试验)

1)原理:某些细菌在代谢过程中分解葡萄糖产生丙酮酸,丙酮酸进一步分解为甲酸、乙酸、乳酸等,而使培养基的 pH 降至 4.5 以下,当加入甲基红试剂则出现红色。若细菌分解葡萄糖产酸量少,或产生的酸进一步转化为其他物质(如醇、酮、醚、气体和水等),则培养基的酸度仍在 pH 6.2 以上,故加入甲基红指示剂呈黄色。

$$葡萄糖 \xrightarrow{分解} 丙酮酸 \xrightarrow{分解} 乳酸、乙酸、甲酸(PH<4.5) \xrightarrow{甲基红试剂} 呈红色$$

2)方法:分别接种大肠埃希菌、产气肠杆菌于 2 支葡萄糖蛋白胨水管中,35℃培养 48 小时,观察结果。

3)结果判定:于培养管中滴加甲基红试剂 2~3 滴,立即观察,呈红色者为阳性,黄色者为阴性。

2. 碳源和氮源利用试验

(1)枸橼酸盐利用试验

1)原理:某些细菌能以铵盐为唯一氮源,并且利用枸橼酸盐作为唯一碳源,可在枸橼酸盐培养基上生长,分解枸橼酸盐,使培养基变碱。从而使培养基中的溴麝香草酚蓝指示剂由绿色变为深蓝色。不能利用枸橼酸盐的细菌,在此培养基上不能生长,培养基则不变色。

$$枸橼酸盐 \xrightarrow{分解} 培养基呈碱性 \xrightarrow{溴麝香草酚蓝} 蓝色$$

2)方法:分别接种大肠埃希菌、产气肠杆菌于 2 支枸橼酸盐试验管中,35℃培养 24~48 小时后观察结果。

3)结果判定:培养基颜色变为深蓝色,为枸橼酸盐利用试验阳性。

(2)马尿酸钠水解试验:

1)原理:某些细菌有马尿酸水解酶,可将马尿酸水解为苯甲酸和甘氨酸,苯甲酸可与 $FeCl_3$ 结合,形成苯甲酸铁沉淀。

2)方法:分别取 B 群链球菌和 A 群链球菌培养物接种于马尿酸钠试验管,35℃培养 48 小时,3000r/min 离心 30 分钟,吸取上清液 0.8ml 于另一试管中,并加入 $FeCl_3$ 试剂 0.2ml,立即混匀,10~15 分钟观察结果。

3)结果判定:出现恒定沉淀物为阳性;如果虽有沉淀物,但轻摇后立即溶解为阴性。本试验常用于 B 群链球菌的鉴定。

3. 蛋白质和氨基酸的代谢试验

(1)吲哚(靛基质)试验

1)原理:某些细菌具有色氨酸酶,能分解蛋白胨水中的色氨酸生成无色吲哚(靛基质)。加入吲哚试剂(对二甲基氨基苯甲醛)则形成红色的玫瑰吲哚,易被肉眼观察。

$$色氨酸 \xrightarrow[+H_2O]{色氨酸酶} 吲哚 + 对二甲基氨基苯甲醛 \xrightarrow[湿热缩合]{醇、盐酸} 玫瑰吲哚(红色)$$

2)方法:分别接种大肠埃希菌、肖氏沙门菌于蛋白胨水培养基中,35℃培养 18~24 小时后观察结果。

3)结果判定:在培养基中加入吲哚试剂,在两层液面交界处出现红色为吲哚试验阳性,无色为阴性。

（2）尿素分解试验

1）原理：某些细菌具有尿素分解酶，能分解尿素形成大量的氨，使培养基呈碱性，从而使含酚红指示剂的培养基呈红色。

$$尿素 + 2H_2O \xrightarrow{\text{尿素酶}} 碳酸铵 \longrightarrow 氨 + 酚红指示剂 \longrightarrow 溶液变红色$$

2）方法：分别穿刺接种变形杆菌、痢疾志贺菌于尿素培养基中，35℃培养24小时后观察结果。

3）结果判定：培养基呈红色者为阳性，不变色为阴性。

（3）氨基酸脱羧酶试验

1）原理：具有脱羧酶的细菌分解氨基酸使其脱羧生成胺和二氧化碳。如赖氨酸脱羧形成尸胺、鸟氨酸脱羧形成腐胺、精氨酸脱羧形成精胺，从而使培养基变碱。

$$L\text{-}赖氨酸 \xrightarrow{\text{赖氨酸脱羧酶}} 尸胺 + CO_2 \xrightarrow{\text{溴甲酚紫}} 呈紫色$$

$$L\text{-}鸟氨酸 \xrightarrow{\text{鸟氨酸脱羧酶}} 腐胺 + CO_2 \xrightarrow{\text{溴甲酚紫}} 呈紫色$$

$$L\text{-}精氨酸 \xrightarrow{\text{精氨酸脱羧酶}} 精胺 + CO_2 \xrightarrow{\text{溴甲酚紫}} 呈紫色$$

2）方法：将变形杆菌、产气肠杆菌分别接种于赖氨酸（或鸟氨酸或精氨酸）培养基和氨基酸对照培养基中，加无菌液状石蜡1cm覆盖，35℃培养24小时。

3）结果判定：对照管应呈黄色，试验管呈紫色（指示剂为溴甲酚紫）为阳性，试验管呈黄色为阴性。若对照管呈紫色则试验无意义，不能作出判断。

4. 呼吸酶类试验

（1）氧化酶试验

1）原理：细菌具有氧化酶（细胞色素氧化酶），在分子氧的存在下，首先使细胞色素C氧化，然后此氧化型细胞色素C使对苯二胺氧化，产生颜色反应。

2）方法：用接种针分别挑取大肠埃希菌和铜绿假单胞菌置于滤纸条上，然后在滤纸条上细菌处滴加氧化酶试剂，立即观察结果。

3）结果判定：出现红色、继而逐渐加深为阳性，不变色为阴性。

（2）触酶（过氧化氢酶）试验

1）原理：如果细菌产生触酶，能将对细菌有害的过氧化氢分解成水和氧气。

2）方法：用接种环分别挑取金黄色葡萄球菌和A群链球菌置于洁净载玻片上，然后滴加3% H_2O_2溶液1~2滴，观察结果。

3）结果判定：产生大量气泡，为触酶试验阳性；不产生气泡则为阴性。

5. DNA酶试验

（1）原理：某些细菌可产生DNA酶，DNA酶可将DNA长链水解成由几个单核苷酸组成的寡核苷酸链，长链DNA可被酸沉淀，而水解后形成的寡核苷酸则可溶于酸，在DNA平板上加入酸后，可在菌落周围形成透明环。

（2）方法：将卡他布兰汉菌和脑膜炎奈瑟菌点种于DNA琼脂平板上，35℃培养18~24小时。

（3）结果判定：在平板表面滴加1mol/L盐酸，菌落周围出现透明环为阳性，无透明环为阴性。

6. 抑菌试验

（1）Optochin 敏感试验

1）原理：肺炎链球菌对 Optochin 敏感，因为 Optochin 能干扰肺炎链球菌叶酸合成，从而抑制肺炎链球菌生长。

2）方法：用无菌棉签分别取肺炎链球菌和甲型溶血性链球菌液体培养物均匀涂布于血琼脂平板上，取 Optochin 纸片（5μg/片）贴在平板上，35℃培养 18 ~ 24 小时，观察结果。

3）结果判定：抑菌圈直径 > 14mm 为敏感，≤14mm 为耐药。

（2）杆菌肽敏感试验

1）原理：如果细菌对杆菌肽敏感，在杆菌肽纸片周围就会出现抑菌环。

2）方法：用无菌棉签分别取 A 群链球菌和 B 群链球菌液体培养物均匀涂布于血琼脂平板上，贴上杆菌肽纸片（0.04U/片），35℃培养 18 ~ 24 小时观察结果。

3）结果判定：在杆菌肽纸片周围形成抑菌环为敏感。

（二）细菌生化编码鉴定

1. 原理 微生物数字编码鉴定技术是指通过数学的编码技术将细菌的生化反应模式转为数学模式，给每种细菌的反应模式赋予一组数码，编成检索本或构建数据库。通过对未知菌进行有关生化反应并将生化反应结果转换成数字（编码），查阅检索本或数据库将细菌鉴定到属和种。

2. 方法 以 API20NE 鉴定试剂条鉴定铜绿假单胞菌为例。

（1）菌液制备：挑取平板上铜绿假单胞菌单个菌落混悬于 8.5g/L NaCl 溶液中，调整菌液浊度达 0.5 麦氏比浊管浊度。

（2）接种：根据提示，按操作说明书进行。$NO_3 \rightarrow PNPG$ 的 1 ~ 8 孔内加菌悬液半满；另吸取 200μl 菌液加入 AUX 培养基中，混匀后加满至 $GLU \rightarrow PAC$ 第 9 ~ 20 孔内，管的表面成平或稍凸；加液状石蜡于 GLU、ADH、URE 内，直至呈凸出的新月形为止。加样完成后，置于 35℃培养 18 ~ 24 小时。按产品要求直接观察或加入试剂后观察结果，判断（＋）或（－），并记录。

（3）结果：按试剂条上生化项目顺序，将每组三个实验结果中阳性结果对应的数字相加得出一组 7 位数的数码，如：1374575，查阅编码手册上与之相对应的细菌条目（表2-1），或在电脑数据库中分析，最后鉴定为铜绿假单胞菌。

表 2-1 API 20 NE 编码检索表举例（适用于非发酵菌）

编码	菌名	评价	关键试验
1254575	铜绿假单胞菌	最佳的鉴定	（ADH80%）
		%id = 99.9	（URE20%）
		T = 0.80	
1370575	铜绿假单胞菌	最佳的鉴定	（URE20%）
		%id = 99.9	（MANa84%）
		T = 0.78	
1374475	铜绿假单胞菌	最佳的鉴定	（URE20%）
		%id = 99.9	
		T = 0.83	

编码	菌名	评价	关键试验
1374555	铜绿假单胞菌	最佳的鉴定 %id=99.9 T=0.82	（URE20%） （ADIa75%）
1374575	铜绿假单胞菌	最佳的鉴定 %id=99.9 T=0.90	（URE20%）
1410114	铜绿假单胞菌	最佳的鉴定 %id=99.9 T=0.84	（MLTa90%）
1410154	铜绿假单胞菌	最佳的鉴定 %id=99.9 T=1.00	
1410374	铜绿假单胞菌	最佳的鉴定 %id=99.9 T=0.83	（MALa9%）

(4)结果解释:%id≥99.9 和 T≥0.75 为最佳的鉴定;%id 99.0～98.9 之间,T≥0.5 为很好的鉴定;%id 90.0～98.9 之间,T≥0.25 为好的鉴定;%id 80.0～89.9 之间为可接受的鉴定。

【关键技术】

1. 氧化酶试剂在空气中易氧化,应现用现配。

2. 做触酶试验时,应避免挑取血琼脂上的细菌,否则可出现假阳性。

3. 枸橼酸盐培养基的酸碱度在 pH 7.0 以下,试验时接种的细菌量应少,以免将菌种培养基的碱性成分带入枸橼酸盐培养基,影响试验结果。

4. 在 API 鉴定试剂条试验孔中加菌液时,应避免气泡产生。

【结果分析与报告】

1. 记录不同生化反应的现象,判定结果并分析出现异常结果的可能原因。在观察结果时需注意有些生化反应需加试剂后才可以判定结果。

2. 吲哚试验中,在加入吲哚试剂后,需即刻观察液面交界处是否出现红色化合物,随着时间推移,红色化合物会扩散以至不清晰,影响结果判断。

3. V-P 试验观察结果时,在滴加甲液和乙液摇匀后,需静置10分钟后才能看到红色的化合物出现,若时间太短,影响结果判断。

4. 氨基酸脱羧酶试验,对照管应为黄色(阴性)时,试验管结果才有意义,若对照管呈紫色则试验无意义,不能作出判断。

5. API 鉴定试剂条结果如得不到对应数码谱,可能有以下原因:①此生化谱太不典型;②不能接受,鉴定值低(%id<80.0);③可疑,需进一步确认是否纯培养,重新鉴定。

【思考题】

1. 细菌鉴定常用的生化反应有哪些？试述其原理及结果的判断。

2. 简述杆菌肽、Optochin、马尿酸和触酶在细菌鉴定中的主要应用。

（乔海霞）

实验六　细菌血清学鉴定基本技术

【实验设计思路】

血清学鉴定是细菌学检验的常规方法之一，是利用已知的特异性抗体对分离的可疑细菌进行进一步的鉴定，还可以对细菌进行群和型的鉴别。临床上对感染性病原体的诊断以及对食品中微生物的检验，常用血清学试验来鉴定分离到的细菌，最终确认细菌鉴定结果。本实验以玻片凝集试验及荚膜肿胀试验为例，学习血清学鉴定最常用的方法。

【目的要求】

1. 掌握玻片凝集试验的原理、方法及结果判定。

2. 熟悉荚膜肿胀试验的方法和结果判断。

3. 了解玻片凝集试验和荚膜肿胀试验的应用。

【仪器和材料】

1. 仪器　显微镜。

2. 器材　接种环、载玻片、盖玻片等。

3. 菌种　伤寒沙门菌、肺炎链球菌18～24小时纯培养物。

4. 试剂　沙门菌多价 O（A-F 多价）诊断血清、沙门菌 D 群单价因子血清（O9、O12）、鞭毛因子血清（Hd）、抗肺炎链球菌荚膜血清、正常兔血清、1% 亚甲蓝水溶液、生理盐水等。

【实验内容】

1. 玻片凝集试验

（1）原理：颗粒型抗原（细菌菌体、红细胞等）与相应抗体混合时，在一定浓度电解质条件下，可出现肉眼可见的凝集现象，称凝集试验。

（2）方法及结果：分别取沙门菌多价 O 诊断血清和生理盐水各一滴，滴于载玻片两端，取伤寒沙门菌的菌落少许分别与之混合，数分钟后，若生理盐水对照侧无颗粒出现而试验侧出现肉眼可见颗粒状凝集物为阳性反应。多价血清玻片凝集阳性菌落，再按同样方法作单价因子玻片凝集，可作 O9、O12、Hd 因子血清凝集。伤寒沙门菌均为阳性反应。

2. 荚膜肿胀试验

（1）原理：特异性抗血清与相应细菌的荚膜抗原特异性结合形成复合物时，可使细菌荚膜显著增大出现肿胀，细菌的周围有一宽阔的环状带。本试验常用于肺炎链球菌、流感嗜血杆菌、炭疽芽胞杆菌等有荚膜细菌的检测和荚膜分型。

（2）方法：取洁净载玻片一张，玻片两侧各加肺炎链球菌液1～2接种环，于一侧加抗肺炎链球菌荚膜血清1～2接种环作为试验侧，另一侧加正常兔血清1～2接种环作为对照侧，混匀；再于两侧各加1% 亚甲蓝水溶液1接种环，混匀，分别加盖玻片，置湿盒中室温放置5～10分钟后镜检。

（3）结果：若试验侧在蓝色细菌周围可见厚薄不等、边界清晰的无色环状物而对照侧无此现象,为荚膜肿胀试验阳性;试验侧与对照侧均不产生无色环状物则为荚膜肿胀试验阴性。

【关键技术】

做玻片凝集时,取菌量不可过多且菌必须磨匀。

【结果分析与报告】

1. 玻片凝集试验观察结果时,需先观察生理盐水中不出现凝集颗粒,诊断血清中的颗粒凝集才有阳性意义。

2. 在临床鉴定过程中,若细菌生化反应符合沙门菌,而沙门菌多价 O(A-F)诊断血清与细菌不产生凝集现象,首先应考虑是否有表面抗原(Vi)存在,应加热或传代去除 Vi 抗原后再进行,若去除后凝集试验阳性,应进一步用 O 单价因子血清继续分群,若去除 Vi 后仍不凝集,此时应考虑是否为 A-F 以外菌群。

3. 观察荚膜肿胀试验现象,判定结果。

【思考题】

1. 影响血清学鉴定试验的因素有哪些?

2. 玻片凝集试验中,当沙门菌多价 O(A-F)诊断血清与待测菌混合后无凝集颗粒出现,可直接判定为阴性反应吗? 为什么?

(乔海霞)

实验七　细菌的药物敏感试验

【实验设计思路】

对于细菌性感染疾病的治疗,临床医生在常规治疗基础上,需要根据患者所感染的细菌类型及药物敏感性试验结果调整用药。本实验以纸片扩散法(K-B 法)和稀释法为例,介绍细菌的药物敏感性试验操作方法,并应用美国临床和实验室标准化学会(Clinical and Laboratory Standards Institute,CLSI)标准对实验结果进行判断:敏感(susceptible,S)、耐药(resistant,R)和中介(intermediate,I),为指导临床医生合理选择抗生素提供科学的依据。

【目的要求】

1. 掌握细菌药物敏感性试验纸片扩散法及稀释法的原理、操作方法。

2. 熟悉细菌药物敏感性试验纸片扩散法及稀释法实验结果的判定。

3. 了解药敏试验结果对临床用药的指导意义。

【仪器和材料】

1. 仪器　高压蒸汽灭菌器、漩涡振荡器、恒温培养箱、天平等。

2. 器材　酒精灯或红外电热灭菌器、接种环、0.5 麦氏浊度管、无菌棉签、无菌镊子(或纸片分配器)、游标卡尺(或最小刻度为 1mm 的直尺)、无菌试管、无菌 96 孔聚乙烯微量板、微量加样器和吸头、无菌平皿、多点接种器等。

3. 菌种　18 ~ 24 小时琼脂平板纯培养物。试验菌用金黄色葡萄球菌时,选用 ATCC25923 作为质控菌株;试验菌用大肠埃希菌时,选用 ATCC25922 作为质控菌株;试验菌用铜绿假单胞菌时,选用 ATCC27853 作为质控菌株。

4. 试剂　水解酪蛋白(M-H)平板(90mm)、M-H 肉汤、M-H 琼脂、血琼脂平板、药敏纸片(根据具体实验准备相应至少4~5种药敏纸片)、无菌生理盐水等。

【实验内容】

1. 纸片扩散法

(1)原理:将含有定量抗菌药物的纸片贴在已接种测试菌的M-H平板上,纸片中所含的药物吸收琼脂中水分溶解后不断向纸片周围扩散形成递减的梯度浓度,在纸片周围抑菌浓度范围内测试菌的生长被抑制,从而形成无菌生长的透明圈即为抑菌圈。抑菌圈的大小反映测试菌对测定药物的敏感程度,并与该药对测试菌的最低抑菌浓度(minimal inhibitory concentration,MIC)呈负相关。

(2)步骤和方法

1)菌液的制备:取无菌试管加入约3ml无菌生理盐水,然后从平板上挑取1~2个菌落,置于试管内壁液面上方研磨后制成菌悬液,用漩涡振荡器震荡数秒,将浊度调至0.5麦氏浊度。制备的菌悬液在15分钟内必须完成M-H琼脂平板的接种。

2)接种:用无菌棉签蘸取菌液,在试管内壁液面上方紧压并旋转,挤去多余菌液,然后在M-H平板琼脂表面均匀涂布3次,每次旋转平板60°以确保均匀接种,最后沿平板内缘涂抹一周。接种好的平板盖上盖子在室温下干燥3~5分钟。

3)贴药敏纸片:用无菌镊子(或纸片分配器)将纸片贴于已接种菌的琼脂表面并轻压,使纸片与琼脂表面完全接触。各纸片中心相距应大于24mm,纸片距平板内缘大于15mm。药敏纸片一旦接触琼脂平板就不能再移动。

4)孵育:纸片贴好后,将平板倒置放入35℃恒温培养箱中,平板最多2只叠放在一起,以保证整个平板受热均匀。通常于35℃培养16~18小时后读取结果。

5)结果判读:用游标卡尺或直尺量取抑菌圈直径。根据美国CLSI标准,报告细菌对该抗菌药物的结果是耐药(R)、敏感(S)还是中介(I)。

2. 肉汤稀释法

(1)原理:试管(或微孔)内加入各种稀释度递减的抗菌药物,试验时加入一定浓度的菌液,经一定温度和时间培养后观察结果。以试管或微孔内完全抑制细菌生长的最低抗菌药物浓度即为该抗菌药物对细菌的最小抑菌浓度(MIC)。

(2)步骤和方法

1)抗菌药物的稀释:将无菌试管在试管架上排成一排,将抗菌药物储存液用M-H肉汤进行倍比稀释(含药肉汤系列的浓度范围应覆盖该药的敏感和耐药折点,以及质控菌的MIC范围)。宏量稀释法每支试管加1ml含药肉汤;微量稀释法每孔加入100μl。抗菌药物溶媒和溶剂及各种浓度抗菌药物的配制按照CLSI指南进行。部分抗菌药物溶媒和溶剂见表2-2,各种浓度抗菌药物的配制见表2-3。

2)接种菌液:首先制备0.5麦氏浊度菌悬液,再用M-H肉汤或无菌生理盐水将上述菌液行1:100稀释(浓度约10^6cfu/ml),分别取1ml(微量100μl)该稀释菌液加入到上述含药肉汤管中。混匀,抗菌药浓度被1:2稀释,最终菌液浓度约为5×10^5cfu/ml。

3)设置对照管(或孔):生长对照:不含抗菌药物的肉汤1ml(微量100μl)和1ml(微量100μl)稀释菌液;阴性对照:只加抗菌药物的肉汤2ml(微量200μl)以及不含抗菌药物的肉汤2ml(微量200μl)。

4)接种菌纯度检查:取一接种环上述稀释菌液划线接种在血琼脂平板上,置恒温培养箱于35℃培养以检查接种物的纯度。

表 2-2 部分配制抗菌药物原液的溶剂和稀释液

抗菌药物	溶剂	稀释液
青霉素	蒸馏水	蒸馏水
阿莫西林	磷酸盐缓冲液,pH6.0,0.1mol/L	磷酸盐缓冲液,pH6.0,0.1mol/L
氨苄西林	磷酸盐缓冲液,pH6.0,0.1mol/L	磷酸盐缓冲液,pH6.0,0.1mol/L
阿莫西林/克拉维酸	磷酸盐缓冲液,pH6.0,0.1mol/L	磷酸盐缓冲液,pH6.0,0.1mol/L
替卡西林/棒酸	磷酸盐缓冲液,pH6.0,0.1mol/L	磷酸盐缓冲液,pH6.0,0.1mol/L
哌拉西林	蒸馏水	蒸馏水
哌拉西林/他唑巴坦	蒸馏水	蒸馏水
头孢西丁	蒸馏水	蒸馏水
头孢唑啉	磷酸盐缓冲液,pH6.0,0.1mol/L	磷酸盐缓冲液,pH6.0,0.1mol/L
头孢噻吩	磷酸盐缓冲液,pH6.0,0.1mol/L	蒸馏水
头孢呋辛	磷酸盐缓冲液,pH6.0,0.1mol/L	磷酸盐缓冲液,pH6.0,0.1mol/L
头孢曲松	蒸馏水	蒸馏水
头孢他啶	无水碳酸钠的量应是所用头孢他啶的10%	蒸馏水
头孢吡肟	磷酸盐缓冲液,pH6.0,0.1mol/L	磷酸盐缓冲液,pH6.0,0.1mol/L
氨曲南	饱和碳酸氢钠溶液	蒸馏水
亚胺培南	磷酸盐缓冲液,pH7.2,0.01mol/L	磷酸盐缓冲液,pH7.2,0.01mol/L
美罗培南	蒸馏水	蒸馏水
阿奇霉素	95%乙醇	肉汤培养基
红霉素	95%乙醇	蒸馏水
氯霉素	95%乙醇	蒸馏水
庆大霉素	蒸馏水	蒸馏水
阿米卡星	蒸馏水	蒸馏水
左氧氟沙星	1/2 体积水,然后逐滴加入 0.1mol/L NaOH 至溶解	蒸馏水
环丙沙星	水	水
万古霉素	水	水
磺胺类	1/2 体积热水,加少量 2.5mol/L NaOH 至溶解	水

表2-3 液体稀释法药敏试验的抗菌药物溶液稀释方案

| 抗菌药物 | | | | CAMHB | | 抗菌药物 | |
管号	浓度(μg/ml)	来源管号	体积(ml)	体积(ml)		最终浓度(μg/ml)	Log2
1	5120	原液	1	+ 9	=	512	9
2	512	1 号管	1	+ 1	=	256	8
3	512	1 号管	1	+ 3	=	128	7
4	512	1 号管	1	+ 7	=	64	6
5	64	4 号管	1	+ 1	=	32	5
6	64	4 号管	1	+ 3	=	16	4
7	64	4 号管	1	+ 7	=	8	3
8	8	7 号管	1	+ 1	=	4	2
9	8	7 号管	1	+ 3	=	2	1
10	8	7 号管	1	+ 7	=	1	0
11	1	10 号管	1	+ 1	=	0.5	−1
12	1	10 号管	1	+ 3	=	0.25	−2
13	1	10 号管	1	+ 7	=	0.125	−3

注:CAMHB 为调节阳离子浓度的 M-H 肉汤

5)孵育:接种好的含菌药混合物的试管(或微量板)放在恒温培养箱中35℃培养16～20小时。

6)检查对照管(或孔):先观察细菌纯度,检测平板细菌生长情况,以确定其是否被污染。然后观察生长对照管细菌生长情况(应生长)。阴性对照管应无菌生长;检查质控菌株的 MIC 值是否处于相应的质控范围。

7)结果判读:无肉眼可见的细菌生长试管或孔的药物最高稀释度即为抑菌终点管(孔)其药物浓度即为 MIC 值。根据 MIC 的测定值,查阅 CLSI 有关文件 MIC 解释标准,判定最终结果是耐药(R)、敏感(S)还是中介(I)。

3. 琼脂稀释法

(1)原理:接种待测菌株至含有不同药物浓度的 M-H 平板上,经过一定温度和时间孵育后,观察细菌生长情况,以抑制细菌生长的平板所含的药物浓度即为测试菌的 MIC 值。

(2)步骤和方法

1)按照表2-4 对抗菌药物进行稀释。

2)制备琼脂平板:将已稀释成递减浓度的2ml 抗菌药物加入到已高压蒸汽灭菌并冷却至50℃左右的18ml M-H 琼脂中,混匀倾注于无菌平皿中,待凝固后使用。(注意:这是一个平板用量,如果需配制多个平板,满足药物:琼脂 =1:9 即可)含药琼脂平板可 2～8℃贮存,保存时间不超过 5 天。对于易降解药物,在使用 48 小时内制备平板。使用前取出,室温平衡30 分钟。

3)接种菌液:制备菌悬液(包括质控菌株),浊度为 0.5 麦氏浊度,并用无菌生理盐水做1:10 稀释。使用多点接种器取稀释后的菌液接种于含药琼脂平板上,接种量 1～2μl,使平板接种菌量为 1×10^4 cfu/点。稀释后的菌液于 15 分钟内接种完毕,置于恒温培养箱中35℃

培养 18～24 小时。

表 2-4 琼脂稀释法药敏试验的抗菌药物溶液稀释方案

抗菌药物				CAMHB 体积 ml			抗菌药物中间 浓度 μg/ml	1:10 稀释后琼脂 药物最终浓度 μg/ml	Log2
管号	浓度 μg/ml	来源 管号	体积 ml						
1	5120	原液					5120	512	9
2	5120	1 号管	1	+	1	=	2560	256	8
3	5120	1 号管	1	+	3	=	1280	128	7
4	1280	3 号管	1	+	1	=	640	64	6
5	1280	3 号管	1	+	3	=	320	32	5
6	1280	3 号管	1	+	7	=	160	16	4
7	160	6 号管	1	+	1	=	80	8	3
8	160	6 号管	1	+	3	=	40	4	2
9	160	6 号管	1	+	7	=	20	2	1
10	20	9 号管	1	+	1	=	10	1	0
11	20	9 号管	1	+	3	=	5	0.5	−1
12	20	9 号管	1	+	7	=	2.5	0.25	−2
13	2.5	12 号管	1	+	1	=	1.25	0.125	−3

注:CAMHB 为调节阳离子浓度的 M-H 肉汤

4)结果判读:点种菌液处未见细菌生长即为被药物所抑制,抑制细菌生长的最低药物浓度为该菌的 MIC 值,并根据 CLSI 标准判定细菌对该抗菌药物的结果是耐药(R)、敏感(S)还是中介(I)。

【关键技术】

1. 临床上,针对不同种类细菌抗菌药物纸片的选择也应不同,具体参见 CLSI 标准。

2. K-B 法 实验时质控菌株与试验菌株应同时进行,以判断抗菌药物纸片的质量、M-H 平板的厚度、孵育的温度、操作过程和观察时间等是否合格。

3. 稀释法 质控菌株 MIC 值应处于合适范围内;含药肉汤系列的浓度范围应覆盖该药的敏感和耐药折点;微量液体稀释法适用于多种抗菌药物对一种细菌的 MIC 值的测定;琼脂稀释法多适用于多种细菌对一种抗菌药物的 MIC 值的测定。

【结果分析与报告】

1. CLSI 每年更新和发布临床微生物实验室常规药敏试验的药物选择、分组和报告指南,可供实验参考。

2. K-B 法 首先记录质控菌株的抑菌圈直径,根据 CLSI 标准判定是否在可接受范围内,然后记录试验菌株抑菌圈直径,根据 CLSI 标准判定是否敏感、耐药还是中介。

3. 稀释法 首先判定质控菌株的 MIC 值是否在可接受范围内,然后读取各种药物的MIC 值,根据 CLSI 标准判定是否敏感、耐药还是中介。

【思考题】

1. 影响 K-B 法药敏试验的因素有哪些?

2. K-B 法试验中,为什么接种菌悬液要在 15 分钟内完成?

3. 敏感、耐药、中介的意义。

(李瑞华)

实验八 消毒剂定量杀菌试验

【实验设计思路】

自然界中存在着种类繁多的微生物,有些对人类的健康有益,有些有害。在实际工作中需要通过采取物理或化学的方法杀灭某些物品或环境中的微生物,使用化学消毒剂杀菌是常用的一种化学消毒方法,该法受到消毒剂浓度、作用时间、环境因素等多方面的影响。在消毒剂实际使用前,需通过实验鉴定该消毒剂对试验微生物的杀灭效果,找出合理的使用浓度和作用时间。消毒剂鉴定试验方法很多,本次实验以悬液定量杀菌试验为例,对消毒剂杀灭液体中病原菌的能力进行鉴定。通过本实验,使学生掌握消毒剂杀菌能力鉴定的基本方法,同时可以进一步培养学生活菌计数的基本技能。

【目的要求】

1. 掌握消毒剂悬液定量杀菌试验的原理、操作方法和结果计算。

2. 熟悉定量杀菌试验的应用。

3. 了解其他消毒剂鉴定试验。

【仪器和材料】

1. 仪器 恒温培养箱、恒温水浴箱、漩涡振荡器、菌落计数器等。

2. 器材 0.5 麦氏浊度管、无菌刻度吸管(1.0ml、5.0ml)、无菌平皿(直径 90mm)、无菌试管、无菌三角烧瓶、无菌镊子、酒精灯、秒表等。

3. 菌株 第 3 代新鲜培养物(选择有代表性的菌株进行试验即可):金黄色葡萄球菌(ATCC6538)作为化脓性球菌的代表;大肠埃希菌(ATCC8099)作为肠道菌的代表;铜绿假单胞菌(ATCC15442)作为医院感染中最常分离的细菌繁殖体的代表;白色葡萄球菌(ATCC8032)作为空气中细菌的代表;龟分枝杆菌脓肿亚种(ATCC93326)作为人结核分枝杆菌的代表;枯草杆菌黑色变种芽胞(ATCC9372)作为细菌芽胞的代表。

4. 试剂 培养基(根据选择的菌株决定,参考《消毒技术规范》2002 年版)。含氯消毒剂、消毒剂稀释用硬水、稀释液(含胰蛋白胨生理盐水溶液(TPS))、有机干扰物牛血清白蛋白储存溶液(3% BSA 溶液)、中和剂(根据《消毒技术规范》2002 年版 2.1.1.5 中和剂鉴定试验确定)。

【实验内容】

1. 配制消毒液 按产品说明书要求配制消毒液。无特殊说明者,一律使用无菌硬水配制,配制的浓度为待测浓度的 1.25 倍(例如要评价的消毒液浓度为 200mg/L,则应配制 250mg/L),置(20±1)℃水浴备用。

2. 制备菌悬液 取菌种第 3 代新鲜培养物,置于 3.0ml 稀释液内,配制 0.5 麦氏浊度菌悬液,浓度约为 5×10^8 cfu/ml。取无菌试管,加入 0.5ml 菌悬液,再加入 0.5ml 有机干扰物质,混匀,置(20±1)℃水浴中 5 分钟,备用。

3. 杀菌试验 用无菌吸管吸取"实验内容 1"消毒液 4.0ml 注入"实验内容 2"菌悬液中,迅速混匀并立即计时。同时用稀释液代替消毒液,作为平行对照组。作用至各预定时间

（见关键技术1）。

4. 中和作用　分别取0.5ml混合液加入4.5ml中和剂中，混匀，作用10分钟。

5. 菌落计数　分别吸取1.0ml样液，每管样液接种2个平皿（或进行10倍系列稀释后，选适宜稀释度），倾倒相应培养基，按活菌培养计数方法测定存活菌数。置35℃恒温培养箱中培养，细菌繁殖体培养48小时；细菌芽胞培养72小时，观察结果。

6. 试验重复3次，记录各组结果。

【关键技术】

1. 根据实际试验需要，可以选择不同消毒液及相应的中和剂。选定试验菌和一个消毒剂浓度（即产品使用说明书中指定的最低浓度）以及3个作用时间（指说明书指定的最短作用时间、指定最短作用时间的0.5倍，及指定最短作用时间的1.5倍。如说明书指定最短作用时间为20分钟，则应进行10分钟、20分钟、30分钟三个时间）进行试验。

2. 培养物要用第三代，菌悬液应新鲜配制。

3. 试验中所使用的中和剂、稀释液等，各批次均应进行无菌检查。

【结果分析与报告】

1. 计算各组的活菌浓度（cfu/ml），换算为对数值（N），并按下式计算杀灭对数值（取小数点后两位数）：

杀灭对数值（KL）＝对照组平均活菌浓度的对数值（No）－试验组活菌浓度对数值（Nx）。

KL大于5.00则报告KL＞5.00；低于5.00则报告KL具体数字。

2. 如果消毒试验组消毒处理后平均产生菌落数≤1，其杀灭对数值，即大于等于试验前对照组平均活菌浓度的对数值。

3. 对消毒剂的消毒效果进行评价　定量杀灭悬液试验各次KL≥5.00，可判定消毒剂合格。

【思考题】

悬液定量杀菌试验中，为什么要选择第三代细菌培养物？

（李瑞华）

§2 病毒学检验篇

实验一　组织细胞培养技术

【实验设计思路】

病毒的分离鉴定是病毒感染病原学诊断的金标准，由于组织细胞的一致性较好，受其他因素干扰少，培养的重复性好，因此被广泛应用于病毒的分离培养。组织细胞培养技术也成为病毒学研究中常用的一项实验技术，主要用于从样本中分离、鉴定病毒，对病毒性疾病进行血清学诊断，以及制备疫苗等。根据培养物细胞生物学的特点，组织细胞培养又分为原代细胞培养和传代细胞培养。

本实验应用组织细胞培养技术，在体外模拟体内生理环境，在无菌、适当温度和一定营养条件下，使从体内取出的组织细胞生存、生长繁殖和传代，并维持原有的结构和功能特性，而形成大量生物学性状相似的细胞,为后续病毒的培养与检验提供基础。

【实验目的】

1. 掌握原代细胞和传代细胞的培养方法。

2. 熟悉原代和传代细胞贴壁、生长和增殖过程中细胞形态的变化;熟悉悬浮细胞的传代培养方法。

【仪器和材料】

1. 仪器 CO_2培养箱、Ⅱ级生物安全柜、倒置显微镜、离心机、高压蒸汽灭菌器、水浴箱、磁力搅拌器等。

2. 器材 100目不锈钢滤网、血细胞计数板、离心管、微量加样器、无菌吸管、无菌移液管、试管架、小玻璃漏斗、平皿、三角瓶、培养器皿等。

3. 鸡胚 孵化10日龄的鸡胚数个。

4. 试剂 消化液、DMEM培养液、无菌Hanks液、胎牛血清等。

【实验内容】

(一)原代细胞培养

1. 实验原理 原代细胞培养是体外制备细胞培养物的必经过程,直接从生物体内获取器官或组织,经处理使之分散成单个细胞,加入适量培养基,置于合适的培养容器中,在无菌、适当温度和一定条件下,使之生存、生长和繁殖的过程。由于培养的细胞刚刚从活体组织分离出来,故更接近于生物体内的生活状态。

2. 方法步骤

(1)取材和消化

1)取10日龄的鸡胚,用碘酒消毒蛋壳后,小心取出鸡胚,放在无菌的培养皿中,去除头部和内脏。

2)胚胎用Hanks液清洗3次,切成$1 \sim 2mm^3$的小碎块,然后转移到大小合适的三角瓶中。

3)加入适量的消化液,一般是每10个鸡胚加入20ml的消化液,密封好瓶口。

4)在磁力搅拌器上,室温下搅拌1小时,然后加入含10%胎牛血清的Hanks液终止消化,通过100目不锈钢筛网,制成细胞悬液,将细胞悬液移到离心管中。

5)5800r/min离心10分钟后,弃去上清液,将细胞沉淀用Hanks液洗涤2次备用。

(2)细胞培养

1)将上述细胞加入DMEM培养液,用吸管吹打制成细胞悬液,计数细胞。

2)以1×10^6个/ml的密度接种细胞。

3)37℃、5% CO_2培养箱中培养,每$2 \sim 3$天换培养液1次。

4)细胞长满培养瓶壁以后,可传代继续培养。

(二)传代细胞培养

1. 实验原理 传代培养是指当细胞增殖达到一定密度后,需要分离出一部分细胞和更新培养液,继续接种进行培养。传代培养是为了不断扩大细胞培养物供试验用,通过对原代培养细胞传代可筛选出有限的连续传代细胞,经过$2 \sim 3$次的传代,绝大多数细胞开始衰亡,但有部分细胞可能还继续保持分裂增殖能力,经过对原代细胞传代可获得细胞系或二倍体细胞株,二倍体细胞株具有二倍体核型,为有限传代细胞,可传代50次左右。

2. 方法步骤

（1）贴壁细胞的传代培养

1）选取生长良好的贴壁细胞一瓶，倒去瓶中的培养液，加入 2～3ml Hanks 液，轻轻振荡漂洗细胞 1 次，以除去悬浮在细胞表面的碎片。

2）加入 0.25% 胰蛋白酶消化液，以刚没过细胞表面的量为宜，37℃ 消化 2～3 分钟，倒置显微镜下观察细胞。待细胞单层收缩突起出现空隙时，便倒去酶消化液（如消化程度不够可延长时间）。

3）用 Hanks 液洗一次，加入适量培养液，反复吹打细胞，使其成细胞悬液。如果消化时间过长，细胞脱落，则不能倒去消化液，可加少量培养液以终止消化，用吸管反复吹打成细胞悬液并转移到离心管，1000r/min 离心 3～5 分钟，用培养液再悬浮。

4）接种细胞：细胞一般以 1∶2 或 1∶3 进行分装，即一瓶细胞可传为 2～3 瓶。分装好的细胞，应在培养瓶上做好标记，注明细胞名称、传代日期，轻轻摇匀，置 37℃ 5% CO₂ 培养箱培养。

5）观察：细胞一般分装后 30 分钟可贴壁，细胞培养 24 小时后，即可观察培养液的颜色及细胞的生长情况，48 小时更换生长液 1 次，一般 3～4 天可长成单层细胞。

（2）悬浮细胞的传代培养：因悬浮细胞不贴壁，所以要经离心收集细胞后再传代。其过程如下：

1）取生长良好的细胞，在生物安全柜中用无菌吸管把培养瓶中的细胞吹打均匀，转移到无菌的离心管中，盖紧管盖，1000r/min 离心 5 分钟。

2）去上清液，加入适量新培养液，用吸管吹打细胞，制成悬液，以 1∶2 或 1∶3 进行分装，轻轻摇匀，置 5% CO₂ 培养箱 37℃ 培养，并在培养瓶上做好标记，注明细胞名称、传代日期。

【关键技术】

1. 严格无菌操作，并且全部操作过程都要在生物安全柜内完成。

2. 细胞消化需充分，消化时间与温度有关。

3. 细胞长成单层时要及时传代。

【结果分析与报告】

1. 记录原代细胞的培养结果，从细胞形态、贴壁情况等方面进行观察。

2. 记录传代细胞的生长情况，不同传代次数的贴壁型和悬浮型的细胞形态、胞核生长状况等。

【思考题】

1. 原代细胞培养需要哪些营养成分？

2. 贴壁细胞和悬浮细胞传代方法上有什么不同？

3. 为什么培养细胞长成致密单层后必须要进行传代培养？

（曾转萍）

实验二 鸡胚培养技术

【实验设计思路】

鸡胚是正在发育的活机体，组织分化程度低，细胞代谢旺盛，适于病毒的生长增殖。它的主要优点是来源充分、价格低廉、操作简便、无需特殊设备或条件、易感病毒谱广、对接种的病毒不产生抗体等，只要选择适当的接种部位，病毒很容易增殖。鸡胚接种为常用的病毒培养方法之一,除了用于病毒的分离鉴定外,疫苗的生产、抗原制备、病毒生物学性质研究及抗病毒药物开发等。

通过本实验要求学生学习如何检查活鸡胚,练习用四种途径(尿囊腔、绒毛尿囊膜、羊膜腔和卵黄囊)接种病毒并收获,使学生掌握鸡胚接种途径培养病毒的技术。

【实验目的】

1. 掌握病毒接种与收获的方法。

2. 熟悉鸡胚培养结果的观察方式。

3. 了解鸡胚的孵化和观察方法。

【仪器和材料】

1. 仪器 孵化设备恒温箱、生物安全柜(培养传染性强的病毒在Ⅱ级以上生物安全柜中操作)、冰箱等。

2. 器材 检卵器、蛋架或蛋托、钻孔器、酒精灯、碘酊和酒精棉球、注射器、镊子、无菌眼科镊子和剪刀、无菌试管、无菌平皿、吸耳球等。

3. 鸡胚及病毒 SPF 级鸡胚、流感病毒液、1 或 2 型单纯疱疹病毒液、乙型脑炎病毒液、流感病毒液。

4. 试剂 无菌生理盐水、2.5% 碘酒,70% 乙醇,封蜡等。

【实验内容】

1. 鸡胚的孵化

(1)将鸡卵气室向上放于蛋架上,置孵化设备恒温箱内,于 37.5~38℃,相对湿度 45% ~ 60% 条件下孵育,从第 3 天开始每隔 4~6 小时翻蛋 1 次。

(2)第 7~8 天集中用检卵器验蛋一次,受精卵可见有鸡胚,发育良好的胚胎可观察到丰富的血管网及其中心跳动的胚胎,剔除未受精卵和死胚。

(3)鸡胚使用前必须进行活胚检查,可根据以下三方面来判断其死活:

1)血管:活胚可见明显的血管,有时可见血管搏动;死胚血管模糊,成淤血带或淤血块。

2)胎动:活胚可见明显的自然运动,尤其用手轻轻转动鸡卵时。但胎龄大于 14 天的胚胎,胎动则不明显,甚至无胎动。死胚见不到任何胎动,胚发红像出血样,有的呈现黑块。

3)绒毛尿囊膜发育之界线:生活良好之胚胎可见密布血管的绒毛尿囊膜,与鸡胚胎的另一面形成较明显的界线。

必须把上述三方面结合起来进行观察,如果胚胎活动呆滞或不能主动地运动,血管模糊扩张或折断沉落,绒毛尿囊膜界限模糊,则可判断胚胎濒死或已经死亡。

2. 尿囊腔接种与收获 如图 2-5。

(1)选用 9~11 日龄发育良好的鸡胚。

(2)在接种前用检卵器观察并标记出胚胎的气室及胚胎位置,在气室下边的胚胎附近没有大血管区域标出尿囊腔接种部位。

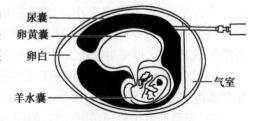

图 2-5 尿囊腔接种

(3)把鸡胚气室向上放置于蛋架上,对接种的气室蛋壳表面用碘酊和酒精棉消毒。

(4)用钻孔器在气室卵壳端打孔,划破卵壳不损伤卵膜,用 1ml 注射器吸取流感病毒液 0.1~0.2ml,从气室下的蛋壳侧面或经气室将针头斜刺入要接种的尿囊腔部位,注入接种液。

(5)用熔化的蜡或以透明胶纸封闭卵壳上的注射孔,气室朝上置于 35~36℃下孵育。

（6）每天检视鸡胚是否存活，将 24 小时内死亡的鸡胚剔除。

（7）2～4 天后，收获尿囊液。为防止出血，收获尿囊液前，要将鸡胚置于 4℃冰箱 7～12 小时或过夜。

（8）将冷存的鸡胚置于蛋架上，用碘酊和酒精棉消毒气室端，用无菌镊子击破气室部卵壳并撕开壳膜，用无菌吸管经绒毛尿囊膜进入尿囊腔，吸取尿囊液，置无菌容器中备检。

3. 卵黄囊接种与收获　如图 2-6。

（1）取 6～8 日龄鸡胚，在检卵灯下画出气室和胎位，置卵架上，气室端向上。

（2）用碘酊、酒精消毒气室，然后用磨卵器在气室中央磨一小孔（用砂轮代替磨卵器也可）。

（3）以 1ml 注射器吸取乙型脑炎病毒液 0.2～0.5ml，针头自气室小孔朝胚胎相反方向旁侧斜刺入，深度 3cm 左右，即达卵中心卵黄囊内。注入病毒悬液，接种后以无菌蜡封闭小孔。根据接种病毒种类不同，置 33～37℃温箱中培养，每天检卵一次。

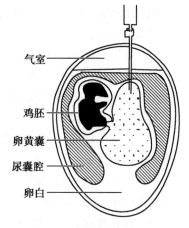

图 2-6　卵黄囊接种

（4）取孵育 24 小时以上濒死的鸡胚直立于卵架上，钝端向上。气室部位用碘酊、酒精消毒后，用无菌镊子击破气室并除去卵壳。用另一无菌镊子夹破绒毛尿囊膜和卵膜，取出胚胎，然后夹住卵黄脐带处，小心收获卵黄囊，放低温冰箱保存，备用。如制涂片，可从中剪一小块，轻涂于载玻片上，固定、染色、镜检。

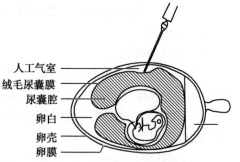

图 2-7　绒毛尿囊膜接种法

4. 绒毛尿囊膜接种与收获　如图 2-7。

（1）取 10～12 日龄鸡胚，于检卵灯上画出气室与胎位，并在胎位无大血管处画一记号。

（2）将卵直立于蛋架上，钝端向上，先在气室部位用碘酊、酒精消毒，用磨卵器或砂轮在气室中磨一小孔，勿伤卵膜。

（3）将卵平放，无大血管记号处向上，再依次用碘酊、酒精消毒记号处，用磨卵器或砂轮打一长为 3～4mm 的三角形小口，将卵壳取下，勿损伤壳膜，用注射针头在壳膜上划一小缝，勿伤绒毛尿囊膜，将一滴生理盐水滴于卵膜缝隙处。用针尖刺破气室囊膜，用吸耳球自小孔处吸气造成负压，可见生理盐水下沉，绒毛尿囊膜即凹下，与壳膜分开，人工气室制造成功。

（4）用 1ml 注射器吸取单纯疱疹病毒液 0.1～0.2ml，滴于绒毛尿囊膜上，用沾有熔化石蜡的盖玻片封口。蜡封部位向上，置 37℃孵育 4～5 天。

（5）将鸡卵取出后用碘酊、酒精消毒，以镊子揭去人工气室处卵壳并扩大开口，轻提绒毛尿囊膜，用剪刀剪下接种面及周围的绒毛尿囊膜，置于加有无菌生理盐水的平皿中观察病变，低温保存、备用。

5. 羊膜腔接种与收获　如图 2-8。

（1）将 10～12 日龄的鸡胚在检卵灯上照视，划出气室范围，用铅笔在胚胎最靠近卵壳的一侧做记号。

（2）将胚卵竖置于蛋架上，气室端朝上，用碘酊、酒精消毒气室部位，用钻孔器在气室顶端钻出一约 10mm×6mm 的长方形裂痕,注意勿钻破壳膜。

（3）用 2.5% 碘酒再次消毒钻孔区后,用灭菌的眼科小镊子除去长方形卵壳和外层壳膜,并滴加灭菌液状石蜡一滴于内层壳膜上,壳膜立即变为透明,可以看到鸡胚。

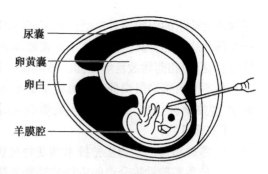

图 2-8 羊膜腔接种

（4）将注射器刺向胚胎的腭下胸前,以针头拨动下颚及腿,当进入羊膜腔内时,可看到鸡胚随针头的拨动而动,此时可注入 0.05~0.1ml 流感病毒液。

（5）拔出针头,孔区用碘酒消毒,然后用无菌胶布将卵壳的小窗口封住,保持鸡胚的钝端朝上,于 37℃ 孵箱内孵育 48~72 小时。

（6）将鸡胚置 4℃ 冰箱 6 小时或过夜(不能放置时间过长,过长会引起散黄)。

（7）用碘酊、酒精消毒气室处的卵壳,并用灭菌剪刀剪去气室部的卵壳,此时勿使其碎片落于未损伤的壳膜上。

（8）用无菌毛细吸管吸取尿囊液于无菌试管中,然后左手持小镊子夹起羊膜成伞状,右手用毛细吸管插入羊膜腔吸取羊水于无菌试管中,当羊水过少时,可用同胚少量尿囊液冲洗羊膜腔并吸取该洗液。

【关键技术】

1. 最好选用白色薄壳的受精卵,以便于观察胚胎的生长情况。

2. 接种时尽可能避开血管丰富的区域。

3. 收获时一定要预冷,防止损伤血管后出血,造成病毒滴度的下降。

【结果分析与报告】

1. 通过检卵灯下观察,对所孵化的鸡胚进行评价。

2. 不同接种途径收获物的量是不同的,尿囊腔接种,一个鸡胚可收获 5~8ml 尿囊液;羊膜腔接种,一个鸡胚可收获羊水 0.5~1ml。绒毛尿囊膜接种,病毒在绒毛尿囊膜上可形成肉眼可见的斑点状或痘疱状病灶。收获物中病毒的含量可以通过实验加以测定。

【思考题】

1. 影响鸡胚生长发育的因素有哪些?

2. 如何判断鸡胚是否存活?

3. 为什么要将接种后孵化 24 小时内死亡的鸡胚剔除?

4. 为什么在收获尿液前要将鸡胚置于 4℃ 冰箱 4 小时或过夜?

5. 为何不同的鸡胚接种方法要选择不同日龄的鸡胚?

（曾转萍）

实验三 动物接种技术

【实验设计思路】

病毒缺乏完整的酶系统,又无核糖体等细胞器,所以不能在任何无生命的培养液内生长。因此,实验动物就成为人工分离、增殖病毒的基本工具,也是培养病毒最早应用的方法。

尽管简便适用的细胞培养广泛应用于病毒培养以来,动物接种方法已降到次要地位,但至今仍有部分病毒的分离鉴定还离不开实验动物,特别是在免疫血清制备以及病毒致病性、免疫性、发病机制和药物效检等方面。本实验将学习易感动物的分组原则、不同途径的接种方法以及从不同的感染组织器官和血液中分离病毒的方法,为进一步进行病毒的病原学、组织病理学、免疫学、生物化学或分子生物学的检测分析奠定基础。

【实验目的】

1. 掌握病毒的动物接种技术和动物观察基本方法。

2. 熟悉实验动物分组的方法和动物实验常用的组织、器官的取材方法。

3. 了解实验动物的处理方法。

【仪器和材料】

1. 仪器 解剖蜡台、Ⅱ级生物安全柜、低温离心机、高压蒸汽灭菌器等。

2. 器材 0.2ml、1ml 无菌注射器、无菌解剖剪刀、镊子、5ml 离心管、标本冻存盒、消毒缸、污物缸、小鼠固定器、无菌玻璃毛细吸管、吸头、固定针等。

3. 病毒及动物 1 型单纯疱疹病毒(2×10^4PFU/ml)、雌性小鼠($16 \sim 18$g)。

4. 材料 无菌棉棒、无菌玻璃毛细吸管、吸头固定针、标签、标记笔、2.5%碘酊、75%乙醇、3% ~5% 苦味酸溶液、0.5% 品红溶液、消毒液、小鼠饲养笼及水瓶若干、小鼠饲料等。

【实验内容】

1. 动物感染方法 选择病毒敏感的实验动物,使病毒在动物体内得以大量复制,并产生可观察和检测到的相关症状或指征,进而对病毒进行分离。

(1)接种前准备

1)动物分组:以每组 10 只动物为例,将动物随机分为 5 组,即颅内接种、尾静脉接种组、皮下接种组、腹腔接种组和肌肉接种组。

2)动物标记:可以根据实验室条件选用合适的动物标记法。以化学染料涂染法为例,抓取动物,用 0.5% 品红溶液和 5% 苦味酸溶液在小鼠不同部位涂染皮毛,并对小鼠依次编号。各组动物分别饲养。

(2)接种方法

1)颅内接种法:用右手抓取小鼠尾巴,借小鼠向前爬行顺势用左手拇指和示指捏住双耳及颈部皮肤,手心朝下将小鼠下颌俯卧固定于台面,消毒皮肤。注射器在无菌条件下吸取单纯疱疹病毒液,手持注射器,避开小鼠颅骨中线,选取耳和眼睛连线的中点垂直进针,待注射针进入颅骨,注射病毒悬液 0.02ml。

2)尾静脉接种法:用右手抓取小鼠尾巴,借小鼠向前爬行顺势将其固定在可暴露小鼠尾部的固定器中,75% 乙醇棉球反复擦拭小鼠尾巴使血管扩张,左手拇指和示指捏住鼠尾两侧,使静脉充盈。注射时以针头与尾部平行的角度进针。接种初始少量缓慢,如无阻力,解除鼠尾两侧的压力,手指将针和尾一同固定,接种 0.2ml。

3)皮下接种法:消毒注射部位后,用左手拇指及示指将小鼠背部或前肢腋下的皮肤轻轻捏起,刺入注射器针头,固定后接种病毒,每只小鼠 0.5ml。如果实验目的是制备抗病毒血清,可间隔一定时间重复接种 2 ~3 次。

4)腹腔内接种法:抓取并固定动物,消毒皮肤,在小鼠左或右下腹部将针头刺入皮下,沿皮下略向前推进,再使针头与皮肤呈 45° 角进入腹腔,若回抽无肠液、尿液,则接种病毒 0.5ml。

5) 肌肉接种法: 将小鼠放于笼上, 拉住后肢, 这时肌肉成伸展状态, 在小鼠后肢肌肉部位, 斜 30°~45°进针, 小鼠一侧接种量不超过 0.1ml。

2. 感染动物的解剖观察　动物感染病毒后可出现生理特征的异常, 出现局部及全身病理反应, 观察动物感染病毒后的一般情况。根据实验的目的, 采集相应的标本或组织。

(1) 动物一般状况观察: 每日观察感染实验组和阴性对照动物的进食、活动情况、动物的被毛外观、体重及相关感染症状和体征, 记录观察结果。

(2) 动物标本的采集

1) 血清的采集: 可采用眼眶后静脉丛采血法或摘眼球采血法。①眼眶后静脉丛采血: 左手拇指及示指抓住小鼠两耳之间的皮肤, 轻轻压迫颈部两侧, 使眼球充分外突。取血管在眼角与眼球之间向眼底方向刺入, 旋转切开静脉丛, 血液即流入取血管中。小鼠一次可采血 0.2~0.3ml, 短期内可重复采血。②摘眼球采血: 采血时, 用左手固定动物, 压迫眼球, 尽量使眼球突出, 右手用镊子或止血钳迅速摘除眼球, 迅速采集流出的血液。采集的血液置无菌离心管中, 在室温或 4℃下待血清析出, 必要时经低温离心机离心, 10 000r/min 离心 3 分钟, 分离血清, −20℃或 −80℃保存备用。

2) 组织的采集: 根据病毒感染特性和实验目的, 可分别取动物的特定组织或器官。以小鼠大脑取材为例。①脑组织解剖: 左手抓取小鼠尾巴, 右手将小鼠脱臼处死。在Ⅱ级生物安全柜内将小鼠俯卧固定在解剖台上, 消毒, 用无菌解剖器械依次打开小鼠皮肤、颅骨。观察脑组织的外观有无异常。②脑组织的处理: 取脑组织, 用甲醛固定后切片, 进行组织病理学观察和免疫组织化学染色。或者取脑组织, 放入标本冻存盒中, −80℃保存。可进一步做单层细胞接种, 或提取病毒核酸或蛋白进一步检测。另外, 也可以取脑组织, 戊二醛固定, 包埋, 超薄切片, 负染, 电镜观察组织的超微病理学和病毒的结构。③其他组织的解剖: 左手抓取小鼠尾巴, 右手将小鼠颈椎脱臼处死。在Ⅱ级生物安全柜内将小鼠俯卧固定在解剖台上, 消毒, 用无菌解剖器械依次打开小鼠皮肤取出所需要的组织或器官。观察组织或器官的外观有无异常。

3. 实验动物的处理　实验完毕后, 感染动物尸体要统一焚烧。

【关键技术】

1. 静脉接种时, 可用酒精擦拭或加热的方法使尾静脉扩张, 进针不必太深, 确保扎入静脉后, 再进行接种。

2. 颅内接种时, 进针要适度, 否则会导致动物死亡。

3. 采血时要将小鼠固定牢固, 眼球要突出, 摘眼球取血时, 要用镊子将小鼠眼球底部的血管丛撕开摘下眼球, 这样采集的血液会更多。

4. 实验完毕的感染动物尸体要统一焚烧。病毒污染的物品要及时放入消毒缸中。

【结果分析与报告】

1. 记录接种完毕后动物的一般情况, 是否出现死亡。

2. 记录动物接种的过程, 观察动物接种病毒后的生理学指征及异常反应。

3. 记录不同标本采样的结果。一般 25g 左右的小鼠能取血 0.8~1ml, 分离血清 0.2~0.3ml。

4. 记录动物一般状况观察结果。按阴性对照和实验组分别记录动物的进食、活动情况、动物的被毛外观、体重及相关感染症状和体征等。

【思考题】

1. 病毒动物接种时, 如何选择敏感动物及接种途径?

2. 不同的动物接种途径分别适合观察病毒的哪些感染指征?

3. 动物的哪些接种途径适合病毒感染的免疫学研究?

(曾转萍)

实验四 病毒滴度测定

【实验设计思路】

病毒的滴度即病毒毒力,衡量病毒滴度的单位有最小致死量(minimum lethal dose, MLD)、最小感染量(minimal infecting dose,MID)和半数致死量(50% lethal dose,LD_{50}),其中以 LD_{50} 最常用。它是指在一定时间内能使半数试验动物致死的病毒量。然而,病毒对试验动物的致病作用不一定都以死亡为标志,如以感染发病作指标,则可以半数感染量(50% infectious dose,ID_{50})测定。此外,当试验的材料是鸡胚则用鸡胚半数致死量(50% egg lethal dose,ELD_{50})或鸡胚半数感染量(50% egg infective dose,EID_{50})表示。用培养的细胞进行滴定时,则用组织细胞培养半数感染量(50% cell culture infectious dose,$CCID_{50}$)表示。

病毒滴度测定方法有很多,本实验主要通过空斑形成试验、50%终点法和血凝试验让学生掌握基本的病毒滴定方法。

【实验目的】

1. 掌握病毒空斑形成试验的原理及应用。

2. 掌握病毒 $CCID_{50}$ 测定方法的原理及结果的计算。

3. 掌握血细胞凝集(简称血凝)试验的原理、方法和结果分析。

4. 熟悉病毒空斑形成试验的步骤及实验结果的观察。

5. 熟悉病毒 $CCID_{50}$ 的实验步骤及应用。

【仪器和材料】

1. 仪器 生物安全柜、CO_2 培养箱、倒置显微镜等。

2. 器材 细胞培养板、无菌 5ml 吸管、无菌小试管、试管架、水浴锅、96 孔细胞培养板、无菌 5ml 吸管、1ml 移液器及无菌吸头、200μl 移液器及无菌吸头、V 型塑料反应板等。

3. 病毒与细胞 单纯疱疹病毒 1 型(herpes simplex virus,HSV-1)、Vero 细胞、新城疫鸡瘟病毒疫苗株(newcastle disease virus,NDV)、BHK21 细胞、流感病毒悬液(新分离病毒之鸡胚尿囊液)、0.5% 鸡红细胞悬液。

4. 试剂 DMEM 培养液、2×浓缩 DMEM 培养液、2×浓缩 DMEM 维持液、1640 生长液、1640 维持液、胎牛血清、Hanks 液、0.25% 胰蛋白酶、青霉素 100IU/ml 和链霉素 100μg/ml 的混合液、无菌 5.6% $NaHCO_3$ 溶液、1:1000 中性红、1% 琼脂糖、生理盐水等。

【实验内容】

1. 空斑形成试验

(1)实验原理:将适当浓度的病毒悬液接种到生长良好单层细胞中,当病毒吸附于细胞上后,再在其上覆盖一层溶化的半固体营养琼脂层,待凝固后,孵育培养。当病毒在细胞内复制增殖后,每一个感染性病毒颗粒在单层细胞中产生一个局限性的感染细胞病灶,病灶逐渐扩大,若用中性红等活性染料着色,在红色的背景中显出没有着色的“空斑”,清楚可见。由于每个空斑由单个病毒颗粒复制形成,所以病毒悬液的滴度可以用每毫升空斑形成单位(plaque forming units,PFUs)来表示。

凡是能在细胞培养物中产生致细胞病变效应(cytopathic effect,CPE)的病毒都可采用空斑技术来测定其滴度。

(2)方法步骤

1)单层细胞的制备:将 Vero 细胞用胰蛋白酶消化后,DMEM 生长液调整细胞浓度为2×10^6/ml,按每孔 2ml 分装于孔直径为 30mm 的细胞培养板内,在 37℃ 5% CO_2 培养箱中培养 24 小时或 48 小时,直至形成单层。

2)病毒的稀释:取无菌小试管 10 支,各管分别加维持液 0.9ml,然后向第 1 管加 HSV-1 病毒液 0.1ml,再换一新吸管,反复混匀 3 次,从第 1 管内吸液 0.1ml 加入第 2 管内,再换一新吸管,反复混匀 3 次,从第 2 管吸液 0.1ml 加入第 3 管内,再换一新吸管,反复混匀 3 次。以此类推将待测的 HSV-1 病毒液作连续 10 倍递增稀释,使病毒稀释度为 10^{-1},10^{-2},10^{-3},…,10^{-10}。

3)病毒的接种:取生长良好的单层细胞除去生长液,每孔加入 0.1ml 不同稀释度的 HSV-1 病毒,并令其均匀分布,每稀释度至少接种 2 孔,置 36~37℃ 5% CO_2 孵箱中吸附 1 小时。

4)将含 2 倍浓缩的细胞维持液置 46~47℃,加入等量融化的 1% 琼脂糖(置 46~47℃),混匀,按每孔加 3ml 量。加到细胞培养物上形成覆盖层,加该覆盖层时应维持温度不变,以免使琼脂凝固。

5)待覆盖层凝固后,翻转培养板,置 36~37℃ 5% CO_2 孵箱中孵育。

6)每日在倒置显微镜下观察,根据病毒空斑形成情况在适当时候加第二覆盖层。

7)第二覆盖层成分除和第一覆盖层相同外,尚含 5% 1:1000 中性红。第 2 覆盖层每孔加 2ml。

8)置 36~37℃ 5% CO_2 培养箱中,于暗处继续培养。24~48 小时后开始在倒置显微镜下观察并计数空斑数,连续观察 7 天。

(3)结果

1)空斑的观察:蚀斑经中性红染色后,在细胞单层上肉眼可见多为圆形、透明、散在分布且与周围区域界限清晰的空斑。有些蚀斑较小,需置倒置显微镜下观察并计数。

2)空斑形成单位的计算:病毒的效价或滴度可根据空斑数和标本稀释度直接计算,计算结果以每 ml 病毒样品的空斑形成单位(PFUs)表示。其方程式如下:

$$空斑形成单位(PFUs/ml) = \frac{X_1 + X_2 + \cdots + X_n}{n \cdot v} \cdot d$$

式中,X_1、X_2、X_n 表示同一稀释度不同培养板孔(试验单位)中数得的空斑数;n 表示计数空斑的培养板孔数(试验单位数);v 表示病毒量(ml);d 表示稀释倍数。

2. 50%终点法

(1)实验原理:依据许多病毒能使细胞产生退行性变化,即致细胞病变效应(cytopathic effect,CPE),以此显示病毒在敏感细胞培养物中增殖的特征。将病毒悬液经一系列稀释后,接种至动物、鸡胚或单层组织细胞,根据每个稀释度造成的动物、鸡胚致死量或细胞病变情况,找出造成 50% 动物死亡、50% 鸡胚死亡或 50% 细胞病变的终点稀释度。LD_{50} 为造成 50% 动物或鸡胚死亡的病毒含量,ID_{50} 是指可造成 50% 动物或鸡胚感染的剂量,$CCID_{50}$ 为造成 50% 细胞产生病变效应的剂量。

(2)方法步骤

1)单层细胞的制备:将 BHK21 细胞用胰蛋白酶消化后,1640 生长液调整细胞浓度为 2×10^6/ml,接种在 96 孔培养板上,0.1ml/孔,在 37℃ 5% CO_2 培养箱中培养 24 小时或 48 小时,直至形成单层。

2)病毒的稀释:取无菌小试管 10 支,各管分别加含 2% 小牛血清的维持液 0.9ml,然后向第 1 管加 NDV 病毒液 0.1ml,再换一新吸管,反复混匀 3 次,从第 1 管内吸液 0.1ml 加入第 2 管内,再换一新吸管,反复混匀 3 次,从第 2 管吸液 0.1ml 加入第 3 管内,再换一新吸管,反复混匀 3 次。以此类推将待测的 NDV 病毒液作连续 10 倍递增稀释,使病毒稀释度为 $10^{-1}, 10^{-2}, 10^{-3}, \cdots, 10^{-10}$。

3)病毒的接种:取生长良好的单层细胞倾去生长液,每孔加入 0.1ml 不同稀释度的 NDV 病毒悬液,并令其均匀分布,每稀释度至少接种 8 孔,同时设病毒对照和细胞对照(只加维持液),置 36~37℃ 5% CO_2 孵箱中培养。3 天后在倒置显微镜下观察 CPE。

4)CPE 的观察:NDV 在 BHK21 细胞上增殖,细胞出现融合、肿胀,形成多核巨细胞,严重者可出现细胞脱落。

5)$CCID_{50}$ 的计算:倒置显微镜下可观察每个病毒稀释度接种孔内是否出现 CPE,结果计入表 2-5,按 Reed-Muench 法计算 $CCID_{50}$。

表 2-5　CPE 结果与计算举例

病毒稀释度	细胞培养 病变孔数/接种孔数	累积孔数		累计病变细胞孔	
		有病变	无病变	比例	%
10^{-3}	8/8	19	0	19/19	100
10^{-4}	6/8	11	2	11/13	85
10^{-5}	3/8	5	7	5/12	42
10^{-6}	2/8	2	13	2/15	13
10^{-7}	0/8	0	21	0/21	0

当累计病变率不出现 50% 时,按下式计算距离比例:

$$距离比例 = \frac{高于50\%的感染百分数 - 50\%}{高于50\%的感染百分数 - 低于50\%的感染百分数} \times \lg 稀释倍数$$

$$= \frac{85 - 50}{85 - 42} \times 1 = 0.8$$

高于 50% 的感染百分数低稀释度的对数 = $\lg 10^4 = 4$

$\lg CCID_{50}$ = 高于 50% 的感染百分数低稀释度的对数 + 距离比 = 4 + 0.8 = 4.8

$CCID50 = 10^{4.8}/0.1ml$,即稀释 63 000 倍,按 0.1ml 接种一组细胞孔后,可使 50% 的细胞感染,即有 50% 病变的可能性。

3. 血细胞凝集试验

(1)实验原理:血细胞凝集试验是利用某些病毒表面的血凝素(hemagglutinin, HA)能与人及一些哺乳动物的红细胞上的血凝素受体结合,引起红细胞凝集,通过观察红细胞凝集来反映病毒的有无和病毒滴度的试验。

(2)方法步骤

1)取 9 支清洗干净的小试管,各管加入生理盐水,其中第 1 管为 0.9ml,其他各管均加 0.25ml。

2)取新分离的流感病毒悬液 0.1ml,加入第 1 管中作 1:10 的稀释,混匀后吸取 0.5ml

弃之,再吸取 0.25ml(1:10)稀释液加至第 2 管混匀,即为 1:20 的稀释,从第 2 管取出 0.25ml 加至第 3 管混匀,依次作倍比稀释至第 8 管,第 8 管混匀后,取出 0.25ml 弃之。这样,各管的液体量均为 0.25ml,从第 1 到第 8 管的稀释度为 1:10,1:20,1:40,…,1:1280,第 9 管为生理盐水对照。

3)倍比稀释后,每管加入 0.5% 的鸡红细胞悬液 0.25ml,轻轻摇匀后置室温,45 分钟后观察结果。

4)观察结果

血细胞凝集结果的判断:以" ++++ , +++ , ++ , + , -"来表示。

红细胞均匀地铺于管底者为" ++++ ";

红细胞铺于管底,面积稍小,边缘不整齐者为" +++ ";

红细胞形成一个环状,周围有小凝集块者为" ++ ";

红细胞形成一个小团,但边缘不整齐有小凝集块者为" + ";

红细胞于管底形成一个小团,边缘整齐光滑有立体感,或将试管倾斜片刻,可见红细胞滑动如泪滴状则为" - "。

血凝滴度计算:以出现" ++ "凝集的病毒最高稀释度定为一个血凝单位。也称血凝滴度。

【关键技术】

1. 空斑形成试验 稀释病毒时,每个稀释度要换一根吸管。加入琼脂时,要将琼脂放入一个恒温容器内,以免温度过低琼脂凝固或者温度过高损伤细胞。必须当空斑数目达到稳定,不再增多时方可计数,否则结果不准确。观察结果时,要根据阴性对照和病毒对照细胞的形态,判断 CPE。

2. 50% 终点法 稀释病毒时,每个稀释度要换一根吸管。加入病毒悬液时,要防止孔之间的污染。

3. 血细胞凝集试验 鸡红细胞应该新鲜配制,血凝实验结果的观察和判断时动作一定要轻。

【结果分析与报告】

1. 对空斑形成试验的结果进行评价。在细胞单层上是否可见圆形、透明、散在分布且与周围区域界限清晰的空斑。计算空斑形成单位。

2. 50% 终点法中对 NDV 在 BHK21 细胞上的增殖进行观察,是否出现细胞融合、肿胀,有无细胞脱落现象。计算本次实验的 $CCID_{50}$。

3. 报告血凝试验结果 若流感病毒的血凝效价(滴度)为 1:256,要配制含有 4 个血凝单位时,病毒液应稀释成 1:64。如果血凝试验为阳性,可做血凝抑制试验进行进一步证实,并可以确定流感病毒的型和亚型。

【思考题】

1. 空斑形成试验中,为什么加入中性红后细胞要避光培养?

2. 空斑形成试验中,如果病毒浓度较高,细胞培养后可出现病毒空斑融合现象,空斑完全融合者与未出现空斑如何区别?

3. 50% 终点法测定病毒滴度时,为什么要设置阴性对照?

4. 稀释病毒时,如果每个稀释度不更换新吸管,对测定结果有何影响?

5. 血凝试验中,如何进行结果的判断?

6. 病毒的血凝滴度是如何确定的?

(曾转萍)

实验五　中　和　试　验

【实验设计思路】

病毒的中和试验主要应用于病毒株的种型鉴定、病毒性疾病的诊断、疫苗接种后的效果评价等,在病毒学检验中具有非常重要的作用。

病毒中和试验有两种方法,一种用已知病毒检测血清中未知抗体及其效价;另一种用已知的抗体检测未知病毒及其滴度。

用体外培养的细胞进行中和试验,有常量法和微量法两种。其中微量法简便,结果易于判定,适于作大批量试验,因而得到了广泛的应用。

本实验采用微量法,用已知病毒检测血清中未知抗体及其效价。

【目的要求】

1. 掌握中和试验的基本原理。

2. 熟悉中和试验的具体操作步骤、结果判定及计算方法。

3. 了解中和试验的注意事项。

【仪器和材料】

1. 仪器　恒温水浴箱、倒置显微镜、5% CO_2 培养箱等。

2. 器材　96 孔细胞培养板、微量加样器及吸头、细胞培养瓶、无菌刻度吸管、无菌1.5ml EP 管等。

3. 细胞及病毒　Vero 细胞株、单纯疱疹病毒 1 型(herpes simplex virus type 1,HSV-1)。

4. 试剂　待检血清、阳性血清、阴性血清(均经 56℃ 30 分钟灭活,待冷却后使用)、DMEM 生长液及维持液。

【实验内容】

1. 实验原理　HSV-1 在 Vero 细胞中增殖能产生明显的致细胞病变效应(cytopathic effect,CPE),当血清中的中和抗体与 HSV-1 结合后,病毒失去致 CPE 效应。本试验中,首先将 HSV-1 与免疫血清在适当的条件下混合、孵育,然后将其接种到 Vero 细胞,根据对细胞的保护效果来判断病毒是否已被中和,并计算出中和抗体的效价。

2. 方法步骤

(1)HSV-1 病毒滴度的测定

1)将 Vero 传代细胞接种于 96 孔细胞培养板中,置 37℃、5% 的 CO_2 培养箱内,DMEM 生长液常规培养,使其长成均匀致密的单层细胞。

2)将 HSV-1 病毒悬液用 DMEM 维持液作连续 10 倍稀释,由 10^{-1} 至 10^{-8}。弃去 96 孔细胞培养板中培养液,将病毒稀释液接种于 96 孔 Vero 单层细胞中,每个稀释度接种 4 孔,每孔接种 100μl,同时设细胞对照(不加病毒悬液,只加 100μl 维持液),于 37℃、5% CO_2 培养箱内培养,每日在倒置显微镜下观察细胞病变情况并记录。

3)病毒滴度的计算:按 Reed-Muench 累积法计算出 HSV-1 的 $CCID_{50}$。

(2)中和试验

1)待检血清的稀释:取 10 个无菌 1.5ml EP 管,做好标记,无菌条件下每管加入 0.5ml

DMEM 维持液,向第 1 管中加入 0.5ml 待检血清,换一个新吸头,混匀后,从第 1 管中取出 0.5ml 加第 2 管中,换一个新吸头,混匀后,再从第 2 管中取 0.5ml 加第 3 管中,以此类推。倍比稀释,共做 10 个稀释度。最后一管混匀后,弃去 0.5ml。

2)病毒的稀释:取 HSV-1 病毒液,用维持液进行稀释,使每 0.1ml 含 100 $CCID_{50}$ 病毒量。

3)将上述稀释好的病毒悬液加入各稀释度的待检血清管中,每管加 0.5ml;混匀后置 37℃水浴中作用 1 小时。同时设阳性血清对照(含中和抗体的血清 0.5ml + 病毒悬液 0.5ml)、阴性血清对照(不含中和抗体的血清 0.5ml + 病毒悬液 0.5ml)、正常细胞对照(只加维持液 1ml)及病毒对照(100 $CCID_{50}$/0.1ml 悬液 1ml)。

4)取出事先准备好的长有单层 Vero 细胞的 96 孔板,弃去培养液,用 Hanks 液(预先调好 pH,加 1% 双抗)洗一遍。

5)从水浴中取出上述各稀释度的血清-病毒混合液、阳性对照、阴性对照、细胞对照及病毒对照,用微量加样器分别加到 96 孔细胞培养板内,0.2ml/孔,且每一反应管均加 4 个重复孔。

6)将 96 孔细胞培养板放入 37℃、5% 的 CO_2 培养箱内培养 3~5 天,每天在倒置显微镜下观察细胞变化,并记录结果。

(3)50% 血清中和终点的计算:根据细胞病变程度,用 Reed-Muench 法计算 50% 血清中和终点。举例如下:

血清中和试验 CPE 结果见表 2-6。

表 2-6 血清中和试验 CPE 结果

血清稀释度	CPE 孔数/接种孔数	累积孔数		CPE 阳性比例	CPE 阳性率(%)
		CPE 数	无 CPE 数		
1:16($10^{-1.2}$)	0/4	0	8	0/8	0
1:32($10^{-1.5}$)	1/4	1	4	1/5	20
1:64($10^{-1.8}$)	3/4	4	1	4/5	80
1:128($10^{-2.1}$)	4/4	8	0	8/8	100

计算结果如下:

1)距离比例

(50% - 小于 50% 的 CPE 阳性率)/(大于 50% 的 CPE 阳性率 - 小于 50% 的 CPE 阳性率) = (50 - 20)/(80 - 20) = 30/60 = 0.5。

2)50% 血清中和终点的范围:1:32 与 1:64 之间。

3)50% 血清中和终点的反对数

小于 50% CPE 阳性率血清稀释度的对数 + 距离比例 × 稀释系数的对数 = $lg10^{-1.5}$ + $0.5 \times lg0.5$ = -1.5 + 0.5 × (-0.3) = -1.65。

4)50% 血清中和终点:-1.65 的反对数 = 1/45,即为 1:45,1:45 的血清可保护 50% 细胞不产生 CPE。

【关键技术】

1. 病毒应分装后 -80℃保存,熔化后只可使用一次,避免反复冻融,如果多次进行同一试验时,应使用同一批冻存的病毒,以减小误差。

2. 血清必须经加热灭活处理,以排除非特异性反应因素。

3. 要求严格无菌操作。

4. 病毒及抗体的稀释要准确,操作过程避免产生气泡。

【结果分析与报告】

1. 病毒对照和阴性血清对照一般在第3天出现CPE,第5天达到"＋＋＋＋"病变。

2. 正常细胞对照和阳性血清对照孔的细胞均应为正常。

3. 观察各实验孔的CPE情况。

4. 结果报告　根据各稀释度血清CPE程度,用Reed-Muench法计算并报告50%血清中和终点

【思考题】

1. 中和试验的种类有哪些? 各有什么用途?

2. 中和试验中,为什么要避免病毒的反复冻融?

3. 中和试验的注意事项有哪些?

(赵　丽)

实验六　血凝抑制试验

【实验设计思路】

特异性抗体与病毒结合后,阻止病毒表面血凝素与红细胞结合,抑制了病毒的血凝作用,即为血凝抑制试验(hemagglutination inhibition test,HAI)。血凝抑制试验常用于正黏病毒、副黏病毒抗体的快速检测,也可用于鉴定病毒型与亚型。

若病毒的抗血清是已知的,则可鉴定该病毒的型与亚型;相反,若病毒是已知的,则可测定血清中有无特异的抗体。

本实验用标准诊断血清对流感病毒进行型及亚型的鉴定(定性试验),同时,用该流感病毒检测待检血清中抗体的血凝抑制效价(定量试验)。

【目的要求】

1. 掌握血凝抑制试验的原理及应用。

2. 熟悉血凝抑制试验的方法及结果的判断。

3. 了解血凝抑制试验的注意事项。

【仪器和材料】

1. 仪器　恒温培养箱等。

2. 器材　100μl可调移液器及吸头、96孔V型微量血凝板。

3. 病毒　流感病毒悬液(收获的鸡胚尿囊液)。

4. 试剂　流感病人血清(待检血清)、0.5%鸡红细胞悬液、流感病毒(A、B、C型)及甲型流感病毒亚型(抗A_1、抗A_2、抗A_3)诊断血清、阴性血清、生理盐水。

【实验内容】

1. 实验原理　血凝抑制试验使用的病毒量为4个血凝单位,首先要测定流感病毒血凝滴度。流感病毒型及亚型标准诊断血清与流感病毒(4个血凝单位)结合后,相对应的型和亚型发生血凝抑制作用,据此判断流感病毒的型及亚型。将流感病毒(4个血凝单位)与倍比稀释的待检血清孵育后,加入鸡红细胞,根据红细胞凝集情况,判断血清中血凝抑制抗体的效价。

2. 方法步骤

（1）病毒血凝滴度的测定

1）加生理盐水：血凝板从第1～12孔，用微量移液器加入生理盐水，50μl/孔。

2）稀释病毒：向血凝板第1孔中加入病毒悬液50μl，换新吸头，混匀；从第1孔中取50μl病毒稀释液加入第2孔中，换新吸头，混匀；依次倍比稀释，第11孔弃去50μl，第12孔为阴性对照（不加病毒悬液）。病毒稀释倍数依次为2，4，8，16，32，64，128，256，512，1024，2048。

3）加鸡红细胞：从第12孔→第1孔逐孔加入0.5%鸡红细胞悬液50μl，轻轻摇动血凝板混匀。37℃培养箱静置40分钟后，观察结果。

4）观察结果：见血凝试验。

（2）血凝抑制试验——定性试验

1）4个血凝单位病毒的调制：以血凝滴度除以4，如病毒的血凝滴度为256，那么256÷4＝64，1:64就是4个血凝单位。按此稀释度用生理盐水调制4个血凝单位病毒。

2）先在V型反应板上选择7个孔并排好序号。

3）将4个血凝单位的流感病毒悬液分别加入上述7孔内，50μl/孔。然后在1、2号孔上分别加入流感病毒A型、B型的诊断血清，3、4、5号孔分别加入抗A_1、抗A_2、抗A_3的诊断血清；6号孔加阴性血清；7号孔加生理盐水，以上各孔加量均为50μl/孔，加完后轻轻晃动，使所加试剂充分混匀，放置5分钟后再进行下面操作。

4）上述7孔中分别加入0.5%鸡红细胞，50μl/孔轻轻摇动反应板使之混匀，室温静置50分钟左右后观察结果。

（3）血凝抑制试验——定量试验

1）4个血凝单位病毒的调制：同上。

2）稀释血清：先将待检血清56℃、30分钟灭活或用10%鸡红细胞处理。血凝板从第1～12孔，用微量移液器加入生理盐水，50μl/孔，向血凝板第1孔中加入待检血清50μl，换新吸头，混匀；从第1孔中取50μl血清稀释液加入第2孔中，换新吸头，混匀；依次倍比稀释，第10孔弃去50μl，第11，12孔分别为病毒对照，生理盐水对照。待检血清稀释倍数依次为2，4，8，16，32，64，128，256，512，1024，见表2-7。

表2-7 血凝抑制试验步骤

孔号 材料	1	2	3	4	5	6	7	8	9	10	11	12
血清稀释倍数	2	4	8	16	32	64	128	256	512	1024	病毒对照	盐水对照
生理盐水(μl)	50	50	50	50	50	50	50	50	50	50	50	100
待检血清(μl)	50倍比稀释→									弃掉50μl		
4×病毒(μl)	50	50	50	50	50	50	50	50	50	50	50	0
						37℃，作用1h						
红细胞(μl)	50	50	50	50	50	50	50	50	50	50	50	50
					轻轻混匀1min，37℃，静置45min							
血凝结果*	−	−	−	＋	＋＋	＋＋	＋＋＋	＋＋＋＋	＋＋＋＋	＋＋＋	＋＋＋＋	−

* 为预期结果，不代表真实结果

3）在第1至第11孔中分别加入4个血凝单位流感病毒悬液50μl/孔，第12孔为生理盐水对照，不加流感病毒悬液，混匀后置37℃，作用1小时。

4）从第12孔→第1孔，在每孔中加入0.5%鸡红细胞，50μl/孔，轻轻摇动后置37℃，45分钟后观察结果。

【关键技术】

1. 病毒悬液和待检血清的稀释一定要准确，避免产生气泡。

2. 鸡红细胞应该新鲜配制。

【结果分析与报告】

1. 血凝试验 观察各孔中红细胞凝集程度，用"卄卄，卄，卄，+，±，－"表示，以出现"卄"的最高病毒稀释度作为血凝滴度，即1个血凝单位。

2. 血凝抑制试验——定性试验 凡出现明显血凝现象的反应孔，为血凝抑制试验阴性。而未出现血凝现象或血凝现象不明显的试验孔，可判断为血凝试验阳性，病毒与该孔所用诊断血清的型或亚型相一致。

3. 血凝抑制试验——定量试验 病毒对照孔中，红细胞凝集程度应为"卄卄"；生理盐水对照孔中，红细胞凝集程度应为"－"。以不出现红细胞凝集现象的试验管为阳性血凝抑制试验阳性，待测血清中，血凝抑制试验阳性孔的最高稀释度作为血清的血凝抑制效价。表2-7中，血凝抑制效价为8。

4. 结果报告

（1）病毒血凝滴度。

（2）根据标准诊断血清，报告流感病毒的型及亚型。

（3）根据血凝抑制结果，报告待检血清的血凝抑制效价。

【思考题】

1. 血凝抑制试验中，如何进行结果的判断？

2. 抗体的血凝抑制效价是如何确定的？

（赵　丽）

实验七　病毒的核酸检测技术

【实验设计思路】

核酸是病毒的遗传物质，每一种病毒只含有一种核酸，DNA或RNA。检测病毒的核酸可以确定病毒的种类，对病毒进行型、亚型鉴定，还可以用于病毒变异研究、病毒性疾病的基因诊断，是病毒学检验中非常重要的实验技术。

聚合酶链反应（polymerase chain reaction，PCR）具有较高的敏感性和特异性，它不仅可以检测正在增殖的病毒，也能检测出潜伏的病毒，对于不能或难于在体外培养的病毒，均能用PCR进行检测。

本实验利用PCR技术检测Vero细胞培养的HSV-1。

【目的要求】

1. 掌握PCR技术的原理、反应体系及反应条件。

2. 熟悉PCR技术的操作步骤及结果判断。

3. 了解PCR技术在病毒学检验中的应用。

【仪器和材料】

1. 仪器 PCR 仪、DNA 电泳系统、Eppendorf 台式离心机、紫外透射反射仪或凝集成像分析仪等。

2. 器材 微量移液器及吸头、PCR 反应管。

3. 病毒 接种 HSV-1 的 Vero 细胞。

4. 试剂 病毒 DNA 提取试剂盒、上游引物、下游引物、dNTPs、Taq DNA 聚合酶、10×PCR 缓冲液、TAE 电泳缓冲液、5×上样缓冲液、1000×Genecolour Ⅰ 染料、琼脂糖、DNA 分子量标准等。

【实验内容】

1. 实验原理 HSV-1 为双链 DNA 病毒,PCR 反应体系主要包括 DNA 靶序列(模板)、引物、4 种三磷酸脱氧核苷酸(dNTP)、耐热 DNA 聚合酶(DNA polymerase)以及合适的缓冲液体系。PCR 反应包括 DNA 模板解链(病毒 DNA 变性)、引物与模板 DNA 结合(退火)、DNA 聚合酶催化合成新 DNA 链(延伸)的过程。整个过程通过控制反应体系的温度来实现,一般需要 30 个循环。

2. 方法步骤

(1)HSV-1 DNA 的提取:Vero 细胞和上清液均可用于病毒核酸的提取,可选用商品化的病毒 DNA 提取试剂盒。

(2)PCR 反应

1)引物:

上游引物 F1 5'-ATG GTG AAC ATC GAC ATG TAC GG-3'

下游引物 R1 5'-CCT CGC GTT CGT CCT TCC CC-3'

扩增片段长度 469bp。

2)PCR 反应体系:

10×PCR 缓冲液	5μl
DNA 模板	5～10μl
dNTP(2mol/L)	5μl
上游引物(50μmol/L)	1μl
下游引物(50μmol/L)	1μl
Taq DNA 聚合酶	1μl
RNase Free dH$_2$O	加至 50μl

混合均匀后离心 15 秒,使液体沉至管底。

3)PCR 反应条件:95℃预变性 5 分钟后,进入 PCR 主循环。

变性 95℃	1 分钟	
退火 55℃	1 分钟	30～35 个循环
延伸 72℃	30 秒	
终延伸 72℃	8 分钟	

反应产物冷却至室温后直接用于电泳分析。

(3)PCR 产物的琼脂糖凝胶电泳

1)灌胶:用 TAE 缓冲液配制 1% 琼脂糖凝胶,微波炉加热,待琼脂糖完全溶解后,加入 1000×Genecolour Ⅰ 染料混匀,倒胶。

2）待琼脂糖凝固后，将其放入电泳槽内，加入 TAE 缓冲液，拔下梳子。

3）加样：微量移液器吸取 PCR 产物 4 ~ 8μl，加 5 × 上样缓冲液 1 ~ 2μl，混匀，上样，同时加 DNA 分子量标准。

4）电泳：打开电源，电压 3 ~ 5V/cm，当溴酚蓝迁移至距胶末端 1 ~ 2cm 时，停止电泳。

5）观察结果：在紫外透射反射仪或凝胶成像分析仪下观察电泳图谱。

【关键技术】

1. 配制 PCR 反应体系时，要防止核酸的污染，造成假阳性。

2. 灌制琼脂糖凝胶时，要避免产生气泡，待凝胶完全凝固后，方可拔掉梳子。

3. 电泳时，凝胶点样一侧应放在电泳槽的负极，同时，电压不宜过大，防止温度升高，凝胶熔化。

【结果分析与报告】

1. 根据 DNA 分子量标准，判断在 469bp 处是否有目的条带。

2. 结果报告　PCR 扩增阳性或者阴性。

【思考题】

1. 如何确定 PCR 扩增产物的特异性？

2. DNA 琼脂糖凝胶电泳中，如何确定琼脂糖凝胶的浓度？

3. DNA 琼脂糖凝胶电泳中，为什么要把样品放在电泳槽的负极？

（赵　丽）

§3 真菌学检验篇

实验一　真菌染色技术

【实验设计思路】

真菌属于真核细胞型微生物，形态多种多样，真菌形态学对真菌鉴定起着重要作用。形态学观察的方法有直接显微镜检查法和染色显微镜检查法。常用的染色方法有乳酸酚棉蓝染色、革兰染色、瑞氏染色、荧光染色和墨汁负染色等。本次试验通过直接显微镜检查法、乳酸酚棉蓝染色技术、墨汁负染色技术的学习，使学生掌握真菌形态学检查常用方法，以便在以后的实验和工作中熟练应用。

【目的要求】

1. 掌握墨汁负染色技术和乳酸酚棉蓝染色技术。

2. 熟悉显微镜直接镜检法。

3. 了解临床标本的处理方法。

【仪器和材料】

1. 仪器　Ⅱ级生物安全柜、显微镜等。

2. 器材　接种环、载玻片、盖玻片、铅笔（或其他长棒状物）、透明胶带（宽约 1cm）、小镊子等。

3. 标本和菌种　模拟新型隐球菌脑膜炎患者脑脊液、白假丝酵母菌（24 ~ 48 小时生长物）、黄曲霉菌（36 ~ 72 小时生长物）、患者皮屑或毛发等。

4. 试剂 乳酸酚棉蓝染色液、印度墨汁（或其他优质墨汁）、无菌生理盐水、10% KOH 溶液、75% 乙醇等。

【实验内容】

1. 新型隐球菌墨汁负染色 取模拟隐球菌脑膜炎患者脑脊液，4000r/min 离心 5 分钟，弃上清，取沉淀一接种环于载玻片上与墨汁 2∶1 混合，盖上盖玻片，在显微镜低倍视野和高倍镜视野下观察隐球菌菌体与宽厚的荚膜。

2. 乳酸酚棉蓝染色

（1）在清洁载玻片中心滴一滴乳酸酚棉蓝染色液，剪一段约 2cm 长的胶带，一端粘在铅笔前部，然后将铅笔连同胶带深入黄曲霉培养基中，用胶带小心粘取培养物轻轻退出。

（2）于胶带连接铅笔部分滴加一滴 75% 乙醇（这样胶带易于脱落下来），轻轻将胶带覆盖在染色液上。

（3）在胶带上再滴加一滴乳酸酚棉蓝染液，加盖盖玻片。

（4）于显微镜低倍视野及高倍视野观察黄曲霉菌的菌丝、分生孢子梗、分生孢子头、分生孢子等结构。

3. 显微镜直接观察法

（1）在载玻片上加一滴生理盐水，用接种环取少量白假丝酵母菌制成涂片，盖上盖玻片，置显微镜低倍视野及高倍视野观察真菌孢子形态。

（2）用小镊子取皮肤癣患者少许皮屑或病发一根于载玻片上，加 1~2 滴 10% KOH 溶液，并小心混匀，盖上盖玻片，可通过火焰 2~3 次轻微加温，轻压盖玻片，驱除气泡将标本压薄，冷却后分别于低倍视野及高倍视野观察真菌孢子及菌丝。

【关键技术】

1. 新型隐球菌人工培养物涂片检查一般无荚膜，具有宽厚荚膜的新型隐球菌可以通过活体动物腹腔或脑内注射培养的方法获得。

2. 新型隐球菌墨汁负染色时，墨汁不宜过多（脑脊液∶墨汁约 2∶1），否则影响透光率，看不清菌体。

3. 打开曲霉菌培养基及粘取曲霉时，一定要在 Ⅱ 级生物安全柜中操作，动作一定要轻，否则曲霉菌孢子易于扩散至外周环境，引起实验室污染。

【结果分析与报告】

1. 绘制新型隐球菌镜下特征。印度墨汁不能使新型隐球菌荚膜多糖着色但可提供黑色背景而使荚膜更亮，易于观察。但在印度墨汁中也能看到其他酵母菌或人体细胞成分。要注意区别新型隐球菌和人体细胞，新型隐球菌在母细胞与子细胞之间有一细的管状颈，大小不等，而人体细胞基本等大圆润；新型隐球菌因含几丁质显得僵硬、折光性更强；另外可取一滴 KOH 滴于另一张玻片上，KOH 可裂解人体细胞膜而不能裂解新型隐球菌。

2. 绘制黄曲霉菌的镜下特征，包括菌丝及分生孢子梗、分生孢子头、分生孢子等结构。由于丝状真菌处于不同生长时期，典型形态结构会有所不同，所以实验中观察到的形态可能会有所差异。另外由于粘取到培养物的部位不同，观察到的形态也会不同。

3. 显微镜直接镜检标本时，浮载剂可以是生理盐水和 KOH 溶液。生理盐水可直接观察黏膜或组织块涂片，只适用于短时间检查，KOH 溶液一般使用浓度为 10%~20%，多用于皮肤刮屑、毛发或指（趾）甲标本等的处理，实际上 KOH 溶液可用于各种临床标本。KOH 溶液可消化蛋白质残余并使角化组织透明，可以更清楚地观察到标本中的真菌。为了防止涂片干燥,延长涂片保存时间,可在 KOH 溶液中加入甘油。也可在 KOH 溶液中加入单染色剂,使真菌在结构观察时更加清晰。

【思考题】

你还知道哪些染色方法可用于真菌形态观察?

(李瑞华)

实验二　真菌的形态学鉴定技术

【实验设计思路】

丝状真菌的鉴定是相当复杂和谨慎的工作,把真菌鉴定到种的水平,需要借助多种工具,比如应用越来越多的分子生物学鉴定。而形态学鉴定是最常用、最经济的方法。形态学鉴定技术包括:菌落的观察和显微镜下形态观察。本次实验以黑曲霉、桔青霉、茄病镰刀菌的培养及镜下形态为例,使学生掌握丝状真菌的形态学初步鉴定的方法。

【目的要求】

1. 掌握黑曲霉、青霉、茄病镰刀菌的显微镜下形态特征。

2. 熟悉黑曲霉、青霉、茄病镰刀菌的菌落形态特征。

3. 了解真菌鉴定的其他方法。

【仪器和材料】

1. 仪器　Ⅱ级生物安全柜、恒温培养箱、显微镜等。

2. 器材　接种钩针、剪刀、铅笔(或长棒状物)、透明胶(宽约 1cm)、载玻片、盖玻片等。

3. 菌种　黑曲霉、桔青霉及茄病镰刀菌斜面培养物。

4. 试剂　察氏琼脂培养基、沙堡弱琼脂培养基、马铃薯-葡萄糖琼脂(PDA)培养基、乳酸酚棉蓝染色液、75% 乙醇等。

【实验内容】

1. 丝状真菌菌落观察

(1)左手拿平板底,使培养基翻转,右手持接种钩针,粘取少量孢子点种。取黑曲霉、青霉斜面培养物点种到察氏琼脂培养基或沙堡弱琼脂培养基,每个平板上接种一个中心或三角形三点;镰刀菌用马铃薯-葡萄糖琼脂平板中心点种,然后盖上盖子。始终保持平板底朝上,放于 28℃恒温箱中培养,每隔一定时间进行观察记录。

(2)记录丝状真菌的菌落特征,包括以下内容:

1)生长速度:培养一定天数(如 5 天、10 天、14 天),记录菌落直径。

2)菌落表面:疏松或紧密、扁平或隆起、边缘是否整齐、表面有无放射状沟纹或同心环。

3)菌落颜色:包括菌落表面(气生菌丝、子实体、菌核)的颜色和菌落背面的颜色;菌落周围培养基的颜色;菌丝在不同生长阶段的颜色变化。

4)菌落质地:可见绒状、絮状、绳状粉粒状和束状。

5)渗出物:有的菌种常在菌落表面出现带颜色的液体渗出物,记录其颜色和分泌量。

(3)菌落特征

1)黑曲霉菌落特征:较快生长,质地羊毛状或绒毛状,表面初为白色到黄色,最后转为黑色,背面无色或淡黄色。

2)桔青霉菌落特征:菌落生长局限,表面蓝绿色或暗绿色,呈绒状或絮状,表面有呈放射状沟纹,渗出液浅黄色,背面黄色。

3)茄病镰刀菌菌落特征:在 PDA 培养基上,可刺激产孢。菌落生长快慢不一,茄病镰刀菌培养 10 天,菌丝呈棉絮状铺满培养基,菌落正面呈白色或淡粉色、淡蓝色、浅黄色等,背面呈浅黄色或淡蓝色。菌落上有时在培养至 5 天左右时形成小水滴状物质,后来变为黏斑。

2. 显微镜检查

(1)制片:同真菌染色技术。

(2)镜检:首先在低倍镜下观察菌丝和孢子形态特征。然后转至高倍镜下观察。

1)黑曲霉的显微镜特征:分生孢子头呈放射状,并可出现并列柱状;分生孢子梗壁光滑,一般无色,也可褐色,壁较厚;顶囊球形或近球形;小梗双层,密生于顶囊全部表面;分生孢子呈球形,有褐色色素沉积在内壁和外壁之间,整个孢子粗糙有刺。

2)桔青霉的形态特征:帚状枝是青霉属的特征形态,桔青霉的帚状枝为非对称二轮生,3~4 个梗基轮生,略散开,梗基上密集平行的瓶梗,分生孢子球形。

3)茄病镰刀菌的形态特征:可见产孢细胞为简单瓶梗,瓶梗较长多在 25 μm 以上;大分生孢子可大可小,比较粗壮,有顶细胞及足细胞,有 2~5 个分隔;小分生孢子数量多,呈假头状着生,有卵圆形、椭圆形、0~1 个隔,培养一段时间后,可产生顶生或间生的厚壁孢子。

如果见到典型的分子孢子头为曲霉属,见到帚状枝为青霉属,见到镰刀状的大分生孢子则为镰刀菌属。然后依据典型的结构特征进一步鉴定到种。

【关键技术】

1. 接种培养过程中,应始终保持平皿底朝上,以免丝状真菌孢子散落在培养基上,形成再接种。

2. 菌落的培养时间一般以 5~10 天为宜。

3. 有鉴别意义的形态结构多存在于菌落的中心,中央部位为老龄,越靠边缘处越幼小,因此黏取培养物时,可在不同部位分取,以免造成鉴定的偏差。孢子丰富的菌应靠近边缘处取材制片。

4. 制片应在生物安全柜中操作,以防孢子飞扬污染环境。

【结果分析与报告】

1. 根据不同生长时期记录的黑曲霉、桔青霉和茄病镰刀菌的菌落特征,完成表 2-8 内容,进行比较。

表 2-8 黑曲霉、桔青霉和茄病镰刀菌的菌落特征

| 真菌 | 生长速度 | 菌落表面特征 | 菌落颜色 | | 菌落质地 | 分泌物及颜色 |
			表面	背面		
黑曲霉						
桔青霉						
茄病镰刀菌						

2. 绘制黑曲霉、桔青霉及茄病镰刀菌显微镜下形态图。

【思考题】

1. 曲霉属、青霉属、镰刀菌属的镜下典型特征分别是什么?

2. 为什么镰刀菌的培养选用马铃薯-葡萄糖琼脂培养基?

(李瑞华)

实验三　真菌的生化及血清鉴定技术

【实验设计思路】

深部真菌感染的诊断往往因缺乏特异性症状或体征需借助辅助检查,如真菌镜检和培养、病理检查等。但由于取材困难、耗时长、阳性率低,难以满足临床需要。真菌生化及血清学鉴定实验具有简便、快速、敏感性和特异性相对较高的优点,检测真菌抗原、抗体及代谢产物等常用于临床深部真菌的实验室诊断。本实验以新型隐球菌循环荚膜抗原测定、糖发酵和同化试验、API20 CAUX 酵母菌鉴定实验为代表,培养学生应用不同的生化及血清鉴定技术来鉴定真菌。

【目的要求】

1. 掌握新型隐球菌循环荚膜抗原测定原理、方法。

2. 熟悉糖发酵及同化试验的原理及方法。

3. 了解 API 试纸条鉴定念珠菌等其他的真菌生化及血清鉴定技术。

【仪器和材料】

1. 仪器　恒温培养箱、恒温水浴箱、水平摇床等。

2. 器材　麦氏浊度管、无菌滴管、培养盒、带塞密封试管、酒精灯、接种针等。

3. 菌株和标本　白假丝酵母菌、热带假丝酵母菌、克柔假丝酵母菌 18~24 小时培养物;模拟新型隐球菌脑膜炎患者血清或脑脊液标本。

4. 试剂　酵母菌糖同化培养基、酵母菌糖(葡萄糖、麦芽糖、蔗糖)发酵管(带小倒管)、葡萄糖、麦芽糖、蔗糖含糖纸片、新型隐球菌循环荚膜抗原测定试剂盒、API20 C AUX 酵母菌鉴定试纸条及配套试剂、无菌生理盐水等。

【实验内容】

1. 新型隐球菌循环荚膜抗原测定

(1)原理:采用免疫凝集原理用红色乳胶颗粒包被抗葡萄糖醛酰木糖基甘露聚糖(glycuronoxylomannan,GXM)单克隆抗体,定性或半定量测定血清、脑脊液、支气管肺泡灌洗液或尿液中隐球菌可溶性 GXM 抗原。

(2)步骤和方法:按试剂盒说明书操作。

1)样品处理:取 120μl 模拟标本加入到合适的带塞密封试管中,加 20μl 酶稀释液,混合均匀,密封管口,于 56℃ 水浴加热 30 分钟,将试管从水浴中取出,滴 1 滴终止液(酶抑制剂)。如果样品为脑脊液,则以 100℃ 水浴加热 5 分钟终止反应,不加终止液,恢复室温后再做凝集反应。

2)凝集反应:用 40μl 稀释液稀释 1 滴乳胶,做阴性质控。将已处理好的样本 40μl 加到凝集卡上,然后滴一滴乳胶试剂,用搅拌棒彻底混匀。放置在水平摇床上室温(18~30℃)160r/min 摇 5 分钟,产生肉眼可见的凝集现象为阳性。阳性样本可稀释后做滴度测试。

2. 真菌糖发酵和同化试验

(1)原理:发酵又称无氧代谢,是酵母菌或细菌在无氧条件下分解糖类,最终产物为乙醇和二氧化碳;同化又称有氧呼吸,是在有氧条件下,真菌分解利用碳源进行代谢,将糖类分解至最终产物二氧化碳和水。

(2)步骤和方法

1）糖发酵试验：用接种针取白色假丝酵母菌、热带假丝酵母菌、克柔假丝酵母菌，分别接种于葡萄糖、麦芽糖、蔗糖发酵管，置25～28℃培养24～48小时，观察结果。

2）糖同化试验：①取已高压灭菌的60ml糖同化培养基（分装成20ml每管）冷却至50℃左右；②用无菌生理盐水调制三种菌悬液浊度均为4麦氏浊度单位；③将每种菌悬液4ml分别加入到20ml糖同化培养基中，混匀后分别倾注平板；④凝固后，将葡萄糖、麦芽糖、蔗糖的纸片分别贴在每种平板表面，置25～28℃培养24～48小时，观察结果。

糖发酵和同化试验结果见表2-9。

表2-9　常见假丝酵母菌的糖发酵及同化试验结果

菌种	发酵试验			同化试验		
	葡萄糖	麦芽糖	蔗糖	葡萄糖	麦芽糖	蔗糖
白假丝酵母菌	⊕	⊕	−	+	+	+
热带假丝酵母菌	⊕	⊕	⊕	+	+	+
克柔假丝酵母菌	⊕	−	−	+	−	−

注：⊕：发酵产气；＋：同化试验阳性

3. API 20 C AUX 酵母菌鉴定系统（按试剂盒操作说明进行）

【关键技术】

1. 新型隐球菌循环荚膜抗原测定（严格按操作说明书操作）。

2. 同化和发酵试验培养温度均为25～28℃，不能置37℃培养箱，在37℃度培养，一些糖会裂解而产生假阳性。发酵和同化试验培养也不能置同一培养箱，因为一些酵母菌能利用发酵产生的乙醇而使同化试验产生假阳性结果。

3. API 20 C AUX 测定结果是以与对照生长物的比较而得，鉴定结果参照分析图谱索引或鉴定软件。

【结果分析与报告】

1. 检测新型隐球菌循环荚膜抗原时，出现肉眼可见的凝集者为阳性，阳性样本可稀释后做滴度测试。另外可能会因为抗原过高而出现假阴性，此时应做倍比稀释。类风湿因子（RF）与隐球菌抗原可能存在交叉反应，可采用EDTA或蛋白酶处理，或煮沸5分钟，去除RF。

2. 比较白假丝酵母菌、热带假丝酵母菌和克柔假丝酵母菌的糖发酵和同化试验的结果。注意：凡是发酵某种碳水化合物的真菌都同化相应的碳水化合物，但同化某种碳水化合物的未必就能发酵该碳水化合物。

3. API 20 C AUX 真菌鉴定与数据库比对（或查找对应生化百分率表），得出结论和鉴定百分率，百分率越高，可信度越高。

【思考题】

1. 你还知道哪些生化和血清学试验可用于真菌性疾病的诊断及疗效监测？

2. 真菌生化和血清学实验与细菌生化与血清学实验有何异同？

（李瑞华）

§4 免疫学检验篇

实验一 免疫凝集试验

【实验设计思路】

免疫凝集试验是一类经典的抗原抗体反应。当颗粒性抗原与相应抗体结合,在合适的条件下可出现肉眼可见的凝集块,即为凝集反应。凝集反应试验方法简便易行、反应快速、不需特殊仪器设备,已广泛应用于临床检测中。其实验类型包括直接凝集反应、间接凝集反应、抗球蛋白凝集试验等。本实验主要以直接凝集反应和间接凝集反应为例,使学生掌握免疫凝集类试验的类型、原理和方法,并能对临床标本中的抗原或抗体进行定性或(半)定量检测。

一、直接凝集反应

【目的要求】

掌握玻片凝集试验和试管凝集试验的原理、操作方法和结果判断。

【仪器和材料】

1. 仪器 高压蒸汽灭菌器、恒温水浴箱、显微镜等。

2. 器材 载玻片、试管、试管架、吸管、无菌一次性三棱采血针、无菌棉签、无菌牙签、记号笔等。

3. 标本 可疑伤寒或副伤寒患者血清。

4. 试剂 75%医用酒精、人抗A(蓝色)和人抗B(黄色)诊断血清(单克隆抗体)、伤寒沙门菌菌体(O)抗原(7×10^8 cfu/ml)和鞭毛(H)抗原、生理盐水等。

【实验内容】

1. 玻片凝集试验

(1)实验原理:红细胞、细菌和螺旋体等颗粒性抗原,与相应抗体在玻片上混合后,在适当电解质参与下,数分钟内即可形成肉眼可见的凝集块。主要用于血型和细菌的快速鉴定。

(2)方法步骤

1)取洁净载玻片一张,用记号笔将玻片划分两半,左上角注A字样,右上角注B字样。

2)用75%医用酒精消毒左手环指指尖,待消毒液自然干燥后,用无菌采血针快速刺破皮肤,挤出血滴,在玻片A、B处各放1滴,用无菌干棉签压迫手指止血。

3)于玻片A侧中央悬空轻挤滴加抗A诊断血清1滴,于玻片B侧中央滴加抗B诊断血清1滴。

4)用牙签两头分别将抗A诊断血清和抗B诊断血清与A、B处血液混匀。

5)不断轻摇玻片,观察红细胞凝集现象。肉眼看不清凝集现象时,在低倍显微镜下观察。

注意:对沾有血液的实验用品(载玻片、牙签、采血针、棉球等),不能随意丢弃,应放置在指定的容器内,集中进行严格的消毒以防传播疾病。

(3)结果判定:红细胞凝集成块,周围液体澄清者为阳性(+);红细胞仍呈均匀混浊、无凝集者为阴性(-)。根据红细胞凝集情况,判断ABO血型。见表2-10。

表2-10　血型鉴定结果

抗 A 血清	抗 B 血清	血型
+	−	A 型
−	+	B 型
+	+	AB 型
−	−	O 型

2. 试管凝集试验

(1)实验原理:试管凝集试验为半定量试验方法,在微生物学检验中常用已知细菌作为抗原液,与一系列倍比稀释的待检血清混合,保温孵育后观察每管内抗原凝集程度。通常以产生明显凝集现象(++)的血清最高稀释度作为血清中抗体的效价,亦称为滴度。

(2)方法步骤

1)取 8 支干燥、清洁的试管,依次编号并做好标记。

2)每支试管各加生理盐水 0.5ml。

3)取 1∶10 稀释的待测血清 0.5ml,加入第 1 支试管中,充分混匀,吸取 0.5ml 到第 2 管,混匀后取出 0.5ml 到第 3 管,如此连续稀释至第 7 管,混匀后,取出 0.5ml 弃去,第 8 管不加血清,为生理盐水对照。

4)向每管加入抗原伤寒"O"菌液或"H"菌液 0.5ml。加入菌液后,血清又稀释了一倍。

5)摇匀,37℃水浴 2~4 小时,取出置室温或 4℃过夜,次日观察结果。

操作程序见表2-11。

表2-11　试管凝集试验操作程序

试剂 ＼ 试管号	1	2	3	4	5	6	7	8
生理盐水(ml)	0.5	0.5	0.5	0.5	0.5	0.5	0.5	0.5
待测血清(ml)	0.5	0.5	0.5	0.5	0.5	0.5	0.5	弃去 0.5ml
伤寒 O(H)菌液(ml)	0.5	0.5	0.5	0.5	0.5	0.5	0.5	0.5
血清稀释度	1∶40	1∶80	1∶160	1∶320	1∶640	1∶1280	1∶2560	对照

(3)结果判定:将试管置于良好光源和黑色背景下,首先观察生理盐水对照管应无凝集现象,然后观察试验管底部凝集物和上清液的浊度,轻轻摇动或用手指轻轻弹击管壁使凝集物悬浮,观察凝集颗粒的大小、均匀度等。在本试验中,O 抗原凝集为颗粒状块,轻摇后不易升起和离散,往往黏附于管底;而 H 抗原凝集则为絮状凝块,轻摇后易升起和离散。记录凝集程度,判断凝集效价。

++++ :上清液澄清,细菌全部凝集沉于管底,液体澄清。可见管底有大片边缘不整齐的白色凝集物,轻摇时可见明显的颗粒、薄片或絮状。

+++ :绝大部分细菌凝集沉于管底,液体稍混浊。

++ :约 50% 细菌凝集沉于管底,液体较混浊。

+ :仅少数细菌凝集沉于管底,液体明显混浊。

- :不凝集,液体混浊度与对照管相同。

以出现 ++ 凝集的血清最高稀释倍数为该待测血清的抗体效价。

【关键技术】

1. 玻片凝集试验时,切记不要让两种诊断血清混合;待测血样与诊断血清混匀后,不要再用牙签搅动,以免影响大凝集块形成;血滴滴在玻片上后,要迅速加入诊断血清并混匀,以防血液自然凝固;室温不应低于10℃,否则易出现冷凝集而造成假阳性结果。

2. 观察试管凝集试验结果时,应在黑暗背景下透过强光观察。同时注意温度、pH、电解质、振摇对试验结果的影响。

【结果分析与报告】

1. 根据试验结果判断待检人员的血型。

2. 根据凝集效价的判定方法报告待检血清对伤寒杆菌"O"抗原或"H"抗原的血清效价。如均无凝集现象,报告阴性。

3. 抗原、抗体比例合适时,才能出现肉眼可见的凝集现象。一般情况下,随着血清稀释度的加大,凝集反应越来越弱,但当抗体浓度过高时,反而无凝集现象出现,此为前带现象。出现这种情况时,须加大抗体稀释倍数重新试验。

二、 间接凝集反应

【目的要求】

掌握胶乳凝集试验的原理、操作方法和结果判断。

【仪器和材料】

1. 器材　黑色方格反应板、牙签、毛细滴管等。

2. 标本　可疑类风湿性关节炎患者血清。

3. 试剂　人变性 IgG 致敏胶乳试剂、类风湿因子阳性血清和阴性血清、生理盐水。

【实验内容】

1. 实验原理　将可溶性抗原吸附于一种与免疫无关、大小均匀的颗粒性载体表面,使之成为免疫微球(或致敏微球),再与相应的抗体反应,由于抗原抗体特异性结合而使载体微粒被动聚集,条件合适时出现肉眼可见的凝集现象。

2. 方法步骤

(1)待测血清、阳性血清、阴性血清分别用生理盐水作1∶20稀释,备用。

(2)在黑色方格反应板上取3格,用毛细滴管分别滴加稀释的待测血清、阳性血清、阴性血清各1滴(约50μl),然后每格加入人变性 IgG 致敏胶乳试剂1滴。

(3)用牙签充分混匀,3~5分钟后,观察结果。

3. 结果判定　胶乳颗粒凝集、液体澄清者为阳性反应;胶乳颗粒不凝集,仍保持均匀胶乳状者为阴性反应。

【关键技术】

1. 器材必须十分清洁,否则可能出现假阳性反应。

2. 每次试验均应设阳性、阴性对照,以控制试验质量。

【结果分析与报告】

胶乳凝集试验正常人多为阴性反应,阳性反应的标本应将血清进行倍比稀释测定滴度。临床上动态观察滴度的高低,可作为病变活动及药物治疗后疗效的评价。

【思考题】

1. 血清学反应为什么要有电解质存在?

2. 血清倍比稀释过程中要注意些什么?

3. 试管凝集试验中加抗原时,为什么要从最后一管往前加?

(陈丽丽)

实验二 沉 淀 反 应

【实验设计思路】

沉淀反应是生物医学研究领域和临床检验工作中常用的、简便可靠的一种免疫学试验方法。目前广泛应用的免疫标记检测技术,如免疫荧光、放射免疫分析及酶联免疫技术等,也都是在沉淀反应的基础上发展并建立起来的。

本实验以双向免疫扩散试验、对流免疫电泳、免疫浊度测定为例,使学生掌握沉淀反应的类型、原理和方法,熟悉沉淀反应的实际应用。

一、双向免疫扩散试验

【目的要求】

1. 掌握双向免疫扩散试验的原理、操作步骤和结果判断。

2. 熟悉双向免疫扩散试验的影响因素。

【仪器和材料】

1. 仪器 微波炉、恒温培养箱等。

2. 器材 微量移液器、载玻片、打孔器、大头针、1.5ml 离心管、10ml 吸管、20μl 移液头、有盖湿盒等。

3. 标本 待测血清。

4. 试剂 抗原、琼脂、生理盐水。

【实验内容】

1. 实验原理 可溶性抗原和抗体在同一凝胶内都向四周自由扩散,彼此相遇而特异性结合,在两者比例合适处形成白色沉淀线。观察沉淀线的位置、数量、形状以及对比关系,可对抗原或抗体进行定性分析,常用于抗原和抗体的纯度鉴定,亦可用于免疫血清抗体效价测定。

2. 方法步骤

(1)琼脂凝胶的制备:将洁净的载玻片或平皿置于水平台面上,用吸管吸取 3~4ml 加热溶化的 1% 琼脂(生理盐水配制),均匀地浇注于玻片上或平皿内。注意勿产生气泡,厚度约为 2mm。

(2)打孔:待琼脂凝固后,根据试验目的按不同的孔型图样(图 2-9)打孔。孔径 3~4mm,孔间距 3~5mm。用大头针挑出孔中琼脂凝胶并在小孔内加少量溶化的琼脂封底。

(3)加样:在中心孔内加固定浓度的抗原,周围各孔内顺序加入倍比稀释的血清。

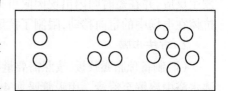

图 2-9 双向免疫扩散试验孔型

（4）扩散：将玻片或平皿平放于湿盒内，置室温或37℃1～3天观察结果。

3. 结果判定 观察抗体孔与抗原孔间是否有白色沉淀线及其位置和形状。

（1）阳性结果：待检血清孔于中心抗血清孔之间出现白色沉淀线，并与阳性血清对照的沉淀线发生吻合或相切现象为阳性。

（2）至96小时仍不出现沉淀线或出现沉淀线阳性血清对照的沉淀线出现交叉现象，结果均为阴性。

【关键技术】

1. 浇板时动作要缓慢、匀速，过快琼脂易溢出玻片外，过慢会边加边凝，导致凹凸不平。

2. 打孔、加样时避免水平移动，否则容易出现裂缝，导致加入的样品散失。

3. 加样时应避免形成气泡或加到孔外，以保证结果的准确性。

4. 37℃扩散后，可置冰箱放置一定时间后观察结果，此时沉淀线更加清晰。

【结果分析与报告】

1. 在抗原和抗体孔之间形成乳白色沉淀线，表明抗原和抗体相对应。沉淀线完全吻合，表明两种抗原完全相同；沉淀线部分融合，并带有一条小刺，表明两种抗原部分相同；沉淀线交叉，表明两种抗原完全不同（图2-10）。

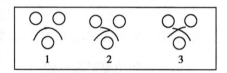

图2-10 双向免疫扩散试验结果分析
1. 两种抗原完全相同；2. 两种抗原部分相同；3. 两种抗原完全不同

2. 经过扩散后，以出现沉淀线的血清最高稀释度为其抗体效价。报告待测血清的效价。

二、 对流免疫电泳

【目的要求】

掌握对流免疫电泳的原理及其检测抗原的方法。

【仪器和材料】

1. 仪器 电泳仪、电泳槽等。

2. 器材 载玻片、微量移液器、打孔器、10ml吸管、移液头、纱布、镊子、大头针等。

3. 标本 待测血清、正常人血清、肝癌病人血清。

4. 试剂 甲胎蛋白诊断血清、琼脂、pH 8.6 硼酸缓冲液、pH 8.6 0.05mol/L 巴比妥缓冲液。

【实验内容】

1. 实验原理 对流免疫电泳（counter immunoelectrophoresis）是把扩散和电泳技术结合在一起的方法。多数蛋白质抗原物质在碱性环境中由于羧基电离而带负电荷，在电泳时从负极向正极移动。抗体属球蛋白，所暴露的极性基团较少，在缓冲液中解离也少，而且分子质量较大，移动较慢，在琼脂电渗作用下由正极向负极移动，这样就使抗原和抗体定向移动，发生反应，并在短时间内出现肉眼可见的白色沉淀线，故可用于快速诊断。同时，由于抗原、抗体在电场中的定向移动，限制了抗原抗体分子的自由扩散，因而提高了试验的敏感度。

2. 方法步骤

（1）制备琼脂凝胶板：按照需要量称量琼脂粉，加入巴比妥缓冲液，是琼脂浓度为12g/L，沸水浴中溶解至澄清。用吸管吸取4ml左右琼脂铺在载玻片上，待凝。

（2）打孔：用打孔器在琼脂凝胶板上打孔（孔距4mm），如图2-11。

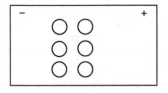

图2-11 对流免疫电
泳加样示意图

（3）加样：将抗原（待测血清、正常人血清、肝癌病人血清各1孔）加在阴极侧孔内，抗体（甲胎蛋白诊断血清）加在阳极侧，加样时应加满小孔，但不能溢出。

（4）电泳：电压以玻片的长度计算，6V/cm；电流以玻片的宽度计算，4mA/cm；电泳30～60分钟。

（5）电泳完毕后，关闭电源，待15～30分钟后取出凝胶板观察结果。

3. 结果判定　将凝胶板对着强光源观察，在待测抗原与抗体孔之间出现白色沉淀线为阳性，不出现沉淀线为阴性。阳性对照必须出现沉淀线，否则试验需要重做。

【关键技术】

1. 电泳时电流不宜过大，以免温度升高导致蛋白质变性。

2. 抗原、抗体的电极方向不能放反。

3. 抗原、抗体相对浓度要适当，抗原太浓或太稀都不易出现沉淀线。

4. 电泳所需时间与孔间距离有关，距离越大，电泳时间越长。

【结果分析与报告】

1. 沉淀线的位置与抗原浓度有关，见图2-12。

2. 根据沉淀线的有无，报告甲胎蛋白检测结果。

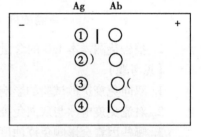

图2-12 对流免疫电泳结果分析
①Ag 为阳性；②Ag 为弱阳性；
③Ag 为强阳性；④Ag 为强阳性

三、 免疫浊度测定

【目的要求】

1. 掌握免疫浊度测定原理。

2. 熟悉免疫球蛋白检测的临床意义。

【仪器和材料】

1. 仪器　分光光度计、水浴箱等。

2. 器材　小试管、微量移液器（1000μl、20μl）、移液头（1000μl、20μl）、废液缸、拭镜纸、标签纸等。

3. 标本　待测血清。

4. 试剂　IgG、IgM、IgA 测定试剂盒。

【实验内容】

1. 实验原理　抗原、抗体在特定的电解质溶液中反应，形成免疫复合物使反应液出现浑浊。在抗体稍微过量且固定的情况下，形成的免疫复合物量随抗原量增加而增加，反应液的浊度亦随之增大，即待测抗原量与反应溶液的浊度呈正相关。用一系列已知浓度的抗原标准品同时进行试验，制备剂量-反应曲线，即可计算出标本中抗原的含量，灵敏度达 mg/L 水平。

人血清中的 IgG、IgA、IgM 与其相应的抗体（羊抗人 IgG、IgA、IgM 抗体）在液相中结合，形成抗原抗体复合物，通过比浊法可测定其含量。

2. 方法步骤

（1）按表2-12加入相应的试剂。

（2）混匀，37℃孵育10分钟。

表2-12 Ig含量测定加样流程

	空白管(μl)	校准管(μl)	样本管(μl)
羊抗人IgG抗体	1200	1200	1200
纯净水	8	—	—
校准品	—	8	—
样本	—	—	8

(3) 以空白管调零,分光光度计340nm下读取吸光度值,并记录。

【关键技术】

1. 抗原和抗体量控制在合适浓度范围,避免形成可溶性复合物,造成误差。

2. 应保证反应管中抗体蛋白始终过剩。

【结果分析与报告】

1. 根据说明书提供的校准液浓度,计算待测样本中的IgG浓度。

$$待测浓度 = \frac{样本管吸光度}{校准管吸光度} \times 校准液浓度(g/L)$$

2. 报告待测样本IgG的含量(g/L)。

【思考题】

1. 双向免疫扩散试验的影响因素有哪些?

2. 对流免疫电泳与双向免疫扩散相比,有何优缺点?

3. 哪些因素会影响免疫浊度测定结果?

(程东庆)

实验三　免疫标记技术

【实验设计思路】

免疫标记技术是指用荧光素、酶、同位素、胶体金等作为示踪物,标记抗体或抗原进行的抗原抗体反应。具有灵敏度高、特异性强、快速、定性或定量甚至定位等优点,是目前应用最为广泛的免疫学检测技术。

本实验以最经典的间接免疫荧光技术、双抗体夹心ELISA、斑点金免疫层析试验为例,使学生掌握免疫标记技术的原理、方法类型,并熟悉免疫标记技术的实际应用。

一、 间接免疫荧光技术

【目的要求】

1. 掌握间接免疫荧光技术的原理及荧光显微镜的使用方法。

2. 熟悉标本的制作以及各对照设置的目的和意义。

3. 了解产生非特异性荧光的原因及影响实验的因素。

【仪器和材料】

1. 仪器　水平离心机、荧光显微镜、水浴箱或恒温培养箱等。

2. 器材　载玻片、盖玻片、湿盒(内铺浸湿海绵或纱布)、染色缸3个、吸管和试管等。

3. 标本　待测者抗凝全血。

4. 试剂　鼠抗人 CD3、CD4、CD8 单克隆抗体、荧光素标记的兔抗鼠 IgG 抗体、D-Hanks 液、淋巴细胞分离层液、小牛血清等。

【实验内容】

1. 实验原理　T 细胞表面的 CD3、CD4、CD8 分子可以与相应的单克隆抗体结合,再加入荧光素标记的兔抗鼠 IgG 抗体,经反应并洗涤后于荧光显微镜下观察,CD3、CD4、CD8 阳性的细胞在黑色背景中发出荧光,计数荧光阳性细胞,即可测定 T 细胞及其亚群。

如有条件,细胞经荧光抗体着染后用流式细胞仪计数,则快速而准确。

2. 方法步骤

(1)淋巴细胞悬液的制备:取肝素抗凝血 1.5ml,加等量 Hanks 液混匀,然后叠加于 3ml 淋巴细胞分层液上,2500r/min 离心 30 分钟。取单个核细胞层,用含 10% 小牛血清的 Hanks 液洗 2 次,每次 2500r/min 水平离心 15 分钟,最后将细胞浓度调至 $5 \times 10^6/ml$。

(2)一抗反应:取上述细胞悬液 100μl 与相应的单克隆抗体分别混合,4℃ 放置 45 分钟,用含 10% 小牛血清的 Hanks 液洗 2 次,每次 1000r/min 离心 1 分钟。

(3)二抗反应:弃上清,加入最适浓度的荧光素标记的兔抗鼠 IgG 抗体 100μl,混匀,4℃ 放置 30 分钟。用含 10% 小牛血清的 Hanks 液洗 3 次,每次 1000r/min 离心 1 分钟。

(4)镜下观察:吸弃大部分上清,将沉淀物混匀后滴加于细胞计数板上,用荧光显微镜计数 200 个细胞,以呈现明显荧光的细胞为阳性细胞,根据所计细胞总数求出阳性细胞百分率。

【关键技术】

1. 洗涤细胞时,离心速度不宜过高,时间不宜过长。

2. 由于荧光容易淬灭,染色后最好立即计数,延迟计数不能超过 3 小时。

3. 根据标记的荧光素不同,选择不同的激发光。

【结果分析与报告】

1. 荧光抗体标记的荧光物质不同,在紫外线激发下所发荧光颜色不同,如异硫氰酸荧光素(FITC)发黄绿色荧光,罗丹明发红色荧光等。

2. 细胞表面的荧光可呈点状散在分布,也可呈簇状分布,还可能集中于细胞的一端呈帽状分布。凡是在白光下认定为淋巴细胞而在紫外线下又有荧光者,根据所具有的相应抗原可确定淋巴细胞亚群。

3. 正常参考值:

CD3$^+$T 细胞(全 T 淋巴细胞):65.3% ~77.7%

CD4$^+$T 细胞:40.4% ~51.0%

CD8$^+$T 细胞:22.9% ~32.9%

CD4$^+$/CD8$^+$ 比值:1.36 ~1.96

二、酶免疫技术

【目的要求】

1. 掌握 ELISA 的基本原理。

2. 掌握 ELISA 双抗体夹心法检测抗原的原理、操作方法及结果判断。

【仪器和材料】

1. 仪器　酶标仪、水平快速振荡器、微量移液器等。

2. 器材　微量反应板、移液头、吸水纸、废液缸等。

3. 标本　细胞培养上清液、局部体液、血清或血浆。

4. 试剂　IL-2 参考标准品、IL-2 抗体、酶标 IL-2 抗体、洗涤液（pH 7.4 PBS 用前加 0.05% Tween20）、TMB 底物显色剂 A 液和 B 液各一瓶、终止液（0.5mol/L H$_2$SO$_4$）。

【实验内容】

1. 实验原理　用抗 IL-2 抗体包被于固相载体表面，固相载体上的抗体与待测样品中的相应 IL-2 结合形成免疫复合物，再加入酶标抗体，形成固相抗体-抗原-酶标抗体复合物，加底物显色，吸光度 A 与待测抗原含量呈正相关。

2. 方法步骤

（1）取微量反应板，每孔加入抗 IL-2 抗体 100μl，用封片封闭反应板，置湿盒 4℃冰箱内过夜。

（2）取出反应板，甩去孔内液体，用洗涤液注满反应板各孔，3 ~ 5 分钟，甩干。如此反复洗涤 3 次后拍干。

（3）将 IL-2 参考品作系列稀释，于反应板孔中分别加入 IL-2 各浓度稀释参考品和待测样品各 100μl，用封片封板后置湿盒 37℃温育 1 小时。

（4）取出反应板，甩去孔内液体，用洗涤液按上法洗涤 3 次后拍干。

（5）于反应孔中加入适当稀释的酶标抗体 100μl，轻轻混匀，用封片封板，置湿盒 37℃温育 2 小时。

（6）温育后取出反应板，甩去孔内液体，用洗涤液按上述方法反复洗涤 5 次后拍干。

（7）以 1∶1 混匀 TMB 底物显色剂 A、B 液，每孔加入 100μl，轻轻混匀，封板，避光置室温 20 分钟。

（8）加终止液 100μl/孔。

（9）用酶标仪在 450nm 波长处测定每孔的吸光度 A。

【关键技术】

1. 从冰箱中取出的试剂盒，包括全部瓶装试剂、待测标本和微孔反应条，应置室温或 37℃平衡 30 分钟后方可使用，剩余试剂应及时封存于冰箱中以备后用。

2. 每批试验必须自制标准曲线。不同批号的试剂不可混用。

3. TMB 底物 A、B 两种液体应现用现配。

4. 洗板时避免产生气泡；温育时为防止液体蒸发，反应板应用粘胶纸封盖或置湿盒内。

5. 若被测样品 A 值超过最高标准品时，样品应作适当稀释。

6. 收集细胞培养上清液时，应考虑细胞因子分泌的动力学，不同的细胞因子出现最大分泌峰的时间有所不同。

7. 标本要避免细菌和其他微生物的污染，如血液标本受细菌污染后，细菌分泌的内毒素会刺激靶细胞大量分泌 IL-1、IL-8、IL-6 和 TNF-α 等。因此标本应及时检测，若不能及时检测应立即置于 4℃下保存备用，并尽快检测。

【结果分析与报告】

1. 以参考标准品的浓度为横坐标，以其相应吸光度值为纵坐标，绘制标准曲线，报告标准曲线回归方程及相关系数 r。

2. 根据样品的 A 值计算相应的抗原浓度。

3. 报告待测样本 IL-2 的浓度。

三、 胶体金标记技术

【目的要求】

1. 掌握斑点金免疫层析试验的原理和方法。

2. 了解胶体金的制备方法。

【仪器和材料】

1. 标本　待测尿液。

2. 试剂　一步金法早早孕诊断试纸条。

【实验内容】

1. 实验原理　本实验采用双抗体夹心法测定尿液中人绒毛膜促性腺激素(human chorionic gonadotropin,HCG)进行早早孕检测。如图 2-13 所示,试纸条分 B、C、T、G、A 区。当试纸条 A 区样品垫进入待测尿液时,样品溶液由于 B 区吸水垫的毛细作用而移动,犹如层析一般。若标本中有 HCG,则可以与 G 区的胶体金标记抗α-HCG 抗体结合形成抗原抗体复合物。此复合物流至 T 区时即被固定的抗β-HCG 抗体结合,在膜上显示红色的反应线。过剩的胶体金标记抗α-HCG 抗体继续前行,至质控区 C 区与固定的抗小鼠 IgG 结合,呈现红色质控线。实验以胶体金为指示标记,一步完成,故又称一步金法。

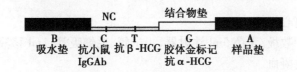

图 2-13　一步金法检测 HCG 原理图

2. 方法步骤

(1)将试纸条下端(A 样品垫)浸入待测尿液中 10 秒左右。

(2)取出,室温平放 3 分钟,观察结果。

3. 结果判定

(1)两条紫红色条带出现。一条位于测试区(T)内,另一条位于质控区(C),表明 HCG 阳性。

(2)仅质控区(C)出现一条紫红色条带,在测试区(T)内无紫红色条带出现,表明 HCG 阴性。

(3)质控区(C)未出现紫红色条带,检测无效。

【关键技术】

1. 避免试纸条浸入尿液过深或过浅。

2. 控制试纸条与待测样品接触的时间,过长或过短可能影响实验结果。

【结果分析与报告】

1. 当 HCG 浓度很高时检测线很明显,对照线可能变得很弱,为正常结果。

2. 检测无效表明可能存在不正确的操作或试剂条已变质损坏。在此情况下,应再次仔细阅读说明书,并用新的试剂条重新测试。

3. 结果报告:待测标本 HCG 检测_____性。

【思考题】

1. 产生非特异性荧光的因素有哪些？

2. ELISA 操作过程中应注意哪些事项？

3. 胶体金标记检测有哪些优点？

（程东庆）

实验四　免疫细胞检测技术

【实验设计思路】

免疫细胞检测是测定免疫细胞的数量、功能及其产物（如细胞因子等），是了解机体免疫功能的重要手段。本实验包括外周血单个核细胞的分离、T 细胞功能检测、抗体生成细胞的检测、吞噬细胞功能的检测、NK 细胞活性的检测等内容，使学生掌握从人或动物血液及组织中分离免疫细胞、加以鉴定并进行功能检测的具体操作方法。

一、外周血单个核细胞的分离

【目的要求】

掌握密度梯度离心法分离外周血单个核细胞的原理和方法。

【仪器和材料】

1. 仪器　水平离心机等。

2. 器材　血球计数板、无菌 5ml 注射器、小试管、毛细吸管、1ml 移液管等。

3. 标本　新鲜抗凝血。

4. 试剂　肝素（100U/ml）、Hanks 液、淋巴细胞分层液、小牛血清、台盼蓝染液。

【实验内容】

1. 实验原理　外周血单个核细胞（peripheral blood mononuclear cell，PBMC）分离常用方法是聚蔗糖-泛影葡胺密度梯度离心法。PBMC 与血液中的其他成分存在密度差异，利用密度在 1.077 ±0.002 之间，而且近于等渗的 Ficoll-Hypaque 混合溶液（称为淋巴细胞分层液）作密度梯度离心时，各种血液成分将按密度梯度重新分布聚集。血浆和血小板由于密度较低，故悬浮于分层液的上部；红细胞与粒细胞由于密度较大，故沉于分层液的底部；PBMC 密度稍低于分层液，故位于分层液界面上。

2. 方法步骤

（1）无菌采集静脉血 3ml，注入盛有肝素的无菌小瓶中（肝素浓度为 20U/ml 全血），立即轻轻摇匀，使血液抗凝。

（2）用无菌吸管加入等体积即 3ml 的室温 Hanks 液，使血液等倍稀释。

（3）取 10ml 试管 2 支，分别加入 2ml 淋巴细胞分层液，将装有 2ml 淋巴细胞分层液的离心管倾斜 45°，在距分层液界面上 1cm 处将稀释血液沿试管壁缓慢加至分离液上面，注意保持两者界面清晰，勿使血液混入分层液内。

（4）2000r/min 离心 30 分钟，离心后，管内可分为四层，如图 2-14。上层为血浆、血液稀释液及绝大部分血小板；下层为红细胞及粒细胞；中层为细胞分层液；分层液与血浆交界部位混浊的灰白色层（白膜层）即为单个核细胞层。

（5）用毛细吸管轻轻插到白膜层，吸取单个核细胞至盛 5ml Hanks 液的试管中，1500r/

min 离心 10 分钟,用 Hanks 液重复洗涤 2 次。

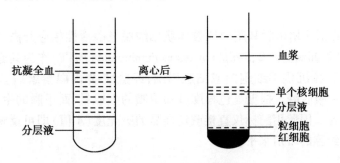

图 2-14　淋巴细胞分离效果

(6)弃上清,将细胞沉淀重悬于 1ml 含 10% 小牛血清的 Hanks 液中。

(7)台盼蓝染色观察细胞活性,并用血球计数板计数所分离的细胞。

【关键技术】

1. 严格无菌操作,防止细胞被污染。

2. 与血液样品接触时应注意生物安全防护。

3. 将稀释血液加入淋巴细胞分层液时动作要轻,使界面清楚,避免与淋巴细胞分层液混合。

4. 操作应轻柔,细胞悬液应充分混匀,避免损伤细胞活性及细胞丢失。

5. 细胞分层液的密度是影响分离效果的关键之一,最适密度在室温下应为 1.077 ± 0.002;应避光 4℃保存,使用前平衡至室温并混匀;使用中应避免细菌污染。

6. 离心时最适温度为 18~25℃。温度过低,离心时间需适当延长,淋巴细胞丢失会增多;温度过高,红细胞凝聚增加,影响淋巴细胞活性。

【结果分析与报告】

1. 观察淋巴细胞的形态,必要时台盼蓝染色判断细胞活性。

2. 报告分离的单个核细胞的浓度(个/ml)。

二、T 淋巴细胞转化试验

【目的要求】

1. 掌握淋巴细胞转化的意义,常用的增殖刺激物种类。

2. 掌握 MTT 比色法的原理和操作步骤。

【仪器和材料】

1. 仪器　水平离心机、CO_2 培养箱、酶标仪等。

2. 器材　5ml 注射器、微量移液器、小试管、毛细吸管、1ml 移液管、离心管、96 孔培养板等。

3. 标本　待测新鲜抗凝血。

4. 试剂　Hanks 液、淋巴细胞分层液、RPMI1640 培养液、1000μg/ml PHA、5mg/ml MTT、0.04mol/L 盐酸异丙醇等。

【实验内容】

1. 实验原理　T 淋巴细胞在体外培养时,受非特异性有丝分裂原或特异性抗原刺激后活化,活化的细胞出现一系列变化:如 DNA 合成增加,细胞体积增大,细胞质增多,核染色质疏松,核仁明显等,并能转化为淋巴母细胞。通过形态学或 MTT 比色法等可检测淋巴细胞增殖程度。

T 淋巴细胞在活化增殖时其胞内线粒体琥珀酸脱氢酶活性相应升高,四甲基偶氮唑盐 [3-(4,5-dimethyl-2-thiazolyl)-2,5-diphenyltetrazoliumbromide,MTT]作为其底物参与反应,形成蓝紫色的甲臜颗粒沉积于细胞内或细胞周围,经盐酸-异丙醇溶解后呈蓝紫色溶液,在 570nm 波长处有一吸收峰。根据显色程度可知甲臜的生成量,而甲臜的生成量与细胞活化增殖的程度成正比。因此用酶标仪直接测定样品的吸光度(A 值)即可反映甲臜的含量,从而可以反映淋巴细胞的增殖水平。

2. 方法步骤

(1)待测新鲜外周抗凝血,分离淋巴细胞,用 1640 培养液将细胞稀释成 2×10^6 个/ml 细胞悬液。

(2)取上述细胞悬液加入 96 孔细胞培养板中,每孔 $100 \mu l$,每个样品 3 个复孔,每孔加入含 PHA(10μg/ml)的 1640 培养液 $100 \mu l$,混匀后将培养板放入 5% CO_2 培养箱中,37℃ 培养 48 小时。同时设置对照孔,对照孔中加入等量不含 PHA 的 1640 培养液。

(3)培养 48 小时后,轻轻吸弃上清 $100 \mu l$,加入 MTT 溶液 $10 \mu l$,混匀后相同条件继续培养 4 小时。

(4)每孔加入 $100 \mu l$ 盐酸-异丙醇,充分溶解静置 10 分钟后,用酶标仪在波长 570nm 处测定 A 值。

【关键技术】

1. 控制好 PHA 的剂量。PHA 剂量过大,对细胞有毒性,过小又不足以刺激淋巴细胞的转化,所以每次使用新批号的 PHA 时,都应重新测定其合适的浓度。

2. 加入盐酸-异丙醇后要在 1 小时内进行比色测定。如果 1 小时内不能测定,可先将培养板置于 4℃ 保存,测定前取出,室温放置数分钟后再加盐酸异丙醇,测定方法同上。

3. 应注意无菌操作,避免细菌污染。

4. 细胞操作要轻柔、迅速,以免细胞损伤。

【结果分析与报告】

1. 计算实验组和对照组 3 个复孔的平均 A 值。

2. 刺激指数(SI) = 实验组的平均 A 值/对照组的平均 A 值。

3. 报告待测样本的刺激指数(SI)。

三、 抗体生成细胞检测

【目的要求】

1. 掌握溶血空斑试验的原理和操作步骤。

2. 熟悉溶血空斑试验的意义。

【仪器和材料】

1. 仪器 离心机、微波炉、水浴箱、恒温培养箱等。

2. 器材 平皿、手术剪、镊子、小试管、1ml 移液管、微量移液器、移液头等。

3. 实验动物 健康小鼠、健康豚鼠。

4. 试剂 绵羊红细胞(SRBC)悬液、含 Ca^{2+} 和 Mg^{2+} 的 pH 7.2 PBS 缓冲液、灭活小牛血清、Hanks 液、生理盐水、1.4% 琼脂、0.7% 琼脂、补体(新鲜豚鼠血清)。

【实验内容】

1. 实验原理　将经绵羊红细胞(SRBC)免疫过的家兔淋巴结或小鼠脾脏制成细胞悬液,与一定量的 SRBC 结合,37℃作用下,具有免疫活性的淋巴细胞能释放出溶血素,在补体的参与下,使抗体形成细胞周围的 SRBC 溶解,从而在每个抗体形成细胞周围形成肉眼可见的溶血空斑。每个空斑表示一个抗体形成细胞,空斑大小表示抗体生成细胞产生抗体的多少。由于溶血空斑试验具有特异性高,筛选力强,可直接观察等优点,故可用做判定体液免疫功能的指标,观察免疫应答的动力学变化,并可进行抗体种类及亚类的研究。

2. 方法步骤

(1) 小鼠免疫:每只小鼠尾静脉或腹腔注入 SRBC 悬液,尾静脉注射以 2.0×10^4 个/0.2ml 为宜或腹腔注射以 4.0×10^8 个/ml 为宜。

(2) 脾细胞悬液的制备:将免疫后第 4 天的小鼠颈椎脱臼法处死,解剖取出脾脏,放入预冷的含 Ca^{2+}、Mg^{2+} pH 7.2 的 PBS 中漂洗后,去掉结缔组织,加入适量的 PBS,用弯头镊子挤压脾脏,稍静置,吸上清液至离心管中,3000r/min 离心 5 分钟,弃上清后,定量加入 Hanks 液 1ml,混匀,再用 Hanks 液稀释 10 倍(浓度约为 5×10^6 个/ml)。

(3) 倾注底层琼脂:将 1.4% 琼脂凝胶加热融化后,倾注于水平位置的平皿内,每皿 6~7ml,凝固后,置于 55℃ 水浴锅中预温。

(4) 顶层琼脂的制备:将 0.7% 的琼脂融化后,置于 50℃ 恒温水浴箱中,依次加入:20% SRBC 悬液 0.1ml、小牛血清 0.1ml、5.0×10^6/ml 脾细胞悬液 0.1ml。迅速混匀后,倾注于已铺好底层琼脂的平皿内,使之均匀铺平凝固后,静置约 15 分钟,37℃温育 2 小时。

(5) 加补体:从温箱中取出平皿,每皿加入 1:5 稀释的新鲜豚鼠血清 1ml,继续放 37℃温箱中温育 30 分钟后取出,观察溶血空斑。也可在室温下放置 1 小时,4℃冰箱过夜,次日观察结果。

3. 结果观察　将平皿对着光亮处,用肉眼或放大镜观察每个溶血空斑的溶血状况,并记录整个平皿中的空斑数。

【关键技术】

1. 补体要新鲜,宜将 3 只以上豚鼠血清混合,注意低温保存,并避免反复冻融。试验中加入 Ca^{2+}、Mg^{2+} 是为了活化补体。

2. 因为 SRBC 既是免疫原,也是靶细胞和指示细胞,故要求 SRBC 新鲜,洗涤不超过 3 次,每次 2000r/min 离心 5 分钟,细胞变形或脆性增大者均不能使用。阿氏液保存的血液可用两周。

3. 免疫所用 SRBC 的数量要适当。用量太小,空斑形成极少;用量过大,则不能形成空斑。

4. 为了保证脾细胞的活力,制备脾细胞过程中所用 PBS(或 Hanks 液),最好临用时从 4℃冰箱中取出,或整个操作过程在冰浴中进行。脾细胞的洗涤要充分,以避免小鼠血清蛋白的干扰。

5. 倾注表层琼脂前,要充分混匀各细胞成分,但不能过力振荡,以免产生气泡。

【结果分析与报告】

计算并报告每 100 万个脾细胞内空斑形成细胞的平均数。

四、 吞噬细胞吞噬功能检测

【目的要求】

掌握吞噬功能测定方法。

【仪器和材料】

1. 仪器　光学显微镜、恒温培养箱、水浴箱等。

2. 器材　无菌注射器(5ml)和 7 号针头、离心管(15ml)、载玻片、平皿(直径 9cm)、烧杯(100ml)、橡皮乳头、手术剪、镊子、解剖板、固定钉、毛细吸管、湿盒、镜油、拭镜纸等。

3. 实验动物　健康小白鼠(体重 25g 左右)。

4. 试剂　无菌生理盐水、Hanks 液、8% 淀粉肉汤液、瑞氏染色液、鸡红细胞悬液。

【实验内容】

1. 实验原理　机体内具有吞噬功能的细胞统称为吞噬细胞,分小吞噬细胞和大吞噬细胞两类,前者是外周血中的中性粒细胞,后者为血液中的单核细胞和组织中的巨噬细胞。吞噬细胞能吞噬和杀灭血液、组织中的病原微生物及衰老、损伤或癌变细胞。吞噬细胞数量减少或功能障碍均可导致非特异性免疫缺陷,检测其功能,有助于诊断某些疾病和判断机体非特异性免疫水平。

2. 方法步骤

(1)实验前 3 天,给小白鼠腹腔内注射 8% 淀粉肉汤液 1ml。

(2)实验当天,给小白鼠腹腔内注射 3~4ml Hanks 液,轻揉腹部,让小鼠自由活动 10 分钟。

(3)颈椎脱臼法处死小鼠,仰卧固定。

(4)常规消毒腹部皮肤,左手持镊子提起中腹部皮肤,右手用剪刀剪出长 5mm 的小口,从剪口处朝头尾部用力,撕开皮肤,暴露腹壁。

(5)提起腹前壁,避开血管剪一小口,用毛细吸管吹吸混匀腹腔内液体,并收集于试管内。

(6)腹腔液滴于一张清洁载玻片上,再加 2~3 滴等量的 1% 鸡红细胞悬液,摇晃混匀。

(7)将玻片置于湿盒内盖好,于 37℃ 培养箱 30 分钟,其间轻晃动玻片 2 次。

(8)取出后,在生理盐水内清洗载玻片 2 次,洗去未吸附的细胞。

(9)干燥后,滴加瑞氏染液数滴于吸附的细胞上,染色 1 分钟。

(10)加等量缓冲液,轻轻吹打混合,染色 5 分钟。

(11)水洗,干后用油镜检查。

(12)随机计数 200 个巨噬细胞以及所吞噬的鸡红细胞数。

(13)计算并报告吞噬百分率和吞噬指数。

【关键技术】

1. 腹腔内液体收集后应及时进行吞噬实验,时间长了细胞容易贴壁。

2. 瑞氏染色过程要注意操作,避免产生结晶颗粒,导致背景不清,结果不好观察。

【结果分析与报告】

1. 吞噬百分率即每 100 个巨噬细胞中吞噬有鸡红细胞的巨噬细胞数。

2. 吞噬指数即每个巨噬细胞吞噬鸡红细胞的平均数(将 100 个巨噬细胞所吞噬鸡红细胞的总数除以 100)。

五、NK 细胞活性测定

【目的要求】

掌握 NK 细胞活性测定方法的原理和操作步骤。

【仪器和材料】

1. 仪器 离心机、CO_2培养箱、普通光学显微镜、酶标仪等。
2. 器材 细胞培养板等细胞培养相关器材、血球计数板、微量移液器、无菌移液头等。
3. 细胞 待测效应细胞:小鼠脾细胞;靶细胞:YAC-1细胞株。
4. 试剂 RPMI1640培养液、小牛血清、0.5%台盼蓝、淋巴细胞分层液、Hank's液(pH 7.2~7.4)、乳酸锂或乳酸钠,硝基氯化四氮唑(INT)、吩嗪二甲酯硫酸盐(PMS)、NAD、0.2mol/LTris-HCI缓冲液(pH 8.2)、1%NP40或2.5%异辛基苯氧聚乙氧乙醇(TritonX)。

【实验内容】

1. 实验原理 活细胞胞质内含有乳酸脱氢酶(LDH)。正常情况下,LDH不能透过细胞膜,当细胞受到NK细胞的杀伤后,LDH释放到细胞外。LDH可使乳酸锂脱氢,进而使氧化型辅酶Ⅰ(NAD)还原成还原型辅酶(NADH),后者再经递氢体吩嗪二甲酯硫酸盐(PMS)还原碘硝基氯化四氮唑(INT),INT接受H^+被还原成紫红色甲臜类化合物。在酶标仪上用490nm比色测定。

亦可通过台盼蓝染色区别死细胞和活细胞。死亡靶细胞的细胞膜通透性改变而使台盼蓝染料透入细胞内,细胞染成蓝色,无折光性;而活细胞则不着色,折光性强,体积大小正常。计算出靶细胞的死亡率,即为NK细胞的活性。

2. 方法步骤

(1)LDH基质液的配制:乳酸锂5×10^{-2}mol/L、硝基氯化四氮唑(INT)6.6×10^{-4}mol/L、吩嗪二甲酯硫酸盐(PMS)2.8×10^{-4}mol/L、氧化型辅酶Ⅰ(NAD)1.3×10^{-3}mol/L,将上述试剂溶于0.2mol/L Tris-HCL缓冲液(pH 8.2)。

(2)靶细胞的制备:取经24小时培养的靶细胞,用RPMI1640培养液洗涤1次,1000r/min离心6分钟,去上清,用1640培养液重悬后计数,并用0.5%台盼蓝染色检测活性,活细胞应>95%,调整细胞浓度至2×10^5/ml备用。

(3)效应细胞的制备:小鼠脾细胞洗涤,并用含15%小牛血清的RPMI 1640培养液悬浮,计数后调整细胞浓度至1×10^7/ml备用。

(4)效-靶细胞作用:按照表2-13在培养板中加入各物质。

表2-13 NK细胞杀伤活性测定加样表

	靶细胞(μl)	效应细胞(μl)	RPMI1640培养液(μl)	1%NP40(μl)
反应孔	100	100	-	-
自然释放孔	100	-	100	-
最大释放孔	100	-	-	100

上述各项均设三个平行孔,于37℃、5%CO_2培养箱中培养4小时,然后将96孔培养板以1500r/min离心5分钟,每孔吸取上清100μl置平底96孔培养板中,同时加入LDH基质液100μl,根据室温不同反应3~10分钟,每孔加入1mol/L的HCl 30μl。在酶标仪490nm处测定光密度值(A值),计算NK细胞杀伤活性。

【关键技术】

1. 靶细胞和效应细胞必须新鲜,细胞存活率应>95%。
2. 反应环境温度应保持恒定。

3. 在一定范围内,NK 细胞活性与效靶比值成正比。效靶细胞比值一般选择(50 ~ 100)∶1。

【结果分析与报告】

计算各平行孔的 A 值平均值,然后根据以下公式计算 NK 细胞活性。

$$NK\ 细胞活性(\%) = \frac{反应孔\ A\ 值 - 自然释放孔\ A\ 值}{最大释放孔\ A\ 值 - 自然释放孔\ A\ 值} \times 100\%$$

【思考题】

1. 分离淋巴细胞的方法有哪些?

2. 淋巴细胞增殖还可用什么方法进行检测?

3. 根据补体溶血的原理,请设计一个实验,利用分光光度法定量检测抗体生成细胞。

4. 吞噬试验中为什么要用吞噬百分率和吞噬指数两种方式来表示吞噬细胞活性,两者有什么不同?

5. NK 细胞活性测定方法有哪些? 比较各种 NK 细胞活性测定方法的优缺点。

(程东庆)

实验五　血清总补体溶血活性测定——CH_{50}试验

【实验设计思路】

补体参与的反应是基于红细胞与其抗体结合后可激活补体导致红细胞溶解产生溶血。包括补体溶血试验、补体结合试验、CH_{50} 的测定等内容。补体参与的反应影响因素很多,正式实验前需对补体、溶血素、抗体进行定量检测才能保证实验结果的可靠性,并需设立多种对照。本实验学习 CH_{50} 试验的原理和方法,掌握血清总补体活性的测定。

【目的要求】

1. 掌握 CH_{50} 法测定总补体活性的原理

2. 熟悉 CH_{50} 法测定方法的操作及结果判断。

【仪器和材料】

1. 仪器　分光光度计、恒温水浴箱等。

2. 器材　小试管、微量移液器、移液头、标签纸等。

3. 标本　待检血清。

4. 试剂　pH 7.4 巴比妥缓冲液(pH 7.4 BBS)、1% SRBC 悬液、新鲜豚鼠血清、溶血素、生理盐水等。

【实验内容】

1. 实验原理　抗绵羊红细胞抗体(溶血素)与绵羊红细胞结合后可激活补体,导致绵羊红细胞溶解。其溶血程度和补体量呈正相关,但非直线相关。以补体量作为横坐标,溶血百分数作为纵坐标,可得到一个清晰的 S 形曲线。S 形曲线在溶血度为 30% ~ 70% 之间最陡,几乎呈直线,补体量的少许变动会造成溶血程度的较大改变,在 50% 溶血时最为敏感。故常以 50% 溶血度作为反应的终点指标,所测补体量较为准确,这一方法称为补体 50% 溶血试验(CH_{50})。

50% 溶血试验即求得能使 50% 致敏绵羊红细胞发生溶血的最小血清量,然后计算出每毫升血清中补体含量。

2. 方法步骤

（1）溶血素的滴定：先将溶血素用 pH 7.4 BBS 稀释成 1:100,再以此为基础液,稀释成 1:300、1:400、1:500,最后再进一步将此 3 种稀释液分别作倍比稀释,配成一系列不同稀释度的溶血素。以能使血球完全溶血的溶血素最高稀释倍数,作为一个溶血素单位。试验要求用 3 个单位/0.1ml。表 2-14 所示结果 1:2400 稀释的溶血素为 1 个单位/0.1ml,故将原溶血素做 1:800 稀释即可。

表 2-14   溶血素效价的滴定

管号	溶血素浓度 （0.1ml/管）	1:40 补体 （ml）	pH 7.4BBS （ml）	1%SRBC （ml）		假定 结果
1	1:600	0.2	0.2	0.1		全溶
2	1:800	0.2	0.2	0.1		全溶
3	1:1000	0.2	0.2	0.1		全溶
4	1:1200	0.2	0.2	0.1		全溶
5	1:1600	0.2	0.2	0.1		全溶
6	1:2000	0.2	0.2	0.1	摇匀后置	全溶
7	1:2400	0.2	0.2	0.1	37℃水浴	全溶
8	1:3200	0.2	0.2	0.1	30 分钟	微溶
9	1:4000	0.2	0.2	0.1		大部不溶
10	1:4800	0.2	0.2	0.1		不溶
11	1:6400	0.2	0.2	0.1		不溶
12	1:8000	0.2	0.2	0.1		不溶

（2）50% 溶血标准管的配制：取同批试验所用的 1% SRBC 1ml,离心后弃上清,加蒸馏水 0.5ml 使红细胞全部溶解,再补加 0.5ml 1.8% 盐水混匀恢复成等渗,然后将此全溶管与 1ml 1%SRBC 混合,再取此混合液 0.1ml 与 pH 7.4 BBS 0.5ml 混匀即为 50% 溶血标准比色管。此标准管应与试验同时制作,随试验一起温育。

（3）总补体活性（CH_{50} 单位）测定：选取规则、清洁、透明小号试管,按表 2-15 所示方法进行试验。

表 2-15   总补体活性测定

管号	1	2	3	4	5	6	7	8	
血清稀释度	—	1:2	1:4	1:8	1:16	1:32	1:64	1:128	
pH 7.4 BBS（ml）	—	0.2	0.2	0.2	0.2	0.2	0.2	0.2	0.2
待检血清（ml）	0.2	0.2	0.2	0.2	0.2	0.2	0.2	0.2	（弃去 0.2ml）
pH 7.4 BBS（ml）	0.2	0.2	0.2	0.2	0.2	0.2	0.2	0.2	
溶血素（ml）	0.1	0.1	0.1	0.1	0.1	0.1	0.1	0.1	
1%SRBC（ml）	0.1	0.1	0.1	0.1	0.1	0.1	0.1	0.1	

摇匀后置 37℃水浴 30 分钟,再置冰浴内终止反应

（4）2500r/min 离心 5 分钟,吸出上清液,450nm 测吸光度值。

【关键技术】

1. 待测标本应无溶血,无污染。

2. 受检血清应新鲜,室温放置不能超过 2 小时。

3. 不能立即送检的要立即分离血清 -20℃保存。

4. SRBC、缓冲液应新鲜配制,吸取 SRBC 时应不断轻摇。

5. 配制 1% SRBC、溶血素时要尽可能标准化和准确。

【结果分析与报告】

1. 与标准管比较,以吸光度值最接近标准管的那一管定为最高有效反应管,此管的血清稀释倍数乘以 5 即为每毫升血清总补体的含量(单位)。报告待测标本的血清总补体含量。

2. 本方法健康人血清总补体的正常值为 80~160 单位。

【思考题】

1. 为什么要进行溶血素的滴定?

2. 若溶血素是以 SRBC 为抗原免疫家兔得到的抗血清,在实验前应对其如何处理,为什么?

（程东庆）

实验六　动物皮肤变态反应

【实验设计思路】

动物皮肤变态反应试验是化妆品安全性评价中的一个重要试验项目,目前最常用的检测方法是豚鼠最大值试验和豚鼠封闭斑贴试验。这两项试验是当前的 OECD(TG 406)、EU 试验指南 67/548/EEC 附录 V(TG B. 42)以及我国 2008 年发布的 GB/T 21608—2008《化学品皮肤致敏试验方法》公布使用的方法。本实验学习豚鼠最大值试验和豚鼠封闭斑贴试验,旨在培养学生掌握化妆品安全性检测方法。

一、豚鼠最大值试验

【目的要求】

1. 掌握豚鼠最大值试验的结果分析与报告。

2. 熟悉豚鼠最大值试验的操作流程。

【仪器和材料】

1. 器材　剪刀、注射器、棉签、绷带、胶布、滤纸等。

2. 实验动物　健康、成年的白色豚鼠,雌性豚鼠应选用未孕或未曾产仔的。

3. 受试物　市售某品牌化妆品或其他化学物质。

4. 试剂　脱毛剂、弗氏完全佐剂、溶剂或赋形剂〔水溶性受试物可用水或无刺激性表面活性剂作为赋形剂,其他受试物可用 80% 乙醇(诱导接触)或丙酮(激发接触)作为赋形剂〕、10% 十二烷基硫酸钠。

【实验内容】

1. 实验原理　实验动物通过多次皮肤涂抹(诱导接触)或皮内注射受试物 10~14 天

（诱导阶段）后,给予激发剂量的受试物,观察实验动物对受试物的皮肤反应强度,从而确定重复接触化妆品及其原料对哺乳动物是否可引起变态反应及其程度。豚鼠最大值试验使用弗氏完全佐剂作为免疫增强剂,提高筛选弱致敏原的能力。

2. 方法步骤

（1）选用白色豚鼠,随机分为试验组和对照组,每组动物数 10～25 只。

（2）试验前 24 小时,在豚鼠颈背脊柱两侧 4cm×6cm 范围内剪毛或使用脱毛剂脱毛（用水将脱毛剂调成糊状涂在脱毛部位,保留 4 分钟左右,洗净残留脱毛剂即可）。

（3）致敏接触:从头部向尾部成对地做三次皮内注射,分别注射:0.1ml 弗氏完全佐剂、0.1ml 受试物、0.1ml 受试物与弗氏完全佐剂的等量混合物。各点间距 1.5cm。注射后第 8 天,用 2cm×4cm 滤纸涂以适当赋形剂（花生油、凡士林、羊毛脂等）配制的受试物,将其贴敷在上背部的注射部位,持续封闭固定 48 小时,作为第二次致敏。为加强致敏作用,对无皮肤刺激作用的化学物质,可在第二次致敏前 24 小时,在注射部位涂抹 10% 十二烷基硫酸钠。对照组仅用溶剂或赋形剂注射或涂抹。

（4）激发接触:在末次致敏后 14～28 天,分别用 2cm×2cm 的滤纸涂以受试物,再次贴敷在上背部两侧的去毛区,持续封闭和固定 24 小时。对照动物作同样处理。

（5）激发接触后 24、48 和 72 小时观察皮肤反应。

3. 结果观察

（1）按表 2-16 记录各组动物激发接触后不同时间的皮肤反应情况,并进行皮肤反应强度评分。

表 2-16　皮肤反应强度评价

皮肤反应	积分
（1）红斑形成	
无红斑	0
轻微可见红斑	1
中度红斑	2
严重红斑	3
水肿性红斑	4
（2）水肿形成	
无水肿	0
轻度水肿	1
中度水肿	2
严重水肿	3
总积分	（1）+（2）

（2）按表 2-17 进行皮肤变态反应的分级和致敏强度评价。以表格形式报告各组动物的致敏率。

表 2-17　致敏率

致敏率（%）	分级	积分
0～8	Ⅰ	弱致敏物
9～28	Ⅱ	轻度致敏物
29～64	Ⅲ	中度致敏物
65～80	Ⅳ	强度致敏物
81～100	Ⅴ	极强致敏物

【关键技术】

1. 实验首选动物为白色豚鼠,便于结果观察,每组动物数 10～25 只。

2. 致敏浓度允许引起皮肤轻度刺激反应（即最高耐受浓度）。激发浓度一般应低于致敏浓度,不得引起原发刺激性皮肤炎症反应。

3. 为避免出现假阳性或假阴性结果,试验中除要求使用的试剂、绷带、胶布均无刺激性外,并设立阳性或阴性对照组。

4. 为提高皮肤反应的阳性率(增加敏感性),通常采用弗氏完全佐剂,不影响实验评价。

【结果分析与报告】

1. 计算各组动物的皮肤平均反应值。

计算公式:平均反应值 = Σ(1) + (2)/合计动物数。

2. 计算试验组和对照组动物的致敏率。

3. 本试验适用于弱致敏物(化学原料)的筛选。凡能引起 10% 以下动物致敏,即 1/15 或 1/20 动物致敏,可认为该受试物为弱致敏物。依以上分级标准类推。由于人群中变态性接触性皮炎的发生因素复杂,受到诸多因素如化学物的使用浓度、接触频数、持续时间及接触时原皮肤的健康状况等的影响,试验所得阳性结果应结合人群斑贴试验和流行病学调查进行综合性分析和评价。

二、豚鼠封闭斑贴试验

【目的要求】

1. 掌握豚鼠封闭斑贴试验的结果分析与报告。

2. 熟悉豚鼠封闭斑贴试验的操作流程。

【仪器和材料】

1. 器材 剪刀、注射器、棉签、绷带、胶布、滤纸、凡士林、纱布、油纸等。

2. 实验动物 健康、成年的白色豚鼠,雌性豚鼠应选用未孕或未曾产仔的。

3. 试剂 脱毛剂、溶剂或赋形剂〔水溶性受试物可用水或无刺激性表面活性剂作为赋形剂,其他受试物可用 80% 乙醇(诱导接触)或丙酮(激发接触)作为赋形剂〕。

4. 受试物 市售某品牌化妆品或其他化学物质。

【实验内容】

1. 实验原理 豚鼠封闭斑贴试验不使用佐剂,将受试物涂在去毛皮肤上,封闭贴敷,激发接触后 24 小时和 48 小时观察皮肤红斑和水肿形成。阳性反应的动物数超过 15% 判定受试物为变态反应阳性物。该方法能够准确预测出中度至重度致敏物。

2. 方法步骤

(1)选用白色豚鼠,随机分为试验组和对照组,每组动物数 10~20 只。

(2)试验前 24 小时,用脱毛剂将豚鼠背部左侧 3cm×3cm 范围区脱毛。

(3)致敏接触:将受试物 0.1~0.2ml 涂在 2cm×2cm 滤纸上,并将其敷贴在去毛区,第 7 天和第 14 天以同样方法重复一次。

(4)激发接触:即末次致敏后 14~28 天,将 0.1~0.2ml 或低于诱导浓度的受试物斑贴于豚鼠背部右侧 2cm×2cm 去毛区(接触前 24 小时脱毛),然后用两层纱布、一层油纸和无刺激胶布固定 6 小时,将斑贴受试物拿掉,24 小时和 48 小时后观察皮肤反应。

(5)对照组动物仅给予激发接触。

【关键技术】

关键技术与豚鼠最大值试验相同。

【结果分析与报告】

1. 计算各组动物的皮肤平均反应值和致敏率,方法同豚鼠最大值试验。并以表格形式报告。

2. 本试验适用于强致敏物(或成品)的筛选。致敏途径与实际接触方式接近,按皮肤反应强度评分标准评价。根据对照组与试验组豚鼠皮肤反应的差别测定变态反应的程度。这些结果只能在很有限的范围内外推到人类。一般情况下,在豚鼠身上致强过敏物质,可能在人身上引起强烈的变态反应,但在豚鼠身上致弱过敏者有可能或不可能引起人体变态反应。

【思考题】

1. 动物皮肤变态反应试验可采取哪些方法？其结果如何评价？

2. 如何确定受试物的试验浓度水平？

(程东庆)

第三部分　综合训练实验

§1 细菌学检验篇

实验一　球菌的分离鉴定

一、葡萄球菌属

【实验设计思路】

金黄色葡萄球菌是葡萄球菌属中重要的致病菌,在自然界中无处不在,空气、水、灰尘及人和动物的排泄物中都可找到,因而,食品受其污染的机会很多,金黄色葡萄球菌肠毒素引起的食物中毒是个世界性卫生问题。此外,金黄色葡萄球菌可产生多种侵袭性酶及外毒素,致多种化脓性感染,临床常见的感染有疖、痈、创伤等局部化脓性感染和肺炎、菌血症等全身性感染。本实验以金黄色葡萄球菌为例设计试验,着重培养学生从标本中分离和鉴定金黄色葡萄球菌的能力,通过实验使学生掌握和了解葡萄球菌属分离鉴定的一般程序。各学校可根据情况开设成验证性的实验:将各类培养、生化试验合成一天,培养后看结果;也可以开设成综合性实验,让学生一步步地完成分离培养和鉴定的全过程。

【目的要求】

1. 掌握金黄色葡萄球菌的培养与鉴定方法。

2. 掌握金黄色葡萄球菌的形态特征及菌落特点。

3. 了解金黄色葡萄球菌肠毒素测定的方法及卫生学意义。

【仪器和材料】

1. 仪器　显微镜、恒温培养箱、恒温水浴箱、离心机、酶标仪等。

2. 器材　接种环、接种针、酒精灯、滤器、无菌滤纸条、载玻片、小试管、打孔器等。

3. 标本　混合有金黄色葡萄球菌等菌的模拟标本。

4. 试剂　7.5% NaCl 肉汤、血琼脂平板、Baird-Parker 平板或高盐甘露醇平板、甲苯胺蓝核酸琼脂、甘露醇发酵管、脑心浸出液肉汤(BHI)、营养肉汤、营养琼脂斜面、肠毒素产毒液体培养基、10g/L NaCl 琼脂、抗肠毒素血清、革兰染液、EDTA 抗凝新鲜兔血浆或人血浆、金黄色葡萄球菌肠毒素测定 ELISA 试剂盒、3% H_2O_2、生理盐水、灭菌液状石蜡等。

【实验内容】

检验程序见图 3-1。

1. 增菌培养　标本接种 7.5% NaCl 肉汤中增菌,置 35℃ 培养箱培养 18 ~ 24 小时,观察结果。阳性结果为均匀混浊生长。

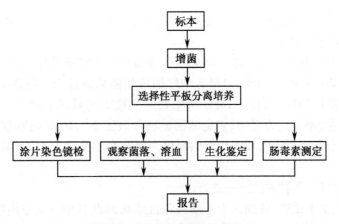

图 3-1 葡萄球菌属检验程序

2. 分离培养 将增菌液分区划线接种于血琼脂平板、Baird-Parker 平板或高盐甘露醇平板,35℃培养 18～24 小时后观察菌落特征,初步判定平板上有几种类型菌落,记录菌落性状,可用白色滤纸片蘸取菌落观察色素。在血琼脂平板上除观察上述内容外,尚需观察菌落周围有无溶血现象。金黄色葡萄球菌在选择性平板上的典型菌落特征如表 3-1 所示。

表 3-1 金黄色葡萄球菌在选择性平板上的典型菌落特征

培养基	菌落特征
血琼脂平板	金黄色,大而凸起,圆形,不透明,表面光滑,周围有透明溶血圈
Baird-Parker 平板	圆形,光滑凸起、湿润、较大,呈灰色至黑色,边缘色淡,周围为浑浊带,在其外层有一透明带
高盐甘露醇平板	黄色,凸起、较大,不透明

3. 形态染色 将疑为金黄色葡萄球菌的菌落涂片,进行革兰染色,显微镜下观察,记录细菌染色性、大小、形状、排列方式。金黄色葡萄球菌的镜下形态为革兰阳性菌,球形,呈葡萄状聚集排列。

4. 生化反应鉴定

(1)触酶试验

1)原理:细菌产生的过氧化氢酶(触酶),能催化过氧化氢生成水和初生态的氧,进而形成分子氧出现气泡。常用于革兰阳性球菌的初步分群,用于鉴别葡萄球菌属(触酶试验阳性)和链球菌属(触酶试验阴性)。

2)方法与结果判断:用无菌接种环分别挑取待检菌可疑菌落、触酶阳性菌株和触酶阴性菌株培养物置于洁净载玻片上,各滴加新鲜配制的 3% H_2O_2 溶液数滴,立即观察结果。若 10 秒内出现大量气泡为阳性,反之为阴性。

(2)血浆凝固酶试验

1)原理:致病性葡萄球菌可产生血浆凝固酶,能使含有抗凝剂的血浆发生凝固,是鉴别葡萄球菌有无致病性的重要指标。金黄色葡萄球菌能产生结合型和游离型两种凝固酶,结合型血浆凝固酶附着于菌体表面,可使血浆中可溶性的纤维蛋白原转变为纤维蛋白与菌体交联而使细菌凝集,用玻片法检测。游离型血浆凝固酶的作用类似凝血酶样物质,可被血浆中的协同因子激活后转变为凝血酶样物质,促使血浆中的纤维蛋白原转化为纤维蛋白,造成血浆凝固,可用试管法检测。

2)方法与结果判断:玻片法:取一滴无菌生理盐水置于洁净玻片上,用无菌接种环挑取待检菌菌落于生理盐水中,充分混匀制备浓厚的均匀菌悬液且无自凝现象(高盐培养基上的细菌可出现自凝假阳性),设已知凝固酶阳性和阴性的葡萄球菌对照。加入一滴新鲜兔血浆与菌悬液混合(不要用力混搅,以免细菌凝块分散变小),10 秒内观察结果。细菌在生理盐水中无凝集而在血浆中出现明显细菌凝块为血浆凝固酶试验阳性;细菌在血浆中均匀混浊则为阴性。

试管法:可选以下两种方法之一进行。

方法一:取三支小试管,各加入 1:4 新鲜兔血浆 0.5ml,其中一支中用接种环取 3~5 个待检菌菌落,充分研磨均匀,另外两支分别取已知凝固酶阳性和阴性的菌株作对照。摇荡均匀,放入 37℃ 恒温箱中培养,每 0.5 小时观察一次,观察 6 小时,检查是否出现凝固。

方法二:取 0.5ml 1:4 新鲜兔血浆和待检菌 BHI 肉汤新鲜培养物 0.3ml 置于无菌试管中(设已知凝固酶阳性和阴性的葡萄球菌对照),混匀后置 37℃ 水浴中,每 0.5 小时观察一次,观察 6 小时。

将试管倾斜或倒置时,试管中血浆凝固呈胶冻状不流动,有明显的纤维蛋白凝胶块,为血浆凝固酶试验阳性;试管内血浆流动不凝固,为阴性。

(3)耐热核酸酶试验

1)原理:致病性葡萄球菌产生一种耐热 DNA 酶,在 100℃、15 分钟或 60℃、2 小时不被破坏,能使 DNA 长链降解成由几个单核苷酸组成的 DNA 短链,短链与甲苯胺蓝结合,使甲苯胺蓝 DNA 琼脂显示粉红色。非致病性葡萄球菌虽然也能产生 DNA 酶,但不耐热。因而可用于鉴定葡萄球菌的致病力,以区别金黄色葡萄球菌(耐热核酸酶试验阳性)与其他葡萄球菌如表皮葡萄球菌、腐生葡萄球菌(耐热核酸酶试验阴性)。

2)方法与结果判断:①玻片法:取 3ml 溶化的甲苯胺蓝核酸琼脂均匀平铺于载玻片上,待琼脂凝固后,用打孔器在琼脂上打上直径为 2~5mm 的小孔(每张载玻片 6~10 个,抽出小孔中的琼脂块),每孔分别加一滴预先经沸水浴处理 15 分钟的待检纯菌营养肉汤培养物、已知耐热 DNA 酶阳性与阴性的葡萄球菌营养肉汤培养物,35℃ 培养 3 小时,观察小孔周围有无粉红色圈及其大小。在小孔周围形成直径约 1mm 的浅粉红色晕圈为阳性,不变色为阴性。②平板法:在已形成菌落的平板上挑选待检菌落并做好标记,60℃ 烤箱 2 小时加热灭活不耐热 DNA 酶,取出后于平板上倾注 10ml 溶化的甲苯胺蓝核酸琼脂,35℃ 孵育 3 小时,观察菌落周围有无粉红色圈。菌落周围有粉红色圈为阳性,不变色为阴性。③划线刺种法:将待检纯菌新鲜营养肉汤培养物经沸水浴处理 15 分钟,用接种针刺种于甲苯胺蓝核酸平板,35℃ 培养 24 小时,观察刺种线周围是否出现淡粉色。刺种线周围出现淡粉色为阳性,不变色为阴性。

(4)甘露醇发酵试验

1)原理:致病性葡萄球菌多能发酵甘露醇产酸,发酵管内的 pH 降低,使管内溴甲酚紫由紫色变为黄色。常用于鉴定葡萄球菌的致病力,以区别金黄色葡萄球菌(甘露醇发酵试验阳性)与其他葡萄球菌如表皮葡萄球菌、腐生葡萄球菌(甘露醇发酵试验阴性)。

2)方法与结果判断:将待检菌落接种于甘露醇发酵管,在培养基液面上加入约 10mm 的灭菌液状石蜡,35℃ 培养 1~4 天后观察结果。发酵管内培养基变混浊、由紫色变为黄色为甘露醇发酵试验阳性,仍为紫色为阴性。

5. 肠毒素测定

（1）肠毒素的制备：将待检菌及已知产肠毒素的菌株接种营养琼脂斜面，35℃培养24小时，用5ml生理盐水洗下菌落，倾入60ml肠毒素产毒液体培养基中，35℃振荡培养48小时，振速为100r/min。吸出培养液离心8000r/min 20分钟，取上清液隔水加热处理100℃ 10分钟备用。

（2）琼脂扩散法

1）原理：金黄色葡萄球菌肠毒素作为抗原与肠毒素抗血清在琼脂平板上形成白色沉淀线。

2）方法与结果判断：将3ml融化后的10g/L NaCl琼脂倾注于载玻片，待凝固后在琼脂中央和四周分别打1个和4个小孔，取出孔内琼脂，在中央小孔内加入肠毒素抗血清，在四周小孔内分别加入制备好的待检菌肠毒素液、已知产肠毒素的葡萄球菌肠毒素液（阳性对照）和阴性对照（液体培养基），35℃孵育24小时后观察结果，与阳性对照和阴性对照相比较，如中央孔和待检菌孔之间出现白色沉淀线为阳性；无白色沉淀线为阴性。

（3）ELISA法

1）原理：利用双抗体夹心ELISA法，测定样品中金黄色葡萄球菌产生的肠毒素。

2）方法与结果判断：将金黄色葡萄球菌肠毒素抗体用0.1mol/L pH 9.5碳酸盐缓冲液稀释成5μg/ml，取200μl加入聚苯乙烯酶标板每孔中，36℃孵育30分钟，用0.02mol/L pH 7.2吐温-20缓冲液洗涤5次。然后加入制备好的肠毒素液200μl，36℃孵育60分钟后，同样洗涤。每孔加入酶标抗体200μl，36℃孵育30分钟，同样洗涤。加入酶反应底物，36℃孵育30分钟后加入2mol/L硫酸50μl，放置酶标仪上450nm波长检测A值。测定孔与阴性对照孔的A比值≥2为阳性，<2为阴性。

【关键技术】

1. 做血浆凝固酶试验时，应同时设阳性和阴性对照，以确保结果的正确性；玻片法10秒内观察结果，如超过10秒可出现假阳性；有10%～15%的金黄色葡萄球菌呈假阴性，当怀疑待测菌是金黄色葡萄球菌时，对玻片法凝固酶阴性的菌应做试管法凝固酶试验确证。试管法血浆中出现羊毛状或纤维状沉淀物并非真正凝固，应判为阴性。若为阴性，应继续观察至24小时，仍不凝固者为阴性。

2. 琼脂扩散法检测肠毒素，在琼脂板上加满标本后放入湿盒内，注意观察时间不应超过24小时，否则沉淀线会模糊不易观察。

3. 不应挑取血平板上的菌落作触酶试验，因血细胞含有的过氧化氢酶易使结果出现假阳性。

【结果分析与报告】

1. 金黄色葡萄球菌的鉴定依据　产生脂溶性金黄色色素，血平板上菌落周围产生透明溶血环，发酵甘露醇，血浆凝固酶阳性，耐热核酸酶阳性，涂片镜检为革兰阳性葡萄状排列的球菌。

2. 如实记录实验结果，包括增菌培养结果、在选择性平板上典型菌落特征、镜下特征、生化鉴定结果、肠毒素检测结果，根据金黄色葡萄球菌的鉴定依据，报告样品中是否检出金黄色葡萄球菌。

【思考题】

1. 如何应用葡萄球菌的培养特性与生化特征进行分离培养及鉴定？

2. Baird-Parker 培养基分离金黄色葡萄球菌的原理是什么?

3. 如何证实葡萄球菌肠毒素在食品中的存在?

二、链球菌属

【实验设计思路】

链球菌属广泛分布于自然界及健康人和动物的口腔、鼻腔、咽喉中,可通过直接接触、空气飞沫传播,经皮肤、黏膜、伤口而感染。被污染的食品如奶、肉、蛋及其制品也会感染人类,上呼吸道感染患者、人畜化脓性感染部位常成为食品污染的污染源。链球菌属常引起各种化脓性感染、猩红热,还可致风湿热和肾小球肾炎等变态反应型疾病。本实验以溶血性链球菌、肺炎链球菌、草绿色链球菌为例设计实验,着重培养学生从模拟标本中分离和鉴定、鉴别上述几种链球菌的能力,使学生熟悉其分离鉴定的程序。各学校可根据情况开设成验证性的实验:将各类培养、生化试验、血清学鉴定合成一天,培养后看结果;也可以开设成综合性实验,让学生一步步地完成分离培养和鉴定的全过程;条件允许的学校可开设动物实验。

【目的要求】

1. 掌握溶血性链球菌的培养与鉴定方法。

2. 掌握链球菌的菌落特点与形态特征。

3. 熟悉抗链球菌溶血素"O"试验的试验原理、方法及临床意义。

【仪器和材料】

1. 仪器　显微镜、恒温培养箱、恒温水浴箱等。

2. 器材　接种环、酒精灯、载玻片、盖玻片等。

3. 标本和菌种　将 A 群、B 群 β 溶血性链球菌、肺炎链球菌、草绿色链球菌混合于鼻咽分泌物中成模拟标本,金黄色葡萄球菌。

4. 动物　小白鼠。

5. 试剂　血琼脂平板、血清肉汤、菊糖发酵管、杆菌肽纸片、Optochin 纸片、链球菌快速血清分群试剂盒、肺炎链球菌分型诊断血清、革兰染色液、1% 亚甲蓝水溶液、新鲜草酸钾兔血浆、100g/L 去氧胆酸钠溶液、3% H_2O_2、0.25% $CaCl_2$、无菌生理盐水等。

【实验内容】

检验程序见图 3-2。

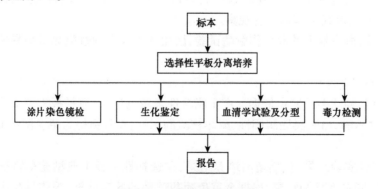

图 3-2　链球菌属检验程序

1. 分离培养　将标本分区划线接种于血琼脂平板,35℃ 培养 18~24 小时后观察菌落特征。记录菌落大小、形态、表面、边缘、透明度及颜色;观察菌落周围有无溶血及溶血类型。

草绿色链球菌菌落周围出现草绿色溶血环(即 α 溶血,不完全溶血),A 群、B 群 β 溶血性链球菌菌落周围出现透明溶血环(即 β 溶血,完全溶血),肺炎链球菌菌落与草绿色链球菌菌落相似,但培养 48 小时后,因自溶酶作用使菌体发生自溶,菌落中心凹陷呈"脐状"。

2. 染色镜检　挑取血琼脂平板上的可疑菌落涂片,用革兰染色法进行染色,并用显微镜观察。记录不同细菌的染色性、大小、形状、排列。链球菌为球形或卵圆形的革兰阳性球菌,呈双或链状排列。链的长度因菌种和培养基不同有所差异,液体培养基中,链较长。肺炎链球菌宽端相对,尖端向外,成双排列。

3. 生化反应鉴定

(1)触酶试验:用无菌接种环分别挑取待检菌菌落置于洁净载玻片上,各滴加新鲜配制的 3% H_2O_2 溶液数滴,立即观察结果。若立即出现大量气泡为阳性;无气泡为阴性。同时用触酶阳性菌株(金黄色葡萄球菌)和触酶阴性菌株作对照,链球菌属为阴性。

(2)杆菌肽敏感试验

1)原理:A 群 β 溶血性链球菌对杆菌肽几乎 100% 敏感,而其他链球菌对杆菌肽通常耐药。主要用于 A 群(杆菌肽敏感试验阳性)与非 A 群链球菌(杆菌肽敏感试验阴性)的鉴别。

2)方法与结果判断:挑取待检菌培养物,密集涂布于血琼脂平板上,将 0.04U/片的杆菌肽纸片贴于血琼脂平板上,35℃培养 18 ~ 24 小时后观察抑菌环大小。在杆菌肽纸片周围出现 >10mm 的抑菌环为敏感,<10mm 的抑菌环为耐药。

(3)CAMP 试验

1)原理:B 群 β 溶血性链球菌(无乳链球菌)能产生"CAMP"因子,可促进金黄色葡萄球菌 β-溶血素的活性,在 B 群链球菌和葡萄球菌的交界处溶血能力增强,出现半月形透明溶血区。主要用于 B 群链球菌(CAMP 试验阳性)和其他链球菌(CAMP 试验阴性)的鉴别。

2)方法与结果判断:先将产 β-溶血素的金黄色葡萄球菌划一竖线接种于血琼脂平板上,再于该直线的垂直平分线处用被检菌接种一条垂直短线,两线相距 5mm 左右,于 35℃培养 18 ~ 24 小时,观察结果。每次试验需同时设已知阳性对照菌(B 群链球菌)和阴性对照菌(A 群或 D 群链球菌)。在两种细菌划线的交接处出现半月形的增强溶血区为阳性,否则为阴性。

(4)Optochin 敏感试验

1)原理:Optochin(盐酸乙基氢化羟基奎宁,ethylhydrocupreine hydrochloride)能干扰肺炎链球菌叶酸合成,抑制该菌生长,故肺炎链球菌对 Optochin 敏感,其他链球菌对其耐药。主要用于肺炎链球菌和其他草绿色链球菌的鉴别。

2)方法与结果判断:挑取具有草绿色溶血环待检菌的菌落,密集涂布于血琼脂平板上,将 Optochin 纸片(5μg/片)贴于血琼脂平板上,35℃培养 18 ~ 24 小时后观察抑菌环大小。抑菌环直径≥14mm 为敏感;抑菌环直径 <14mm 为耐药。近年来,已发现对 Optochin 耐药的肺炎链球菌。因此,若抑菌环直径较小,应再进行胆汁溶菌试验来证实是否为肺炎链球菌。

(5)胆汁溶菌试验

1)原理:胆汁或胆盐能活化肺炎链球菌的自溶酶,促进细菌细胞膜破损或菌体裂解引起菌体自溶。主要用于肺炎链球菌和草绿色链球菌的鉴别。

2)方法与结果判断:①平板法:取 100g/L 去氧胆酸钠溶液一滴,滴加于呈草绿色溶血的待检菌菌落上,置 35℃孵育 15 ~ 30 分钟后观察结果,菌落消失为阳性,菌落不消失为阴性。②试管法:将待检菌血清肉汤培养液 1ml 分别加入 2 支试管,再于各管分别加入 100g/L 去氧胆酸钠溶液和生理盐水(对照管)0.1ml,摇匀后置 37℃水浴 30 分钟,观察结果,液体由混浊变为透明为阳性,与对照管一样仍混浊为阴性。

(6)菊糖发酵试验

1)原理:大多数新分离的肺炎链球菌能发酵菊糖产酸,培养基 pH 降低,使培养基内的溴甲酚紫由紫色变为黄色。主要用于肺炎链球菌和草绿色链球菌的鉴别。

2)方法与结果判断:将待检菌接种于菊糖发酵管中,35℃培养 18~24 小时观察结果。培养基由紫色变为黄色为阳性,不变色为阴性。

(7)链激酶试验(溶纤维蛋白酶试验)

1)原理:A 群溶血性链球菌能产生链激酶,使血液中的纤维蛋白酶原变成纤维蛋白酶,可溶解凝固的血浆蛋白,出现液化现象。此酶有助于细菌及其毒性产物在感染病灶内扩散,增强细菌的侵袭力。此试验可用于测定链球菌的致病性。

2)方法与结果判断:取 0.2ml 草酸钾兔血浆和 0.8ml 无菌生理盐水混匀,加入 0.5ml 待检菌 24 小时血清肉汤培养物混匀。加入 0.25ml 0.25% $CaCl_2$,置 37℃水浴 2 分钟,观察血浆是否凝固。待血浆凝固后继续观察并记录液化时间。如 2 小时内不液化,继续放置 24 小时后观察。同时设阳性对照(已知链激酶阳性菌株)和阴性对照(肉汤)。血浆先凝固,随后逐渐液化。血浆液化时间长短与链激酶的含量有关。15 分钟内凝固的血浆完全液化为强阳性,24 小时仍不液化为阴性。

4. 链球菌快速分群血清学试验

(1)原理:根据链球菌细胞壁中的"C"多糖抗原的不同,可将链球菌分成 20 个血清群。对人致病的链球菌菌株 90% 左右属于 A 群,少数属于 B、C、D、F、G 群。分别用这 6 群抗原的免疫兔血清致敏胶乳颗粒,与具有相应群特异性多糖抗原的链球菌发生间接胶乳凝集反应。主要用于链球菌的快速分群鉴定。

(2)方法:挑取 2~3 个待检菌落转种于含有 0.4ml 提取酶的试管中,并使其变为乳化均匀的菌悬液,置 37℃水浴 10~15 分钟备用。在操作卡的相应区域各加一滴 A、B、C、D、F、G 致敏胶乳,再加入处理过的菌悬液一滴分别与 6 种胶乳轻摇混匀观察结果。同时设立阳性对照(在操作卡相应区域加一滴控制液与一滴任意一种致敏胶乳试剂混匀)。

(3)结果判断:在 2~10 分钟内发生胶乳凝集为阳性,观察与 6 群中哪群胶乳颗粒凝集则可判断待检菌的相应血清群。

5. 荚膜肿胀试验(capsule swelling test,亦称为 Quellung 试验)

(1)原理:标本中肺炎链球菌的荚膜抗原若与同型特异性抗血清结合形成复合物时,可使细菌荚膜显著增大出现肿胀,这种变化可在显微镜下观察。主要用于肺炎链球菌的型别鉴定。

(2)方法:取洁净载玻片一张,两侧各加新鲜的待检菌悬液 1~2 环,于一侧加等量肺炎球菌分型诊断血清混合,另一侧加正常兔血清混匀;于两侧各加 1% 亚甲蓝水溶液 1 环混匀,分别加盖玻片,置湿盒中室温放置 5~10 分钟后镜检。

(3)结果判断:若待检菌侧在蓝色细菌周围可见厚薄不等、边界清晰的无色环状物而对照侧无此现象,为荚膜肿胀试验阳性;两侧均不产生无色环状物则为荚膜肿胀试验阴性。

6. 小白鼠毒力试验

(1)原理:小白鼠对肺炎链球菌十分敏感,少量有荚膜的肺炎链球菌可使小白鼠感染致死。此试验可用于肺炎链球菌(小白鼠毒力试验阳性)和草绿色链球菌(小白鼠毒力试验阴性)的鉴别。

(2)方法:将 24 小时待检菌血清肉汤培养液稀释为 1.0×10^8 cfu/ml,注射 0.5ml 于小白鼠腹腔,饲养 1~2 天,观察小白鼠存活情况。

(3)结果判断:若在 1~2 天内小白鼠死亡为阳性,解剖做腹膜印片、革兰染色镜检可见革兰阳性、有荚膜的双球菌。小白鼠不死亡为阴性。

【关键技术】

1. 做生化及血清学试验时,应同时设阳性和阴性对照,以确保结果的正确性。

2. 溶血性链球菌与肺炎链球菌营养要求高,注意接种时间,避免细菌死亡。

3. 在做杆菌肽敏感试验时,涂布接种待检菌,接种量应大,以免出现假阳性。除 A 群 β 溶血性链球菌外,从临床分离的菌株中有 5%~15% 非 A 群链球菌也对杆菌肽敏感,可借生化试验加以区分。

4. 胆汁溶菌试验平板观察时,应注意被检菌落是否真正溶解还是被试剂冲走移位。

5. 试管法胆汁溶菌试验中,去氧胆酸钠溶液在酸性条件下容易发生沉淀,故做试验时若培养物为酸性,应先纠正 pH 为弱碱性后再进行试验;另外,胆盐(或胆汁)只使活菌自溶,对死菌无作用。

【结果分析与报告】

1. 溶血性链球菌的鉴定依据　血平板上形成透明溶血环,革兰阳性球菌,呈双或链状排列,触酶试验阴性,A 群溶血性链球菌杆菌肽敏感试验阳性;B 群溶血性链球菌 CAMP 试验阳性。

2. 肺炎链球菌的鉴定依据　血平板上形成草绿色溶血环,革兰阳性球菌,宽端相对,尖端向外,成双排列,触酶试验阴性,胆汁溶菌试验阳性,Optochin 敏感试验阳性,能发酵菊糖。

3. 如实记录实验结果,包括在选择性平板上典型菌落特征、镜下特征、生化鉴定结果、血清学鉴定结果、毒力检测结果等,对分离得到的可疑菌作出初步鉴定、最终鉴定。

【思考题】

1. 阐述 A 群、B 群链球菌、肺炎链球菌的鉴定依据。

2. 如何区分肺炎链球菌与草绿色链球菌?

3. 如何测定溶血性链球菌和肺炎链球菌的致病性?

三、奈瑟菌属

【实验设计思路】

奈瑟菌属中最常见的致病菌有脑膜炎奈瑟菌和淋病奈瑟菌。脑膜炎奈瑟菌是流行性脑脊髓膜炎(流脑)的病原菌,人是脑膜炎奈瑟菌的唯一宿主。脑膜炎奈瑟菌根据荚膜多糖的结构分为 13 个血清群,其中 A、B、C 等血清群菌株引起的流脑病例可占所有流脑病例的 90% 以上。淋病奈瑟菌是淋病的病原体。本实验以脑膜炎奈瑟菌、淋病奈瑟菌为例设计实验,让学生熟悉脑膜炎奈瑟菌、淋病奈瑟菌的镜下形态、生化特性和初步鉴定依据,以验证性为主。

【目的要求】

1. 掌握脑膜炎奈瑟菌、淋病奈瑟菌的鉴定要点。

2. 熟悉脑膜炎奈瑟菌、淋病奈瑟菌的菌落特点、菌体形态及染色性。

【仪器和材料】

1. 仪器　显微镜、二氧化碳培养箱、恒温培养箱等。

2. 器材　接种环、酒精灯、载玻片、滤纸条等。

3. 标本和菌种　脑膜炎奈瑟菌和淋病奈瑟菌混合成模拟标本、铜绿假单胞菌、大肠埃希菌。

4. 试剂　血琼脂平板、巧克力色琼脂平板、葡萄糖发酵管、麦芽糖发酵管、蔗糖发酵管、革兰染色液、氧化酶试剂、生理盐水等。

【实验内容】

1. 分离培养　将标本接种在血平板及巧克力色琼脂平板上,35℃、5 ~ 10% CO_2 孵育18 ~ 20 小时后观察菌落,记录菌落形态。

脑膜炎奈瑟菌在血琼脂平板上不溶血、不产生色素,在巧克力色琼脂平板上的菌落直径为 1 ~ 2mm,呈圆形凸起、光滑湿润、无色透明、边缘整齐,似露滴状;淋病奈瑟菌在巧克力琼脂平板上呈圆形凸起、半透明或不透明、无色或灰白色、边缘整齐、直径为 0.5 ~ 1.0mm 的小菌落,经传代培养后,菌落增大并变扁平。

2. 染色镜检　将上述菌落涂片,革兰染色,镜下观察。脑膜炎奈瑟菌和淋病奈瑟菌都为革兰阴性、肾形或豆形、成双排列、凹面相对的球菌。

3. 生化反应鉴定

(1)氧化酶试验

1)原理:奈瑟菌属的细菌具有细胞色素氧化酶,首先可使细胞色素 C 氧化,再由氧化型细胞色素 C 使盐酸二甲基对苯二胺或盐酸四甲基对苯二胺氧化,生成有色的醌类化合物。氧化酶试验阳性是奈瑟菌属的共同特征。

2)方法与结果判断:用白色滤纸条蘸取被检菌落,滴加氧化酶试剂(10g/L 盐酸二甲基对苯二胺)1 滴于滤纸条的菌落上,立刻出现红色,继而逐渐加深呈紫红色为阳性(如加盐酸四甲基对苯二胺试剂,则呈现蓝紫色为阳性);不变色为阴性。同时设置铜绿假单胞菌作为阳性对照,大肠埃希菌为阴性对照。

(2)葡萄糖、麦芽糖和蔗糖发酵试验

1)原理:脑膜炎奈瑟菌可分解葡萄糖和麦芽糖,淋病奈瑟菌只分解葡萄糖,分解后产酸使培养基 pH 降低,使培养基中指示剂溴甲酚紫由紫色变为黄色。该试验是鉴别脑膜炎奈瑟菌、淋病奈瑟菌的重要生化反应。

2)方法与结果判断:将待检菌分别接种葡萄糖、麦芽糖和蔗糖发酵管,35℃培养 18 ~ 24 小时。用不加糖的肉汤做对照。培养基变黄为阳性,培养基仍呈紫色为阴性。

【关键技术】

1. 脑膜炎奈瑟菌和淋病奈瑟菌抵抗力弱,运送标本、接种及转种过程中注意要保温、保湿。脑膜炎奈瑟菌和淋病奈瑟菌营养要求高、抵抗力弱,初次分离时需注意使用高营养培养基和5% ~ 10% 的 CO_2。

2. 淋病奈瑟菌在平板上培养24 小时后可出现自溶,应及时转种。

3. 氧化酶试验应避免接触含铁的物质,否则会出现假阳性。

4. 污染的标本如上呼吸道标本、尿道分泌物等需要选择性培养基进行分离培养。

【结果分析与报告】

1. 脑膜炎奈瑟菌的鉴定依据　在巧克力色琼脂平板上形成露滴状菌落;血琼脂平板上

形成不溶血的无色透明菌落;革兰阴性球菌、肾形成双排列;氧化酶试验阳性;能发酵葡萄糖与麦芽糖。

2. 淋病奈瑟菌的鉴定依据 在巧克力色琼脂平板上呈圆形凸起、半透明或不透明、无色或灰白色的小菌落;革兰阴性球菌、肾形成双排列;氧化酶试验阳性;仅能发酵葡萄糖。

3. 如实记录实验结果,包括镜下特征、平板上菌落形态、生化试验结果,判断是否符合脑膜炎奈瑟菌、淋病奈瑟菌的鉴定依据。

【思考题】

1. 脑膜炎奈瑟菌与淋病奈瑟菌在分离培养方法、鉴定依据上有何不同?

2. 请阐述致病性奈瑟菌的培养特性。

(唐 玲)

实验二 革兰阳性杆菌的分离鉴定

【实验设计思路】

蜡样芽胞杆菌为革兰阳性杆菌,属于需氧芽胞杆菌属。广泛分布于自然界中,污染米饭、淀粉、乳及乳制品、果汁等食品后迅速繁殖,并产生大量肠毒素,进食后可引起食物中毒。本菌所引起的食物中毒在我国较为多见。本实验着重培养学生从标本中分离和鉴定蜡样芽胞杆菌的能力,通过实验使学生熟悉蜡样芽胞杆菌分离鉴定的一般程序。各学校可根据情况开设成验证性的实验:将各类培养、生化试验合并成一天,培养后看结果;也可以开设成综合性实验,让学生一步步地完成分离培养和鉴定的全过程;条件允许的学校可开设动物实验。

【目的要求】

1. 掌握蜡样芽胞杆菌的形态染色、培养特征及鉴定方法。

2. 熟悉蜡样芽胞杆菌鉴定常用生化反应及鉴定试验的原理和方法。

3. 了解蜡样芽胞杆菌的致病特点及肠毒素的测定方法。

【仪器和材料】

1. 仪器 显微镜、恒温培养箱、菌落计数器等。

2. 器材 接种环、接种针、酒精灯、无菌滤纸条、载玻片、L型玻棒等。

3. 标本 混合了蜡样芽胞杆菌的模拟炒饭标本。

4. 动物 小白鼠。

5. 试剂 营养琼脂平板、血琼脂平板、卵黄琼脂平板、甘露醇卵黄多黏菌素琼脂(MYP)平板、葡萄糖发酵管、甘露醇发酵管、木糖发酵管、葡萄糖蛋白胨水、柠檬酸盐培养基、醋酸铅明胶培养基、L-酪氨酸琼脂培养基、溶菌酶肉汤、10%卵黄琼脂平板、半固体培养基、胰酪胨大豆羊血琼脂平板、革兰染色液、鞭毛染色液、芽胞染色液、0.5%碱性复红染液、3%H_2O_2、甲醇、无菌生理盐水等。

【实验内容】

检验程序见图3-3。

1. 分离培养 将标本用无菌生理盐水做适当稀释后,分别接种营养琼脂平板、血琼脂平板、卵黄琼脂平板或MYP

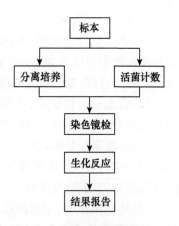

图3-3 革兰阳性杆菌检验程序

平板,置35℃温箱孵育18～24小时,观察典型菌落特征。蜡样芽胞杆菌在选择性平板上的典型菌落特征见表3-2。

表3-2　蜡样芽胞杆菌在选择性平板上的典型菌落特征

培养基	菌落特征
营养琼脂平板	菌落较大,灰白色,不透明,表面粗糙似毛玻璃状或融蜡状,边缘不齐
血琼脂平板	草绿色溶血,少数乙型溶血
卵黄琼脂平板	周围有沉淀环
MYP平板	粉红色菌落,周围有粉红色的晕

2. 染色镜检　挑取符合表3-2描述的可疑蜡样芽胞杆菌单菌落涂片,进行革兰染色、鞭毛染色及芽胞染色,然后镜检。镜下可见蜡样芽胞杆菌为革兰阳性大杆菌,两端钝圆,链状排列。芽胞位于菌体中央或次末端,小于菌体不使菌体胀大。鞭毛染色可见周鞭毛。

3. 活菌计数(涂布法)　因暴露于空气中的食品在一定程度上受到蜡样芽胞杆菌的污染,故不能因分离出本菌就认为是引起食物中毒的病原菌。一般认为,蜡样芽胞杆菌数大于10^5cfu/g(或10^5cfu/ml),才有发生食物中毒的可能性。

(1)原理:MYP琼脂中的卵黄含有卵磷脂,蜡样芽胞杆菌能产生卵磷脂酶,在菌落周围可产生沉淀环;该菌不分解甘露醇,在MYP平板上生长时形成红色菌落;多黏菌素B可抑制杂菌的生长。将标本稀释成不同浓度后涂布于MYP平板上,通过计数平板上的菌落数,计算出蜡样芽胞杆菌的活菌数。

(2)方法:将标本用无菌生理盐水稀释成不同浓度:10^{-1}、10^{-2}、10^{-3}、10^{-4}、10^{-5}等。取上述不同稀释度的标本0.1ml加于MYP平板上,再用L型玻棒均匀涂布,置35℃温箱孵育6小时。

(3)结果观察:计数有乳白色混浊环的粉红色菌落数。计数后从每个平板上选出5个已计数的菌落,作下述生化鉴定进行验证,根据生化反应结果得到确证为蜡样芽胞杆菌的菌落比例数,按此比例计算出该平板内的蜡样芽胞杆菌菌落数,然后再乘稀释倍数,即可得到该样品中蜡样芽胞杆菌的活菌数。例如10^{-4}的MYP平板上的可疑菌落为25个,取其中5个菌落分别接种于营养琼脂斜面进行纯培养,35℃培养24小时后进行形态观察和验证试验,如证实4个为蜡样芽胞杆菌,乘上其稀释倍数(如10^{-4}),再乘上检样数(如0.1ml),则为:$25 \times 4/5 \times 10^4 \times 10 = 2 \times 10^6$/ml。

4. 生化反应鉴定

(1)碳水化合物试验:将待检蜡样芽胞杆菌菌落分别接种于葡萄糖、甘露醇、木糖发酵管及葡萄糖蛋白胨水培养基(V-P试验)、柠檬酸盐培养基,置培养箱35℃培养18～24小时,蜡样芽胞杆菌能分解葡萄糖、产酸不产气,不发酵木糖、甘露醇,V-P试验阳性。

(2)含氮化合物试验:将待检蜡样芽胞杆菌菌落接种于醋酸铅明胶培养基,置培养箱35℃培养18～24小时。蜡样芽胞杆菌液化明胶,但不生产H_2S。

(3)L-酪氨酸分解试验:将待检蜡样芽胞杆菌菌落接种于L-酪氨酸琼脂培养基上,35℃培养48小时,阳性反应菌落周围培养基应出现澄清透明区(表示产生酪蛋白酶)。阴性时应继续培养72小时再观察。

(4)溶菌酶试验:用接种环取蜡样芽胞杆菌菌落接种于溶菌酶肉汤中,35℃培养24小时。蜡样芽胞杆菌在含0.001%的溶菌酶培养基中能生长。

（5）卵磷脂酶试验（乳光反应）

1）原理：蜡样芽胞杆菌能产生卵磷脂酶，在有 Ca^{2+} 存在时可迅速分解卵磷脂，生成甘油酯和水溶性磷脂胆碱，形成乳白色混浊环，称为乳光反应或卵黄反应。

2）方法：用接种针取待检蜡样芽胞杆菌菌落，点种于 10% 卵黄琼脂平板上，置 35℃ 温箱孵育 3 小时。蜡样芽胞杆菌在卵黄平板上生长迅速，经 3 小时培养后，虽看不见菌落，但因卵磷脂被分解，在点种细菌处可见白色混浊环。

5. 鉴别试验

（1）动力试验：用接种针挑取培养物穿刺接种于半固体培养基中，30℃ 培养 24 小时。有动力蜡样芽胞杆菌应沿穿刺线呈扩散生长，而蕈状芽胞杆菌常常呈绒毛状生长，形成所谓的蜂巢状扩散，也可用悬滴法检查。蜡样芽胞杆菌和苏云金芽胞杆菌通常运动极为活泼，而炭疽芽胞杆菌则不运动。

（2）根状生长试验：用接种环取培养物接种于营养琼脂平板上，30℃ 培养 18~24 小时。蜡样芽胞杆菌的多数菌株形成粗糙的似毛玻璃状或融蜡状的菌落，蕈状芽胞杆菌则形成根状生长的特征。

（3）溶血试验：取培养物接种于胰酪胨大豆羊血琼脂平板上，30~32℃ 培养 24 小时。蜡样芽胞杆菌落周围呈现 β 型完全溶血的溶血环；苏云金芽胞杆菌和蕈状芽胞杆菌呈现弱的溶血现象；炭疽芽胞杆菌通常为不溶血。

（4）蛋白质结晶毒素试验：本菌在生化性状上与苏云菌芽胞杆菌极为相似，但后者可根据细胞内产生蛋白质毒素结晶加以鉴别。取经 30℃ 培养 24 小时并于室温放置 2~3 天的营养琼脂培养物少许于载玻片上，滴加蒸馏水混涂成薄膜。经自然干燥，微火固定后，在涂膜上加甲醇半分钟后倾掉，再通过火焰干燥，在载片上滴满 0.5% 碱性复红染液，放火焰上加热微见蒸汽（勿使染液沸腾）后持续 1.5 分钟，移去火焰，使载片放置 0.5 分钟再倾去染液。用洁净自来水彻底清洗、晾干、镜检。在油镜下检查有无游离芽胞和深染的似菱形的红色结晶小体（如未形成游离芽胞，培养物应放室温再保存 1~2 天后检查），如有即为苏云金芽胞杆菌，蜡样芽胞杆菌检查为阴性。

蜡样芽胞杆菌与其他类似菌的鉴别见表 3-3。

表 3-3　蜡样芽胞杆菌与其他类似菌的鉴别

项目	巨大芽胞杆菌	蜡样芽胞杆菌	苏云金芽胞杆菌	蕈状芽胞杆菌	炭疽芽胞杆菌
过氧化氢酶	+	+	+	+	+
动力	±	±	±		
硝酸盐还原	−	+	+	+	+
酪蛋白分解	±	+	±	±	±
卵黄反应	−	+	+	+	+
葡萄糖利用（厌氧）	−	+	+	+	+
甘露醇	+				
木糖	±				
溶血	−	+	+	±	±
已知致病菌特性		产生肠毒素	对昆虫致病的内毒素结晶	假根样生长	对动物和人致病

注：+：90%~100% 的菌株阳性；−：90%~100% 的菌株阴性；±：大多数菌株阳性

6. 生化分型　根据蜡样芽胞杆菌对柠檬酸盐利用、硝酸盐还原、淀粉水解、V-P 反应和明胶液化试验,分成不同型别,见表 3-4。

表 3-4　蜡样芽胞杆菌生化分型

型别	生化试验				
	柠檬酸盐利用	硝酸盐还原	淀粉水解	V-P 反应	明胶液化
1	+	+	+	+	+
2	−	+	+	+	+
3	+	+	−	+	+
4	−		+	+	+
5	−	−	−	+	+
6	+	−	−	+	+
7	+	−	+	+	+
8	−	+	−	+	+
9	−			−	+
10		+	+		+
11	+	+	+	−	+
12	−	+	−		+
13	−		+		−
14	+				+
15	+	−	+	−	+

7. 动物试验

(1)毒力试验:将标本加少量生理盐水研磨或蜡样芽胞杆菌培养物 0.3～0.5ml 接种于 18～20g 小白鼠腹腔内。小白鼠于接种后 12～18 小时内死亡,解剖死亡小白鼠,取心血涂片,做革兰染色,可见蜡样芽胞杆菌典型形态。

(2)毒素测定:蜡样芽胞杆菌引起的食物中毒有两种类型:一类是由不耐热肠毒素(LT)引起的腹泻型,于进食后 10～12 小时发病;另一类是由耐热肠毒素(ST)所引起的呕吐型,于进食后 1～6 小时发病。可用家兔肠管结扎试验鉴定,产生呕吐型肠毒素的菌株家兔肠管结扎试验阴性,而产生腹泻型肠毒素的菌株肠管结扎试验阳性。

【关键技术】

1. 为避免杂菌生长,食物中毒的标本在分离细菌时应接种于选择性培养基(如甘露醇卵黄多黏菌素琼脂平板)。

2. 菌落计数时,要选择合适的稀释度、培养及观察时间。要注意蜡样芽胞杆菌的菌落特点,避免错漏。

3. 蛋白质结晶毒素试验时,如发现游离芽胞形成的不丰富,应将培养物置室温 2～3 天再行检查。

4. 对蜡样芽胞杆菌引起食物中毒的细菌学检验,除分离鉴定细菌及活菌计数外,必要时还应进行肠毒素测定。除动物实验外,还可采用 EILSA 法定量测定肠毒素。

【结果分析与报告】

1. 蜡样芽胞杆菌的鉴定依据 ①革兰阳性大杆菌,有芽胞、鞭毛;②菌落大,不透明,表面粗糙有蜡样光泽,血平板上溶血环明显;③有动力,能产生卵磷脂酶和酪蛋白酶,过氧氢酶试验阳性,溶血,不发酵甘露醇和木糖,常能液化明胶和使硝酸盐还原,在厌氧条件下能发酵葡萄糖;④有毒株能致死小白鼠;⑤不含对昆虫致病的内毒素结晶(苏云金芽胞杆菌——细胞内产生蛋白质毒素结晶)

2. 如实记录实验结果,包括在选择性平板上典型菌落特征、镜下特征、计数结果、生化鉴定结果、毒素检测结果等,根据蜡样芽胞杆菌的鉴定依据,报告样品中是否检出蜡样芽胞杆菌,并定量样品含有的蜡样芽胞杆菌数。

【思考题】

1. 叙述 MPY 培养基的原理及蜡样芽胞杆菌的菌落特征。

2. 阐述蜡样芽胞杆菌引起的食物中毒的实验室诊断要点。

(唐 玲)

实验三 肠杆菌科细菌的分离鉴定

一、埃希菌属

【实验设计思路】

埃希菌属中的大肠埃希菌在医学和卫生学上的意义最大。大肠埃希菌常引起各种肠道外医院感染,在卫生学上大肠菌群常被用作粪便污染的指标,其中的致泻性大肠埃希菌还常引起食物中毒等食源性疾病。本实验以大肠埃希菌为例,又以其中的肠产毒素性大肠埃希菌(Enterotoxigenic E. coli,ETEC)作为致泻性大肠埃希菌的代表设计实验,着重培养学生从标本中分离和鉴定 ETEC 的能力,通过实验也可使学生掌握和了解肠杆菌科细菌分离鉴定的一般程序。各学校可根据情况开设成验证性的实验,将培养特性观察、生化试验、血清学鉴定一次完成;也可以开设成综合性实验,让学生一步步地完成分离培养和鉴定的全过程;条件允许的学校可开设动物实验。

【目的要求】

1. 掌握大肠埃希菌和 ETEC 的鉴定依据。

2. 熟悉从标本中分离鉴定大肠埃希菌的基本程序。

【仪器和材料】

1. 仪器 显微镜、恒温培养箱、恒温水浴箱等。

2. 器材 接种环、接种针、酒精灯、滤器、无菌滤纸条、无菌手术器械、纱布、载玻片等。

3. 标本 混合了 ETEC 的模拟标本。

4. 动物 健康豚鼠(体重 300~400g)、家兔(2kg 左右)。

5. 试剂 EC 增菌液、伊红亚甲蓝(EMB)平板、中国蓝平板、麦康凯(MAC)平板、山梨醇麦康凯(SMAC)平板、SS 平板、血琼脂平板、Hondas 产毒肉汤、三糖铁高层琼脂斜面培养基、肠杆菌科生化反应管(葡萄糖、乳糖、麦芽糖、甘露醇、蔗糖、靛基质、甲基红、V-P、西蒙柠檬酸盐、硝酸盐)、梅里埃 API20E 肠道菌鉴定试剂条及配套试剂(可选)、大肠埃希菌多价血清、ETEC 多价和因子血清、革兰染色液、氧化酶试剂等。

【实验内容】

检验程序见图3-4。

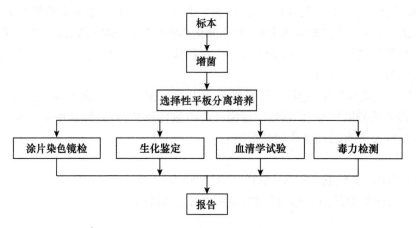

图3-4 埃希菌属检验程序

1. 增菌培养 标本接种 EC 增菌液,置35℃培养箱培养18～24 小时,观察结果。阳性结果为肉汤混浊,表面有一层菌膜,管底有黏液状沉淀。如标本不需要增菌可直接从 2 开始。尿、体液、脓、痰、分泌物等临床标本可先直接涂片镜检做初步报告。

2. 分离培养 增菌液划线接种 EMB 平板、中国蓝平板、MAC 平板、SMAC 平板、SS 平板和血琼脂平板,在35℃培养18～24 小时,观察典型菌落特征。ETEC 在肠道选择性平板上的典型菌落特征如表3-5 所示。

表3-5 ETEC 在选择性平板上的典型菌落特征

培养基	菌落特征
EMB	紫黑色或中心紫黑色菌落、有金属光泽、不透明
中国蓝	蓝色、凸起、较大
MAC	红色、凸起、较大、不透明
SMAC	红色
SS	红色、圆形、凸起、边缘整齐、光滑

3. 染色镜检 挑取选择性平板上的可疑菌落进行革兰染色镜检,大肠埃希菌在镜下的细菌形态为革兰阴性杆菌,粗短,大小为$(1.1～1.5)\mu m \times (2.0～6.0)\mu m$。

4. 生化反应鉴定

(1)可疑菌落穿刺和斜面划线接种三糖铁高层琼脂斜面,置35℃培养箱培养18～24 小时,观察结果。

(2)氧化酶试验:用无菌滤纸条蘸取可疑菌落少许,加氧化酶试剂 1 滴,阳性者立即呈现粉红色或红色。

(3)可疑菌落接种生化反应管,包括葡萄糖、乳糖、麦芽糖、甘露醇、蔗糖、靛基质、甲基红、V-P、西蒙柠檬酸盐、硝酸盐,按说明操作和判定结果。

(4)挑取可疑菌落于 5ml 生理盐水中制成一定浓度的菌悬液,按 API20E 肠道菌鉴定试剂条使用说明接种试纸条,培养后根据各生化试验结果进行判定(可选)。

5. 血清学试验　挑取符合大肠埃希菌生化反应的菌落用大肠埃希菌多价血清作玻片凝集,同时用生理盐水代替血清做自身凝集对照,阳性者出现细菌凝集块。多价血清凝集者再用 ETEC 多价血清作玻片凝集,凝集者,再进一步与相应的单因子血清凝集,见表3-6。具体操作参照购买的诊断血清试剂盒说明进行。

表3-6　常见致泻性大肠埃希菌的 O 血清群及血清型

ETEC		EPEC	EIEC	EHEC	EAEC
O6: K15: H16	O8: K40: H9	O20	O28ac	O157: H7	O9: K99
O8: K25: H9	O8: H47: H –	O26	O112	O26: K62: H11	O101: K99
O11: H27	O15: H11	O44	O124	O111	
O20: H –	O25: H7: H42	O55	O136		
O25: K98: H –	O27: H7	O86	O143		
O27: H20	O63: H12	O111	O144		
O73: H45	O78: H11	O114	O152		
O78: H12	O85: H7	O119	O164		
O114: H21	O115: [H51]a	O125			
O127: H12	O128: H7	O126			
O128: H21	O139: H28	O127			
O148: H28	O149: H4	O128			
O159: H4	O159: H20	O142			
O159: H34	O166: H27	O158			
O169: H –					

6. 毒力检测　对于 ETEC 还需做不耐热肠毒素和耐热肠毒素的检测。

(1)兔肠段结扎试验:本法适合检测耐热肠毒素(ST)和不耐热肠毒素(LT)。将待检可疑菌株接种 Hondas 产毒肉汤,35℃培养 24 小时,3000r/min 离心 30 分钟,取上清液用滤器过滤。如制备耐热肠毒素,则还需于 60℃加热 30 分钟。取 2kg 左右的健康家兔,禁食后麻醉剖腹取出小肠,自回肠末端开始结扎,每段5cm,共 6 段,其中两段分别设为阳性对照和阴性对照,其余四段注入待测毒素液 1ml,然后放回小肠,缝合腹壁,18 小时后剖腹检查,抽取各段内积液测定容量,并测定肠段长度,积液量与肠段长度之比大于等于 1ml/cm³ 为阳性。

(2)乳鼠灌胃法:本法用于检测耐热肠毒素。肠毒素液的制备同上。将待测毒素液用塑料小管注入 1～4 日龄的乳鼠胃内 0.1ml,禁食 3～4 小时后用氯仿麻醉,取出全部肠管,称出肠管和积液及剩余的体重,肠管重量和剩余体重之比大于 0.09 为阳性,0.07～0.08 之间为可疑。

目前已有检测大肠埃希菌肠毒素的商品化试剂盒,可根据情况购买使用。

【关键技术】

1. 注意无菌操作,所有器皿、培养基均需高压灭菌。

2. 注意生物安全防护,ETEC 可能引起腹泻等肠内感染,操作应在生物安全柜中进行。

3. 三糖铁穿刺和斜面接种时应使用接种针,不能使用接种环,使用接种环会使琼脂培养基破裂,影响结果观察,观察结果必须在培养后 18～24 小时,以免出现假阳性。

4. 做生化试验时,严格按照各实验的要求接种细菌,注意培养温度和时间,培养时间充足;有些生化反应需再加入相应试剂才能观察结果,加入试剂的量和加入方式各不相同,须严格按照要求进行;观察结果注意时间要求,及时观察,如时间过久,颜色褪去,可能造成假阴性。

5. 使用 API20E 试剂盒注意按要求配制一定浓度的菌悬液,试剂盒应在有效期内使用。

【结果分析与报告】

1. 大肠埃希菌的初步生化鉴定　三糖铁结果为 AA + - ,靛基质试验阳性,其他生化试验也符合大肠埃希菌特征者,可初步鉴定为大肠埃希菌;如果靛基质试验阴性,还必须是 V-P 试验阴性,且不能在西蒙柠檬酸盐琼脂上生长,才可初步鉴定为大肠埃希菌。

2. ETEC 的鉴定依据　生化反应符合大肠埃希菌特征,血清学鉴定符合 ETEC 血清型,ST、LT 肠毒素检测阳性。

3. 如实记录实验结果,包括增菌培养结果、在选择性平板上典型菌落特征、镜下特征、生化鉴定结果、血清学分型结果、毒力检测结果,根据 ETEC 的鉴定依据,报告样品中是否检出产肠毒素性大肠埃希菌。

【思考题】

1. 肠杆菌分离鉴定的一般思路与病原性球菌分离鉴定的一般思路有何异同?

2. 肠杆菌科细菌有哪些共同特征?

二、志贺菌属

【实验设计思路】

志贺菌属包括痢疾志贺菌、福氏志贺菌、鲍氏志贺菌和宋内志贺菌 4 个群,42 个血清型和亚血清型,引起人类细菌性痢疾。从痢疾患者粪便中分离病原菌是诊断细菌性痢疾的主要方法。健康体检者和带菌者用肛拭子采样分离其中的细菌,以评估和监测痢疾志贺菌的传播可能,有助于控制传染源。本实验着重培养学生从模拟标本中分离和鉴定、鉴别 4 群志贺菌的能力,进一步使学生熟悉肠杆菌科分离鉴定的程序。各学校可根据情况开设成验证性的实验:将各类培养、生化试验、血清学鉴定合成一天,培养后看结果;也可以开设成综合性实验,让学生一步步地完成分离培养和鉴定的全过程;条件允许的学校可开设动物实验。

【目的要求】

1. 掌握志贺菌 4 个群之间的生化鉴别。

2. 熟悉从标本中分离、鉴定志贺菌的基本程序。

3. 熟悉志贺菌在各类肠道选择性培养基上的典型菌落形态。

4. 熟悉志贺菌血清凝集试验。

【仪器和材料】

1. 仪器　显微镜、恒温培养箱等。

2. 器材　接种环、接种针、酒精灯、载玻片等。

3. 标本　混合了痢疾志贺菌、福氏志贺菌、鲍氏志贺菌和宋内志贺菌的模拟粪便标本。

4. 动物　健康豚鼠(体重 300 ~400g)。

5. 试剂　麦康凯(MAC)平板、SS 平板、志贺菌显色培养基平板、三糖铁(TSI)高层琼脂斜面培养基、肠杆菌科生化反应管(乳糖、甘露醇、棉籽糖、蔗糖、木糖、动力靛基质尿素(MIU)、β-半乳糖苷酶、鸟氨基酸脱羧酶、赖氨酸脱羧酶)、梅里埃 API20E 肠道菌鉴定试剂条及配套试剂(可选)、志贺菌属 4 种多价血清(A 群 1,2 型、B 群 1 ~ 6 型、C 群 1 ~ 6 型及 D

群)、痢疾志贺菌 1 型和 2 型血清、福氏志贺菌 1～6 型血清、鲍特志贺菌 1～6 型血清、宋内志贺菌血清、革兰染色液等。

【实验内容】

检验程序见图 3-5。

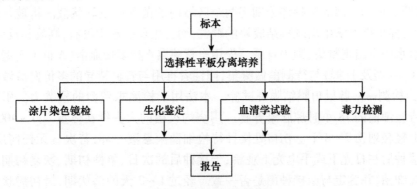

图 3-5　志贺菌属检验程序

1. 分离培养　标本分区划线接种于 MAC 平板、SS 平板和显色培养基平板,在 35℃ 培养 18～24 小时,观察典型菌落特征。志贺菌在 MAC 和 SS 平板上长成无色、半透明、光滑、湿润、圆形、突起、大小为 1～2mm 的菌落,在显色培养基上的菌落特征按显色培养基的说明判定。

2. 染色镜检　挑取选择性平板上的可疑菌落进行革兰染色镜检,志贺菌在镜下的细菌形态为革兰阴性杆菌,菌体短小,大小为宽 0.5～2.0μm,长 0.7～3.0μm。

3. 生化反应鉴定

(1)从选择性平板上挑取可疑菌落穿刺和斜面划线接种三糖铁高层琼脂斜面,置 35℃ 培养箱培养 18～24 小时,观察结果。

(2)可疑菌落接种生化反应管,包括乳糖、甘露醇、棉子糖、蔗糖、木糖、MIU、β-半乳糖苷酶、鸟氨酸脱羧酶、赖氨酸脱羧酶,按说明操作和判定结果,见表 3-7。

表 3-7　志贺菌属四个群生化鉴别表

生化反应	A 群:痢疾志贺菌	B 群:福氏志贺菌	C 群:鲍氏志贺菌	D 群:宋内志贺菌
β-半乳糖苷酶	-[a]	-	-[a]	+
尿素	-	-	-	-
赖氨酸脱羧酶	-	-	-	+
鸟氨酸脱羧酶	-	-	-[b]	+
靛基质	+/-	+/-	+/-	-
乳糖	-	-	-	-[c]
甘露醇	-	+[d]	+	+
棉子糖	+/-	+/-	+/-	+
蔗糖	-	-	-	-
木糖	-	-	-	-

[a]:痢疾志贺 1 型和鲍氏 13 型为阳性;[b]:鲍氏 13 型鸟氨酸阳性;[c]:个别菌株出现迟发酵;[d]:福氏 4 型和 6 型常见甘露醇阴性变种;+/-:26%～75% 的菌株阳性

（3）挑取可疑菌落于5ml生理盐水中制成一定浓度的菌悬液,按API20E肠道菌鉴定试剂条使用说明进行操作,培养后根据各生化试验结果进行判定。

4. 血清学试验 在玻片上划两个大小约1cm×2cm的区域,各取一环待测菌放于玻片上的每一区域的上部,在其中一个区域下部加1滴抗血清,在另一区域下部加入1滴生理盐水,作为对照。再用无菌的接种环分别将两个区域内的菌落研成乳状液。将玻片倾斜摇动混合1分钟,如果抗血清中出现凝结成块的颗粒,而且生理盐水中没有,则凝集反应为阳性;如果生理盐水中也出现凝集,则为自凝。先用志贺菌属4种多价血清(A群1,2型、B群1～6型、C群1～6型及D群)与待测菌做凝集,阳性者再用与各群特异的多价血清做凝集。

5. 毒力检测——豚鼠角膜结膜炎试验 本法用于检测志贺菌的侵袭力。用生理盐水洗下可疑待检细菌的18小时琼脂培养物。用烧灼灭菌的大头针在体重300～400g的健康豚鼠角膜上轻轻划伤7～8下。伤口处接种待检细菌菌悬液一环,若次日无任何反应,再接种一环。接种后在日光下或手电光下观察,于接种后的次日、急性初期、恢复初期和末期自结膜囊分离细菌,并鉴定与原接种菌是否一致。经过1～2天的潜伏期,最初症状为结膜充血水肿,角膜出现白点,眼内出现泪液或浆液性分泌物。以后症状逐渐加重,出现结膜高度水肿,角膜由浅灰色变为毛玻璃状甚至为乳白色。睑缘有多量浆液脓性分泌物,甚至可使眼裂封闭。发病5～6天后可见自角膜边缘出现的紫红色圆环,边缘整齐,表面稍高起。红环逐渐向角膜中心扩展,经一周后可将瞳孔遮蔽,此时角膜外观呈牛肉色。以后进入恢复期,有些症状逐渐恢复,有些动物转为慢性。

【关键技术】

1. 注意无菌操作,所有器皿、培养基均需高压灭菌。

2. 志贺菌是引起痢疾的病原菌,在实验过程中一定要注意个人防护,避免环境污染,细菌接种等操作在生物安全柜中进行。

3. 志贺菌株的K抗原可能阻碍O抗原凝集,菌液于100℃煮沸15～60分钟可去除K抗原。

【结果分析与报告】

1. 志贺菌属的初步鉴定依据 如三糖铁结果为KA--、MIU结果为---,可初步判定为志贺菌属,最终鉴定需根据全面生化反应和血清学试验。

2. 4群志贺菌的鉴别 主要依据生化特征和血清凝集,必要时可增加生化试验。

3. 志贺菌与其他菌的鉴别

（1）志贺菌与肠侵袭性大肠埃希菌(Enteroinvasive *E. coli*,EIEC)的鉴别可通过黏质酸盐产酸、醋酸盐利用和赖氨酸脱羧酶试验,EIEC三项试验为阳性,志贺菌三项试验为阴性。

（2）志贺菌与类志贺邻单胞菌的鉴别通过氧化酶试验、动力试验和ONPG试验,类志贺菌三项全阳,志贺菌三项全阴。

（3）与动力不明显、H_2S阴性沙门菌的鉴别可通过与沙门菌诊断血清作玻片凝集反应来确定。

某些不活泼的大肠埃希菌、A-D(Alkalescens-Disparbiotypes,碱性-异型)菌的部分生化特征与志贺菌相似,并能与某种志贺菌分型血清发生凝集,故生化实验符合志贺菌属的还需另加葡萄糖胺、西蒙柠檬酸盐、黏液酸盐试验,如葡萄糖胺、西蒙柠檬酸盐、黏液酸盐试验生化反应不符合的菌株,即使能与某种志贺菌分型血清发生凝集,仍不得判定为志贺菌属。

4. 如实记录实验结果,包括在选择性平板上典型菌落特征、镜下特征、生化鉴定结果、血清学鉴定结果、毒力检测结果,对分离得到的可疑菌作出初步鉴定、最终鉴定,并要求鉴定到群。

【思考题】

1. 采集痢疾患者粪便标本分离鉴定志贺菌有哪些注意事项?

2. 肠侵袭性大肠埃希菌和志贺菌在基因上有无同源性,如何鉴别两者?

三、沙门菌属

【实验设计思路】

沙门菌属是重要的肠道感染病原菌,在临床上引起伤寒、副伤寒和急性胃肠炎,也可以引起肠道外的炎症,如胆囊炎、肾盂肾炎、脑膜炎等。同时,沙门菌属也是重要的引起食物中毒的病原菌,该属细菌所引起的食物中毒一直占我国食物中毒的前几位。本实验以鼠伤寒沙门菌为例,通过完成模拟样品中沙门菌的分离培养,达到培养学生分离和鉴定沙门菌属的能力。为了强化学生从复杂样本中选择性分离鉴定沙门菌的能力,在模拟样本中混入其他常见肠道杆菌,要求按实验进程分几天一步步地完成分离培养和鉴定的全过程。

【目的要求】

1. 掌握从标本中分离、培养、鉴定沙门菌属的基本程序。

2. 掌握沙门菌在各类肠道选择性培养基上的典型菌落形态。

3. 掌握从混合菌模拟样本中分离出沙门菌的关键点。

4. 熟悉沙门菌的血清学诊断。

【仪器和材料】

1. 仪器 显微镜、恒温培养箱等。

2. 器材 接种环、接种针、酒精灯、载玻片等。

3. 标本 含有鼠伤寒沙门菌等菌的模拟标本。

4. 试剂 四硫磺酸钠煌绿(TTB)增菌液、亚硒酸盐胱氨酸(SC)增菌液、亚硫酸铋(BS)琼脂平板、HE 琼脂平板、木糖-赖氨酸-去氧胆酸盐(XLD)琼脂平板、沙门菌属显色培养基平板(可选)、三糖铁(TSI)高层琼脂斜面培养基、肠杆菌科生化反应管(靛基质、尿素、氰化钾(KCN)、赖氨酸脱羧酶等)、梅里埃 API20E 肠道菌鉴定试剂条及配套试剂(可选)、沙门菌属 A-F 多价诊断血清及 O、H 诊断血清、单兰染色液。

【实验内容】

检验程序见图 3-6。

1. 增菌培养 取 1ml 标本接种 10ml TTB 增菌液,42℃培养 18 ~ 24 小时,同时,另取 1ml 标本接种 10ml SC 增菌液,于 35℃培养 18 ~ 24 小时。

2. 分离培养 两种增菌液分别划线接种于 BS 琼脂平板、HE 琼脂平板、XLD 琼脂平板和沙门菌属显色培养基平板(可选),HE、XLD、沙门菌属显色培养基平板于 35℃培养 18 ~ 24 小时,BS 琼脂平板于 35℃培养

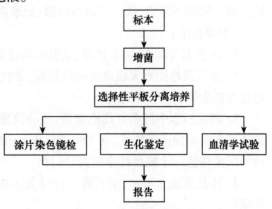

图 3-6 沙门菌属检验程序

40 ~ 48 小时,观察各平板上长出的菌落特征。沙门菌在选择性平板上的典型菌落特征见表 3-8。

表3-8　沙门菌在选择性平板上的典型菌落特征

培养基	菌落特征
BS	黑色、棕褐色或灰色,有金属光泽,周围培养基可呈黑色或棕色,有些菌株形成灰绿色的菌落,周围培养基不变色
HE	蓝绿色或蓝色,菌落中心黑色或几乎全黑色;有些菌株为黄色,带黑色中心或全黑色
XLD	呈粉红色,带或不带黑心;有些菌株可呈现大的带光泽的黑色中心,或全部黑色;有些菌株是黄色带或不带黑色中心
沙门菌属显色培养基	按显色培养基说明进行判定

3. **染色镜检**　按表3-8描述,观察选择性平板上长出的单菌落,选取符合沙门菌菌落特征的可疑单菌落5个做好编号,进行革兰染色镜检,沙门菌在镜下的细菌形态为革兰阴性直杆菌,较细长,大小为宽0.6~2.0μm,长1.0~4.0μm。

4. **生化反应鉴定**

(1)挑取可疑沙门菌穿刺和斜面划线接种三糖铁高层琼脂斜面,置35℃培养箱培养18~24小时,观察结果。沙门菌在TSI上的培养结果为斜面产碱、底层产酸、产或不产气、产或不产硫化氢。TSI不符合的待检菌记录菌落编号,弃去,结果符合的待检菌继续以下生化试验。

(2)待检菌接种生化反应管,包括靛基质、尿素、KCN、赖氨酸脱羧酶,按说明操作和判定结果。

(3)待检菌用生理盐水制成一定浓度的菌悬液,按API20E肠道菌鉴定试剂条使用说明接种试条,培养后根据各生化试验结果进行判定(选作)。

沙门菌属生化鉴定依据见"结果分析与报告"。不符合沙门菌生化特征的待检菌记录菌落编号,弃去,生化鉴定为沙门菌属的待检菌继续以下血清学鉴定。

5. **血清学试验**　用沙门菌属A-F多价诊断血清与待测菌进行玻片凝集,同时做生理盐水对照。记录多价血清凝集者的菌落编号,继续鉴定其O抗原和H抗原型别。与多价血清不凝集者记录菌落编号,可挑取菌苔于1ml生理盐水中做成浓菌液,于酒精灯火焰上煮沸后再检查。如仍不凝集,认为不是沙门菌,记录菌落编号,弃去。

【关键技术】

1. 注意无菌操作,所有器皿、培养基均需高压灭菌。

2. 沙门菌是伤寒等肠道感染病原菌,需注意加强个人防护,且避免环境污染,细菌接种等操作在生物安全柜中进行。

3. 模拟标本中混杂有其他细菌,故分离鉴定时一定要注意沙门菌与其他菌的鉴别,在选择性平板上的菌落特征,在TSI培养基上的培养结果,生化反应结果以及血清学鉴定均符合沙门菌特征的才能最终鉴定为沙门菌。

4. H抗原发育不良,或只有1相H抗原时,用玻璃管法和半固体平板法诱导另一相H抗原。

【结果分析与报告】

1. 根据表3-9和表3-10对沙门菌进行生化鉴定。

表 3-9　沙门菌属生化反应初步鉴定表 1

反应类型	TSI				靛基质	尿素	KCN	赖氨酸脱羧酶
	斜面	底层	产气	H$_2$S				
1	红	黄	− / +	+	−	−	−	+
2	红	黄	− / +	+	+	−	−	+
3	红	黄	− / +	−	−	−	−	+ / −

反应类型为 1：判定为沙门菌属，如尿素、KCN、赖氨酸脱羧酶 3 项中有 1 项异常，按表 3-10 判定是否为沙门菌；如有 2 项异常判为非沙门菌。反应类型为 2：补做甘露醇和山梨醇试验，沙门菌靛基质阳性变体两项试验结果均为阳性，但需符合血清学鉴定。反应类型为 3：补做 ONPG，ONPG 阴性者为沙门菌。

表 3-10　沙门菌属生化反应初步鉴定表 2

尿素	KCN	赖氨酸脱羧酶	判定结果
−	−	−	甲型副伤寒沙门菌（要求血清学符合）
−	+	+	沙门菌Ⅳ或Ⅴ（要求符合本群生化特性）
+	−	+	沙门菌个别变体（要求血清学符合）

2. 记录从选择性平板上选取的 5 个可疑沙门菌菌落的镜下特征、生化反应和血清学鉴定结果，中途弃去的可疑菌落也要做好记录，最终鉴定成功的沙门菌记录好血清分型结果，报告最终鉴定结果。

【思考题】

1. 沙门菌食物中毒的主要症状有哪些？怎样采集食物中毒标本？

2. 什么叫 H-O 变异？

3. 从混合菌样品中分离鉴定沙门菌的关键点有哪些？

四、耶尔森菌属

【实验设计思路】

耶尔森菌属中对人致病的主要有鼠疫耶尔森菌、小肠结肠炎耶尔森菌和假结核耶尔森菌。小肠结肠炎耶尔森菌在啮齿类和猪等动物肠道普遍存在，是重要的食源性病原菌，可引发以腹泻为主的胃肠炎和肠道外的感染，还可以引起一些比较严重的慢性迁延性疾病。本实验以小肠结肠炎耶尔森菌为例，让学生熟悉掌握小肠结肠炎耶尔森菌的镜下形态、生化特性和初步鉴定依据，以验证性为主。

【目的要求】

1. 掌握小肠结肠炎耶尔森菌的初步鉴定依据。

2. 熟悉小肠结肠炎耶尔森菌的镜下形态、菌落特征和生化特性。

【仪器和材料】

1. 仪器　显微镜、恒温培养箱等。

2. 器材　接种环、接种针、酒精灯、无菌滤纸条、载玻片等。

3. 标本　小肠结肠炎耶尔森菌标准菌株新鲜斜面纯培养物。

4. 试剂 CIN-1 琼脂平板、改良 Y 琼脂平板、麦康凯(MAC)琼脂平板、改良克氏双糖斜面、半固体培养基、尿素培养基、V-P 试验培养基(葡萄糖蛋白胨水)和试剂、鸟氨酸脱羧酶试验培养基、糖发酵管(蔗糖、棉子糖、山梨醇、甘露醇、鼠李糖)、革兰染色液、氧化酶试剂。

【实验内容】

1. 菌落观察 从斜面上无菌挑取菌苔划线 CIN-1 琼脂平板、改良 Y 琼脂平板、麦康凯(MAC)琼脂平板划线分离单菌落,26℃培养 48 小时,观察小肠结肠炎耶尔森菌在各平板上的典型菌落形态。

2. 染色镜检 从斜面上无菌挑取菌苔在玻片上进行革兰染色,显微镜观察小肠结肠炎耶尔森菌的镜下形态。镜下可见,细菌被染成红色,呈球杆状或短小卵圆形杆状,大小为 $(0.5 \sim 1.0)\mu m \times (1 \sim 2)\mu m$,偶有两极浓染,无芽胞,无荚膜。

3. 生化反应鉴定

(1)挑取细菌穿刺和斜面接种改良克氏双糖斜面,接种尿素培养基、穿刺接种两支半固体培养基、接种葡萄糖糖蛋白胨水、接种鸟氨酸脱羧酶培养基及对照培养基、接种 5 种糖发酵管于 26℃培养 24 小时,观察培养现象,判断试验结果。

(2)用无菌滤纸条蘸取斜面上的菌苔或平板上的菌落,加氧化酶试剂 1 滴,观察氧化酶试验结果。

【关键技术】

1. 小肠结肠炎耶尔森菌耐低温,在 4 ~ 40℃均能生长,最适生长温度为 20 ~ 28℃,故该试验所有培养均在 26℃进行。

2. 小肠结肠炎耶尔森菌生化反应不稳定,某些生化反应与菌株的来源有关,也与培养温度有关,故该实验中应注意控制培养温度为(26 ±1)℃,以免影响细菌的生化特性。

3. 动力观察最好再接种一支动力阴性菌株作为动力阴性对照,观察时注意穿刺线是否清晰及周围培养基的浑浊程度。若穿刺线清晰,细菌沿穿刺线生长,培养基透明度无变化,表示细菌无动力;若穿刺线模糊呈根须状,培养基变浑浊,表示细菌有动力。

4. 糖发酵管内装的小倒管在接种细菌前应无气泡,否则不应再接种细菌;滴加 V-P 试剂甲液乙液后需摇匀,静置 10 分钟才观察结果,阳性为有红色出现;氧化酶试验应避免接触含铁物质,否则会出现假阳性,也不要使用含葡萄糖的培养基,会抑制氧化酶活性,造成假阴性;注意氧化酶试剂的有效性。

【结果分析与报告】

1. 小肠结肠炎耶尔森菌初步鉴定依据 根据菌落特征、氧化酶试验阴性、H_2S 阴性、尿素酶阳性、26℃动力阳性、35℃动力阴性,可作出初步判断。

2. 如实记录实验结果,包括镜下特征、平板上菌落形态、生化试验结果,判断是否符合小肠结肠炎耶尔森菌初步鉴定依据。

【思考题】

1. 小肠结肠炎耶尔森菌在分离平板上的典型菌落有什么特征?

2. 小肠结肠炎耶尔森菌为什么要在 26℃培养和进行生化鉴定?

3. 除了半固体穿刺接种培养来观察细菌动力以外,还有什么方法可以观察细菌的动力?

(汪 川)

实验四 弧菌的分离鉴定

一、霍乱弧菌

【实验设计思路】

霍乱弧菌引起烈性传染病霍乱,是《中华人民共和国传染病防治法》中规定的甲类传染病之一。霍乱发病急、传播快、波及范围广,能引起世界性大流行,一旦有疫情发生,必须高度重视。对霍乱应急处理的关键之一是尽早发现病人和带菌者,实验室采集样品后应尽快检查,尽早作出判断,以便疾控中心等相关部门迅速作出应急处理。因此,霍乱弧菌的实验室快速诊断非常重要。本实验设计了几种实验室常用的快速诊断霍乱弧菌的技术,通过实验着重培养学生快速鉴定霍乱弧菌的能力。

【目的要求】

1. 掌握霍乱弧菌镜下典型形态和运动方式。

2. 掌握实验室快速诊断霍乱弧菌的方法和原理。

3. 熟悉暗视野显微镜和荧光显微镜的使用。

【仪器和材料】

1. 仪器 暗视野显微镜、荧光显微镜、离心机、恒温水浴箱、恒温培养箱等。

2. 器材 接种环、酒精灯、载玻片、凹玻片、盖玻片等。

3. 标本 混有霍乱弧菌(可用水弧菌代替)新鲜活菌的模拟液体样品。

4. 试剂 含有一定量荧光抗体的碱性蛋白胨水、O1 群霍乱多价血清(IgG)或抗水弧菌血清、霍乱荧光抗体或水弧菌荧光抗体、SPA 菌液、1:10 稀释的苯酚复红染液等。

【实验内容】

1. 染色镜检 用灭菌的接种环取一环标本于干净载玻片上,用接种环均匀涂开,涂布直径为 1~2cm,室温自然干燥,火焰固定 3 次,自然冷却后用 1:10 稀释的苯酚复红染液染色,于显微镜下观察。如观察到菌体稍弯曲呈弧形或逗点状、"鱼群"样排列的红色菌体,则提示样品中含有可疑弧菌。

2. 动力观察及制动实验

(1)暗视野显微镜观察弧菌动力:取标本 1 滴滴于凹玻片上,盖上载玻片,于暗视野显微镜高倍镜下观察。如在标本中观察到有活泼的、呈鱼群样或流星状穿梭运动的活菌,则提示水样中含有可疑弧菌。

(2)制动实验:在一张玻片上划出两个大小约 1cm×2cm 的区域,一个是动力观察区,一个是制动观察区。取水样标本 0.25ml 分别与 0.25ml 免疫血清或 0.25ml 生理盐水混合,置35℃ 5 分钟,立即分别取出一到两环至玻片上相应的两个区域,盖上盖玻片,于暗视野显微镜下观察动力。如果经免疫血清处理后的样品动力不明显,只有小团块物质呈布朗运动,而经生理盐水对照处理的样品仍可见典型的鱼群样穿梭运动,则提示水样中含有可疑弧菌。

3. 早期玻片凝集试验 在一张干净载玻片上划出两个大小约 1cm×2cm 的区域,取 1接种环 1:20 稀释的免疫血清于其中一个区域,1 环生理盐水于另一区域,再用接种环挑取水样分别与之混合,均匀涂开,轻轻晃动玻片,在黑色背景下观察凝集情况。阳性结果为与免疫血清混合的水样出现凝集块。

4. 荧光菌球检查 将标本接种于含有一定量荧光抗体的碱性蛋白胨水中,于35℃培养

4~6 小时,用接种环挑取 1~3 环于干净载玻片上,盖上盖玻片,在荧光显微镜下观察。如观察到呈雪花状、近圆球形、大而发亮、结构疏松、周围似卷发状的荧光菌球,表明水样中有相应的可疑弧菌。

5. SPA 协同凝集试验

(1)SPA 菌液制备方法:含 SPA 的 Cowan1 株金黄色葡萄球菌接种营养肉汤,35℃培养 18 小时,再取 2~3ml 上述肉汤培养物涂布克氏瓶或大营养琼脂平板,35℃培养 18~24 小时。用大约 20ml 灭菌的 PBS 洗下克氏瓶或平板上的菌苔,3000r/min 离心 15 分钟,弃上清,菌沉淀用 PBS 洗两次,每次加入约 10ml PBS 3000r/min 离心 15 分钟,最后用 0.5% 甲醇 PBS 液室温作用 3 小时,再于 56℃水浴作用 30 分钟,或 80℃水浴作用 4 分钟,以破坏菌体的自源性分解酶。离心弃上清,再用 PBS 洗 3 次,用含 0.01%~0.05% NaN₃ 的 PBS 配成 10%(V/V)的菌悬液,4℃冰箱保存。

(2)致敏 SPA 菌液的制备:取免疫血清(IgG)0.4~0.6ml,加 10% SPA 菌液 1ml,充分混匀,于 35℃水浴作用 30 分钟(中间摇动数次),取出后 3000r/min 离心 15 分钟,弃上清,沉淀用 PBS 洗两次,用 PBS 配成 10%(V/V)的菌悬液。

(3)协同凝集:在一张玻片上划出 3 个区域,其中两个区域加致敏的 SPA 菌液,一个区域加未致敏的 SPA 菌液,每个区域加 1~2 滴。接着第一和第三个区域加与菌液等量的水样标本,用接种环分别将每个区域的液体混合均匀,倾动玻片 2 分钟,肉眼观察各区域凝集情况。

立即凝集出现粗大颗粒,液体澄清:++++

凝集成较大颗粒,液体澄清:+++

凝集成小颗粒,液体稍混浊:++

凝集成细小颗粒,液体较混浊:+

不出现凝集颗粒,液体混浊:−

【关键技术】

1. 霍乱是烈性传染病,在实验过程中,必须高度重视实验室生物安全,认真学习实验室安全相关规章制度。如标本不慎污染了桌面或器材,应立即用甲酚皂喷洒或浸泡,同时立即向负责人报告,及时处理。对生物安全等级不允许操作霍乱弧菌的实验室,可使用水弧菌代替霍乱弧菌。

2. 动力观察和制动试验中,应注意选择液滴的中部观察,液滴边缘受到表面张力的影响,细菌的运动较慢,不易看到典型的运动方式。

3. 凝集试验应设置好对照,所有结果均是在与对照比较的基础上进行判定的。

4. 抗血清可购于试剂公司,也可以自行免疫动物后收集动物血清制备多价抗体,抗体质量的好坏会影响相关实验的结果。

【结果分析与报告】

1. 如样本中观察到有典型的弧菌运动,且与 O1 群霍乱多价血清制动试验阳性,可作为霍乱的早期推测性报告。如制动试验和早期玻片凝集试验均阳性,可判定为"疑似霍乱弧菌",在流行期可作为细菌学确诊指标。荧光菌球试验结果的判定应综合考虑形态与荧光强度,若形态和荧光强度典型,只需 1 个荧光菌球即可作出阳性判断。协同凝集试验以"++"作为判定阳性的标准。

2. 如实记录各项实验结果,分析结果,判定是否从样品中检出可疑霍乱弧菌(水弧菌)。

【思考题】

1. 采集霍乱病人的标本要注意哪些？

2. 霍乱弧菌有哪些特殊的生物学特性？可做哪些生化试验鉴定？

3. SPA 协同凝集试验的原理和注意事项是什么？

二、 副溶血性弧菌

【实验设计思路】

副溶血性弧菌广泛分布于海水、海底泥沙、浮游生物和海贝类等海产品及腌制食品中，食用了污染本菌的海产品容易引起食物中毒等食源性疾病。副溶血性弧菌一直是食品特别是海产品安全风险监测的重点项目之一，本实验着重培养学生从标本中分离和鉴定副溶血性弧菌的能力，通过实验使学生熟悉致病性弧菌分离鉴定的一般程序。各学校可根据情况开设成验证性的实验：将各类培养、生化试验合并成一天，培养后看结果；也可以开设成综合性实验，让学生一步步地完成分离培养和鉴定的全过程。

【目的要求】

1. 掌握副溶血性弧菌在分离鉴定平板上的菌落特征和生化鉴定依据。

2. 熟悉从标本中分离、培养、鉴定副溶血性弧菌的基本程序。

3. 熟悉致病性弧菌分离鉴定的一般程序。

【仪器和材料】

1. 仪器　显微镜、恒温培养箱、恒温水浴箱等。

2. 器材　接种环、接种针、酒精灯、无菌滤纸条、载玻片等。

3. 标本　混合了副溶血性弧菌的模拟海产品标本。

4. 试剂　3%氯化钠碱性蛋白胨水、硫代硫酸盐-柠檬酸盐-胆盐-蔗糖（TCBS）琼脂平板、SS琼脂平板、弧菌显色培养基（可选）、3%氯化钠胰蛋白胨大豆琼脂平板、我妻血琼脂平板、3%氯化钠三糖铁高层琼脂斜面、含0、6%、8%和10%氯化钠的胰胨水、3%氯化钠甘露醇试验培养基、3%氯化钠赖氨酸脱羧酶试验培养基、3%氯化钠MR-VP培养基及试剂、革兰染色液、氧化酶试剂、3%氯化钠溶液、ONPG试剂。

【实验内容】

检验程序　见图3-7。

1. 增菌培养　标本接种3%氯化钠碱性蛋白胨水，置35℃培养箱培养8～18小时。

2. 分离培养　增菌液划线接种SS琼脂平板、TCBS琼脂平板和弧菌显色培养基，在35℃培养箱培养18～24小时，观察典型菌落特征。

副溶血性弧菌在TCBS生长为直径2～3mm、圆形、半透明、表面光滑的绿色菌落，用接种环轻触，有类似口香糖的质感。在SS琼脂平板上，副溶血性弧菌生长为直径1～2mm、扁平、无色、半透明菌落，有时菌落中央呈一点凸起，宛如蜡滴，菌落往往不

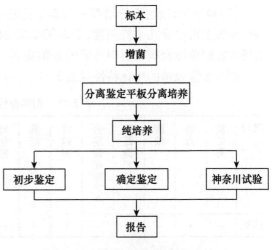

图3-7　副溶血性弧菌检验程序

易挑起,有辛辣味。在弧菌显色培养基上的菌落特征按照产品说明进行判定。

3. 纯培养 从上述分离平板上挑取可疑菌落,划线接种 3%氯化钠胰蛋白胨大豆琼脂平板,35℃培养 18~24 小时。

4. 形态和生化鉴定 从 3%氯化钠胰蛋白胨大豆琼脂平板上挑取纯培养单菌落,进行以下鉴定。

(1)初步鉴定

1)革兰染色:单菌落革兰染色镜检,显微镜下观察副溶血性弧菌形态。副溶血性弧菌为革兰阴性,呈棒状、弧状、卵圆形等多形态,无芽胞,有鞭毛。

2)氧化酶试验:用无菌滤纸条蘸取 3%氯化钠胰蛋白胨大豆琼脂平板上待测菌落少许,加氧化酶试剂 1 滴,阳性者立即呈现粉红色或红色。副溶血性弧菌氧化酶为阳性。

3)三糖铁反应:挑取纯培养单菌落,穿刺和斜面划线接种 3%氯化钠三糖铁高层琼脂斜面,35℃培养 24 小时观察结果。副溶血性弧菌在上述斜面上的反应为斜面红色、底层黄色、不产气、不产硫化氢。

4)嗜盐性试验:挑取纯培养单个菌落,分别接种 0、6%、8% 和 10%氯化钠胰胨水,35℃培养 24 小时,观察液体混浊情况。副溶血性弧菌在无氯化钠和 10%氯化钠的胰胨水中不生长或微弱生长,在 6%氯化钠和 8%氯化钠的胰胨水中生长旺盛。

(2)确定鉴定

1)甘露醇发酵试验:取纯培养单菌落接种含 3%氯化钠的甘露醇试验培养基,35℃培养 24~48 小时后观察结果。

2)赖氨酸脱羧酶试验:取纯培养单菌落接种 3%氯化钠赖氨酸脱羧酶培养基及对照培养基,35℃培养 24~48 小时,如检测培养基由黄变紫,对照培养基仍为黄色则为阳性。

3)V-P 试验:取纯培养单菌落接种 3%氯化钠 MR-VP 培养基,35℃培养 24~48 小时。取 1ml 培养物,转入另一试管内,加 0.6ml V-P 试剂甲液,摇动后再加 0.2ml V-P 试剂乙液,摇动。加入 3mg 肌酸结晶,4 小时后观察结果。呈现粉红色为阳性结果。

4)ONPG 试验:取纯培养菌落数个接种于 0.25ml 3%氯化钠溶液,在通风橱中,滴加 1 滴甲苯,摇匀后置 37℃水浴 5 分钟。加 0.25ml ONPG 溶液,35℃培养观察 24 小时。溶液变为黄色为阳性结果,不变色为阴性结果。

(3)神奈川试验:取纯培养单菌落在我妻血琼脂平板表面涂成直径为 1cm 大小的圆形,每个平板上可以涂几个待测菌,于 35℃培养 24 小时,观察结果。神奈川试验阳性菌株培养结果为在细菌涂面周围出现透明的 β 溶血环。

副溶血性弧菌的生化特性见表 3-11。

表 3-11 副溶血性弧菌的生化特性

项目	氧化酶	动力	蔗糖	葡萄糖产酸	分解葡萄糖产气	甘露醇	乳糖	硫化氢	靛基质	V-P	甲基红	ONPG	赖氨酸脱羧酶	鸟氨酸脱羧酶	精氨酸脱羧酶	溶血
结果	+	+	–	+	–	+	–	–	+	–	+	–	+	+/–	–	+/–

5. 如实记录实验结果,包括增菌培养结果、在平板上典型菌落特征、镜下特征。

【关键技术】

1. 注意无菌操作,所有器皿、培养基均需高压灭菌。

2. 副溶血性弧菌能引起急性胃肠炎等疾病,操作时遵守实验室生物安全规程,防止引发感染。

3. 副溶血性弧菌是嗜盐菌,在不含氯化钠的培养基中不生长,故检验所用的分离、培养、鉴别及各种生化试验培养基均应含3.5%氯化钠。

4. 副溶血性弧菌的某些特性如动力、尿素酶、蔗糖分解等可有变化,分离鉴定时注意不要漏检这类特性的菌。

5. 制备我妻血琼脂平板加入的兔血应新鲜,比例为5%左右,制好后尽快使用,不宜放置过久,在接种前应保证平板充分干燥,接种细菌后培养不超过24小时,并立即观察结果。

【结果分析与报告】

1. 副溶血性弧菌的检验一般主要根据培养和生化特性进行鉴定,必要时作血清学分型和毒力检测。

2. 依据副溶血性弧菌在分离培养基上的典型菌落形态、镜下特征、氧化酶试验阳性、三糖铁反应结果以及在无氯化钠和10%氯化钠的胰胨水中不生长或微弱生长、在6%氯化钠和8%氯化钠的胰胨水中生长旺盛的嗜盐性试验结果,可作出初步鉴定。最后鉴定需要全面的生化反应,见表3-11。

3. 根据鉴定依据,报告样品中是否检出副溶血性弧菌。

【思考题】

1. 副溶血性弧菌除产生耐热溶血毒素外还能产生哪些与致病相关的毒素?

2. 如何对副溶血性弧菌进行血清学分型?

3. 神奈川试验阴性菌株是否都是非致病菌株?

(汪　川)

实验五　其他常见细菌的分离鉴定

一、结核分枝杆菌

【实验设计思路】

结核分枝杆菌是结核病的病原菌。初次分离培养结核分枝杆菌需要营养丰富的培养基,且生长缓慢,培养2~4周才能长出菌落。由于该菌培养比较困难,因此现在也逐渐推广了一些基于分子生物学检验技术的快速检测法。另外,对结核病患者的痰液进行抗酸染色查找抗酸杆菌,也是临床上诊断结核病和评价抗结核治疗疗效的重要指标之一。本实验着重让学生熟悉掌握结核分枝杆菌的染色、菌落特征和生化特性。由于本菌培养所需时间长,故本次实验不作培养,以验证性为主。条件允许的实验室可开设结核分枝杆菌的快速荧光定量PCR检测法。

【目的要求】

1. 掌握抗酸染色、荧光染色的原理及操作过程、结核分枝杆菌的形态特征。

2. 熟悉结核分枝杆菌的培养特性及生化特征。

3. 了解用荧光定量PCR法快速检测结核杆菌。

【仪器和材料】

1. 仪器 荧光定量 PCR 仪、荧光显微镜、普通光学显微镜、恒温水浴箱等。

2. 器材 微量加样器、灭菌加样枪头、灭菌 EP 管、接种环、酒精灯、无菌滤纸条、载玻片等。

3. 标本 结核分枝杆菌罗氏斜面培养基 3~4 周培养物或肺结核患者痰标本。

4. 试剂 抗酸染色液、金胺"O"染色液、4% NaOH 溶液、30% H_2O_2、10% Tween-80、上游引物:5′-CGGTGTAATCAGTTTTGAAGC-3′(用超纯水配成 2μmol/L)、下游引物:5′-CGATTG-GAACGGCGAAGC-3′(用超纯水配成 2μmol/L)、探针:5′-FAM-TAGGTAGTCCAGTAGAGC-CCC ATAGCCA3′-BHQ-1(用超纯水配成 1μmol/L)、DNA 提取液(含 100mmol/L Tris-HCl (pH 8.0)、0.01% Triton X-100, 200μg/μl 蛋白酶 K)、10×荧光 PCR 反应缓冲液(含 500mmol/L KCl, 100mmol/L Tris-HCl(pH 8.3), 25mmol/L $MgCl_2$, 50% 二甲基亚砜(DMSO), 50% 甘油)、dNTP、Taq 酶、UDG 酶、三氯甲烷、PBS 等。

【实验内容】

1. 观察菌落特征 观察结核分枝杆菌在罗氏培养基上的菌落,为乳白色或米黄色、干燥、粗糙颗粒状,形似菜花心。

2. 染色镜检

(1)抗酸染色

1)原理:某些细菌如分枝杆菌属细菌由于细胞壁脂质含量较高,且有大量分枝杆菌酸包围在肽聚糖层的外面,使染料不容易穿入,须经加温和延长着色时间才能着色,一旦着色,又可抵抗盐酸酒精的脱色作用,称为抗酸菌,相应的染色法叫抗酸染色法。

2)方法与结果判定:滴 1 滴生理盐水于干净载玻片上,用灭菌后的接种环从罗氏培养基斜面上挑一环结核杆菌菌苔于生理盐水中涂开,自然干燥,火焰固定。如标本是痰液,挑取脓性或干酪样痰液,制成 20mm×15mm 大小的厚膜涂片,自然干燥,火焰固定。抗酸染色操作见第二部分实验四。在油镜下,非抗酸菌、细胞和背景物质被染成蓝色,结核杆菌等抗酸菌被染成红色,结核分枝杆菌菌体细长或略弯曲,有分枝生长趋向,有时菌体内还可见呈念珠状的浓染颗粒。

(2)金胺"O"荧光染色:固定后的细菌涂片滴加荧光染液金胺"O"染色 10~15 分钟,用洗瓶冲洗干净。脱色:玻片上滴数滴 0.5% 盐酸酒精脱色 3~5 分钟,至无黄色脱下为止,用洗瓶冲洗干净。复染:玻片上滴数滴 0.5% 高锰酸钾染色 3 分钟,用洗瓶冲洗干净,干燥后用荧光显微镜高倍镜观察。结果为在暗视野背景下抗酸菌发黄绿色或橙黄色荧光。

3. 生化反应鉴定 触酶试验和耐热触酶试验:取两支小试管,每支小试管加入 PBS 1ml,从罗氏培养基上挑取生长良好的菌落 5~10 个于 PBS 中,制成细菌悬液,其中一支试管放入 68℃ 恒温水浴箱,保温 20 分钟。冷却后将两支试管分别沿管壁徐徐加入新鲜配制的 30% H_2O_2 和 10% Tween-80 等量混合液 0.5ml,如液面出现气泡者为阳性,20 分钟内无气泡者为阴性。人型和牛型结核杆菌 H_2O_2 酶经 68℃ 20 分钟活性钝化,当加入 H_2O_2 后不产生气泡,非结核分枝杆菌含有耐热触酶,加热处理后加入 H_2O_2 仍可产生大量气泡。

4. 荧光定量 PCR 快速检测结核杆菌

(1)样品准备:无菌 EP 管加入无菌 PBS 0.5ml,用接种环从罗氏培养基斜面上挑一环结核杆菌菌苔放到 PBS 中,振荡混匀制成菌悬液,接种量以振荡混匀后的菌悬液有肉眼可见的较明显的浊度为宜。13 000r/min 离心 1 分钟,弃上清,进行以下的核酸提取步骤。痰液标本需增加前处理:加入 2~4 倍体积 4% 氢氧化钠溶液,振荡混匀,室温放置 30 分钟,间或振荡混匀,使其充分液化,15 000r/min 离心 10 分钟,弃上清,PBS 洗涤 2 次,每次 15 000r/min 离心 10 分钟,弃上清,收集沉淀物,进行以下核酸提取。

(2)核酸提取:加入 50~100μl DNA 提取液,充分振荡混匀,56℃ 温浴 30 分钟,98~100℃ 加热 10 分钟,加等体积三氯甲烷,振荡混匀,13 000r/min 离心 5 分钟,取上清立即进行 PCR(如不能立即 PCR,可置 -80℃ 保存备用)。

(3)扩增体系制备:按每个反应 20μl 的用量配制荧光 PCR 预混反应液,需配制的荧光 PCR 预混反应液的总量(μl)等于[20μl×(样品个数 + 对照个数 +1)]。以 20μl 荧光 PCR 预混反应液为例:取 1 支无菌 EP 管,加入 2.5μl 10× 荧光 PCR 反应缓冲液、2.5μl 上游引物、2.5μl 下游引物、适量 dNTP(终浓度为 0.25mmol/L)、0.4U UDG 酶、1U Taq DNA 聚合酶,灭菌超纯水补足体积为 20μl。配好的预混反应液分装 PCR 反应管,每管 20μl。分装好后,在管壁上做好记号,每支反应管加入 5μl 样品液或对照模板,瞬时离心使管壁上的液滴都集中在管底,盖上管盖,放入荧光定量 PCR 仪。同时以已知阳性的样品作为阳性对照;以已知阴性的样品作为阴性对照;以灭菌双蒸水作为模板设置空白对照。

(4)荧光定量 PCR 扩增反应:反应条件:第一阶段:50℃ 2 分钟,95℃ 4 分钟,1 个循环;第二阶段:95℃ 10 秒,60℃ 45 秒,40 个循环,在 60℃ 退火延伸阶段收集荧光。荧光素设定:报告荧光(report dye)设定为 FAM,淬灭荧光(quench dye)设定为 None,校准荧光(reference dye)设定为 None。根据不同品牌仪器说明等效设置参数。

(5)阈值设定:基线(baseline)以仪器给出的默认值为参考,阈值(threshold)设定原则以阈值线刚好超过正常阴性对照样品扩增曲线的最高点为准,根据仪器噪声情况适当调整,选择反应所设定的荧光基团对应的通道进行分析。

(6)质控:阴性对照和空白对照应无 Ct 值,阳性对照的 Ct 应≤30,且呈 S 形典型扩增曲线,否则视为无效。

【关键技术】

1. 注意生物安全,废弃标本和污染物须经高压蒸汽灭菌后方能丢弃或清洗。试验结束后,用 3% 苯酚清洗操作台面,再用紫外线灯照射 2 小时。所有操作都应在生物安全柜中进行。

2. 抗酸染色时注意避免染色液煮沸煮干,脱色应脱至无肉眼可见的红色脱出为止。

3. 痰涂片抗酸染色质量要求 涂片染色后,肉眼观察痰膜呈淡蓝色,不得有红色斑块,痰膜脱落部分在 10% 以下。

4. 痰液标本处理对培养阳性率的影响较大,处理方法有酸处理法、碱处理法、胰酶-苯扎溴铵法等。

(1)酸处理法:取痰标本 1~2ml 于无菌试管中,加入 2~4 倍 2% H_2SO_4 溶液混匀后室温处理 30 分钟,在此期间振荡痰液 2~3 次,使痰液充分液化。

(2)碱处理法:取痰标本 1~2ml 于无菌试管中,加入 2~4 倍 4% 氢氧化钠溶液,置 37℃ 处理 30 分钟,期间振荡痰液 2~3 次,使痰液充分液化。

(3)胰酶-苯扎溴铵法:痰标本中加入等量 1g/L 胰酶液振荡消化数分钟,再加入等量 0.3% 苯扎溴铵振荡混匀,室温放置 5 分钟。

5. 荧光定量 PCR 痰液样品的前处理时,痰液液化标准为无明显固状物且吸出时无脱丝现象即为液化完全,若液化不完全,可适当再加入少量 4% 氢氧化钠溶液再处理。

6. 荧光定量 PCR 应注意防止交叉污染。措施如下：接触不同样品时更换手套和器具，采样及样品处理工具都应经过高压灭菌或高温烘烤处理，存放样品的容器应清洗干净、高压灭菌或高温烘烤。实验过程中要穿防护服、戴一次性手套并勤换手套；使用带滤芯的加样器枪头，枪头、离心管、PCR 管高压灭菌处理，一次性使用，不能回收再用；样品处理与加样在不同的区域进行；PCR 反应液等试剂分装储存，避免反复冻融；装有核酸模板、样品或试剂的离心管在打开之前应短暂离心，避免开盖的时候产生气溶胶，使管内溶液喷出。

【结果分析与报告】

1. 分枝杆菌的鉴定首先依据抗酸染色、生长速度、色素产生和菌落特征作出初步鉴定，再进一步做生化反应试验进行菌种鉴定。

2. 涂片检查抗酸杆菌是结核病发现、诊断和疗效评价的重要指标之一；结核杆菌分离培养检查法，是结核病确诊最可靠的方法，是结核病病原学诊断的"金标准"，也是获得纯培养物进行菌种鉴定、药物敏感性试验以及其他生物学研究的基础；以核酸为基础的分子生物学检测技术目前发展很快，具有快速高效的优点。

【思考题】

1. 结核分枝杆菌有哪些培养特性？

2. 什么叫 MDR-TB？结核分枝杆菌的耐药性有什么特点？

二、 空肠弯曲菌

【实验设计思路】

空肠弯曲菌是弯曲菌属的一个亚种，是人畜共患病原菌，可引起人急性肠炎和食物中毒，也可引起吉兰-巴雷综合征、反应性关节炎和肝炎等病。空肠弯曲菌引起的急性胃肠炎等食源性疾病具有较大的公共卫生危害，在我国，空肠弯曲菌引起的胃肠道感染集中在春夏季。本实验着重培养学生从模拟标本中分离、培养和鉴定空肠弯曲菌的能力，各学校可根据情况开设成验证性的实验：将各类培养、生化试验合成一天，培养后看结果；也可以开设成综合性实验，让学生一步步地完成分离培养和鉴定的全过程。

【目的要求】

1. 掌握弯曲菌属和空肠弯曲菌的初步鉴定依据。

2. 熟悉从标本中分离、培养、鉴定空肠弯曲菌的基本程序。

3. 熟悉空肠弯曲菌在平板上的典型菌落形态。

【仪器和材料】

1. 仪器　暗视野显微镜或相差显微镜、普通光学显微镜、培养箱、微需氧培养装置（能提供 5% 氧气、10% 二氧化碳和 85% 氮气的微需氧环境）、恒温振荡培养箱、恒温水浴箱等。

2. 器材　接种环、酒精灯、载玻片、凹玻片、盖玻片、无菌滤纸条、0.5 麦氏浊度管等。

3. 标本　混合了空肠弯曲菌的鲜乳等模拟食品标本或模拟水标本。

4. 试剂　Bolton 肉汤、改良 CCD（mCCDA）琼脂平板、Skirrow 血琼脂平板、空肠弯曲菌显色培养基平板（可选）、哥伦比亚血琼脂平板、布氏肉汤、M-H 血琼脂平板、头孢霉素药敏纸片（30μg）、萘啶酮酸药敏纸片（30μg）、革兰染色液、氧化酶试剂、3% H_2O_2 溶液、1% 马尿酸钠水溶液、茚三酮试剂、吲哚乙酸酯纸片等。

【实验内容】

检验程序见图 3-8。

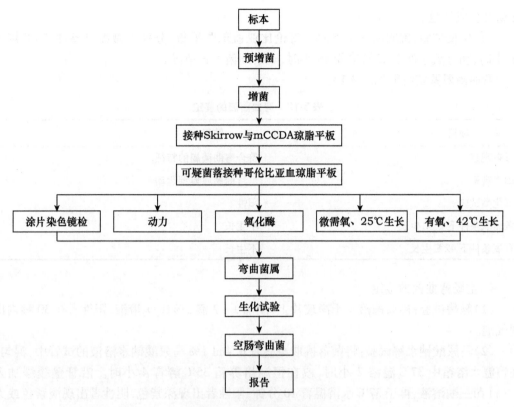

图3-8 空肠弯曲菌检验程序

1. 增菌培养 10ml 标本接种 90ml Bolton 肉汤,在微需氧的条件下,35℃ 100r/min 恒温振荡预增菌培养 4 小时,再于 42℃ 培养箱增菌培养 24 ~ 48 小时。

2. 分离培养 增菌液划线接种 mCCDA 琼脂平板、Skirrow 血琼脂平板和空肠弯曲菌显色培养基平板,微需氧条件下 42℃ 培养 24 ~ 48 小时,观察细菌在平板上的典型菌落特征。空肠弯曲菌在平板上的典型菌落特征见表 3-12。

表3-12 空肠弯曲菌在平板上的典型菌落特征

培养基	菌落特征
mCCDA 平板	淡灰色,有金属光泽、潮湿、扁平、呈扩散生长的倾向
Skirrow 血平板	第一型:灰色、扁平、湿润有光泽,有沿接种线向外扩散的倾向;
	第二型:分散凸起的单个菌落,边缘整齐、发亮
空肠弯曲菌显色培养基	按显色培养基的说明判定

3. 弯曲菌属鉴定 从上述平板上挑取可疑菌落接种哥伦比亚血琼脂平板,微需氧条件下 42℃ 培养 24 ~ 48 小时,再从哥伦比亚血平板上挑取菌落进行以下鉴定。

(1)染色镜检:挑取菌落进行革兰染色镜检,显微镜下可见弯曲菌属被染成革兰阴性,大小为(0.3 ~ 0.4)μm × (1.5 ~ 3)μm,菌体弯曲细小,呈 S 形、螺旋形或纺锤形。

(2)动力观察:挑取菌落重悬于生理盐水,滴于凹玻片上,盖上盖玻片,于暗视野或相差显微镜下观察动力,可见弯曲菌呈螺旋状或摆动样、投镖样运动。

(3)氧化酶试验:用无菌滤纸条蘸取待测菌落少许,加氧化酶试剂 1 滴,阳性者立即呈现粉红色或红色。

（4）生长试验：挑取菌落接种两个哥伦比亚血琼脂平板，分别于微需氧条件、25℃培养48小时，和有氧条件下42℃培养48小时，观察细菌生长情况。

弯曲菌属鉴定特征如表3-13。

表3-13　弯曲菌属的鉴定

项目	结果
形态观察	符合弯曲菌属的特征
动力观察	呈弯曲菌属典型运动
氧化酶试验	阳性
微需氧条件下25℃生长	不生长
有氧条件下42℃生长	不生长

4. 空肠弯曲菌的鉴定

（1）触酶试验：挑取菌落于干净玻片上，滴加1～2滴3%H_2O_2溶液，阳性者在30秒内出现气泡。

（2）马尿酸钠水解试验：将菌落挑取至盛有0.4ml 1%马尿酸钠水溶液的试管中，混匀，在恒温水浴箱中37℃温浴2小时，或在恒温培养箱35℃孵育4小时。沿管壁缓缓加入0.2ml茚三酮溶液，再于37℃水浴温育10分钟，阳性者出现深紫色，阴性者出现淡紫色或无颜色变化。

（3）吲哚乙酸酯水解试验：挑取菌落于吲哚乙酸酯纸片上，再滴加一滴灭菌水，阳性者为在5～10分钟内出现深蓝色，阴性者为无颜色变化，表明没有发生水解。

（4）药物敏感试验：挑取菌落用布氏肉汤制成0.5麦氏浊度的菌悬液，再用布氏肉汤稀释10倍，涂于M-H血琼脂平板表面，静置5分钟后去除多余液体，将平板放35℃培养箱干燥10分钟后，将头孢霉素和萘啶酮酸药敏纸片贴在琼脂表面，平板于微需氧环境下36℃培养24小时，观察抑菌圈。

空肠弯曲菌种的鉴定依据见表3-14。

表3-14　空肠弯曲菌的鉴定

菌种	过氧化氢酶试验	马尿酸钠水解试验	吲哚乙酸酯水解试验	头孢菌素敏感试验	萘啶酮酸敏感试验
空肠弯曲菌	+	+	+	R	S[a]
结肠弯曲菌	+	－	+	R	S[a]
海鸥弯曲菌	+	－	－	R	R/S[b]
乌普萨拉弯曲菌	－或微弱	－	+	S	S

注：+：阳性；－：阴性；S：敏感；R：抑制；[a]：空肠弯曲菌和结肠弯曲菌对萘啶酮酸的耐药性呈增长趋势；[b]：海鸥弯曲菌的不同菌株，分别表现为敏感或抑制

【关键技术】

1. 弯曲菌属为微需氧菌，接种过程中在空气中暴露的时间不宜过长，最好在2小时内完成操作，以免细菌死亡。

2. 分离培养弯曲菌应于微需氧条件下,最佳微需氧环境为5%氧气、10%二氧化碳和85%氮气。

3. 培养空肠弯曲菌的培养基应新鲜、湿润,培养基在4℃环境保存不宜超过1周,为了防止培养基干燥,可将培养基放于密闭容器中。

【结果分析与报告】

1. 弯曲菌属的鉴定依据　从哥伦比亚血琼脂平板上挑取菌落进行鉴定,结果符合表3-13的可疑菌落可鉴定为弯曲菌属。

2. 空肠弯曲菌的鉴定依据　初步鉴定为弯曲菌属后,需进一步做生化反应以确定空肠弯曲菌种。空肠弯曲菌种的鉴定依据见表3-14。

3. 认真观察实验现象,如实记录实验结果,包括增菌结果、平板上典型菌落形态、鉴定试验结果等,根据鉴定依据,报告样品中是否检出空肠弯曲菌。

【思考题】

1. 为什么培养空肠弯曲菌需要微需氧环境?

2. 空肠弯曲菌的致病物质有哪些? 可引起哪些疾病?

3. 检测空肠弯曲菌的标本通常有哪些类型? 采集标本需要注意哪些方面?

三、 铜绿假单胞菌

【实验设计思路】

铜绿假单胞菌是常见的条件致病菌,在机体抵抗力低下,如 AIDS、肿瘤、长期使用激素或免疫抑制剂等情况下易引起感染;铜绿假单胞菌也是常见的医院感染病原菌,约10%的医院感染由本菌引起。本菌可引起多种感染性疾病,如呼吸道感染、泌尿系统感染、皮肤感染、腹泻、中耳炎、角膜炎、心内膜炎、败血症等。在自然界的泥土、水、空气、植物以及人的皮肤、肠道、呼吸道中都有检出。化妆品微生物检验标准规定不得检出铜绿假单胞菌。本实验着重培养学生从模拟标本中分离、培养和鉴定铜绿假单胞菌的能力,各学校可根据情况开设成验证性的实验:将各类培养、生化试验合成一天,培养后看结果;也可以开设成综合性实验,让学生一步步地完成分离培养和鉴定的全过程。

【目的要求】

1. 掌握铜绿假单胞菌的鉴定依据。

2. 熟悉从标本中分离、培养、鉴定铜绿假单胞菌的基本程序。

3. 熟悉鞭毛染色的原理和操作。

4. 熟悉铜绿假单胞菌的菌落特征和生化特性。

【仪器和材料】

1. 仪器　暗视野显微镜、普通光学显微镜、恒温培养箱、恒温水浴箱等。

2. 器材　装有玻璃珠的三角瓶、三角瓶、研钵、接种环、酒精灯、载玻片、凹玻片、盖玻片、无菌滤纸条、无菌玻璃棒等。

3. 标本　混合了铜绿假单胞菌的模拟化妆品标本。

4. 试剂　SCDLP 液体培养基、十六烷基三甲基溴化铵培养基平板、乙酰胺培养基平板、营养琼脂斜面、绿脓菌素测定用培养基、明胶培养基、硝酸盐蛋白胨水培养基、革兰染色液、鞭毛染色液、氧化酶试剂、氯仿、1mol/L 盐酸、灭菌生理盐水、灭菌液状石蜡、灭菌吐温-80 等。

【实验内容】

检验程序见图3-9。

1. 样品处理

（1）水溶性液体样品：量取10ml加到盛有90ml灭菌生理盐水的无菌三角瓶中混匀制成1:10的样液。

（2）油性液体样品：称取10g样品于无菌三角瓶内，加入5ml灭菌液状石蜡混匀，再加10ml灭菌吐温-80，在40~44℃水浴中振荡混合10分钟，加入灭菌的生理盐水75ml，在40~44℃水浴中乳化，制成1:10的悬液。

（3）亲水性半固体样品：称取10g样品于装有玻璃珠和90ml灭菌生理盐水的三角瓶内，充分振荡混匀，静置15分钟，其上清液即为1:10洗漱的样液。

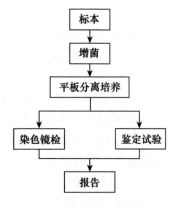

图3-9 铜绿假单胞菌检验程序

（4）疏水性半固体样品：称取10g样品于无菌的研钵中，加入10ml灭菌液状石蜡，研磨至黏稠，再加入10ml灭菌吐温-80，研磨待溶解后，加70ml灭菌生理盐水，在40~44℃水浴中乳化成1:10的样液。

（5）固体样品：称取10g于三角瓶中，加入90ml灭菌生理盐水，充分振荡混匀，使其分散混悬，静置后，上清液即为1:10的样液。

2. 增菌培养　取上述1:10样液10ml加到90ml SCDLP液体培养基中，35℃培养18~24小时。铜绿假单胞菌在培养基内生长，表面长成一层菌膜，培养基呈黄绿色或蓝绿色。

3. 分离培养　挑取菌膜在十六烷基三甲基溴化铵培养基平板和乙酰胺培养基平板上划线接种，35℃培养18~24小时。

在十六烷基三甲基溴化铵培养基平板上，铜绿假单胞菌的菌落呈灰白色，表面湿润，菌落周围培养基常扩散有水溶性蓝绿色色素，菌落扁平无定型，向周边扩散或略有蔓延。在乙酰胺培养基平板上，铜绿假单胞菌生长良好，形成扁平的菌落，边缘不整齐，菌落周围培养基呈红色。

4. 镜检

（1）革兰染色镜检：从上述平板上挑取可疑菌落进行革兰染色镜检，镜下可见铜绿假单胞菌呈红色，菌体细长且长短不一，有时呈球杆状或线状，成对或短链状排列。

（2）鞭毛染色镜检：可疑菌落进行鞭毛染色（操作见第二部分、实验四细菌形态结构检查技术），在镜下可见菌体单端有1~3根被染成红色的鞭毛（不超过3根）。

（3）动力观察：暗视野显微镜下观察细菌动力，可见细菌运动活跃。

5. 鉴定试验

（1）氧化酶试验：取一条无菌滤纸条放在灭菌平皿内，用无菌玻璃棒从平板上挑取待检可疑菌落涂在滤纸条上，然后在其上滴加一滴新鲜配制的氧化酶试剂（1%二甲基对苯二胺溶液），在30秒内出现粉红色或紫色则为氧化酶试验阳性。

（2）绿脓菌素试验：从平板上挑取可疑菌落接种绿脓菌素测定培养基，35℃培养24小时，加入氯仿3~5ml，充分振荡提取培养物中的绿脓菌素，待氯仿提取液呈蓝色时，用吸管将氯仿移到另一试管中，加入1ml 1mol/L盐酸振荡，静置片刻，如上层盐酸液内出现粉红色到紫色则为绿脓菌素阳性。

(3)硝酸盐还原产气试验:从平板上挑取可疑菌落接种硝酸盐蛋白胨水培养基,35℃培养24小时,如在小倒管中产生气泡者即为阳性。

(4)明胶液化试验:从平板上挑取可疑菌落穿刺接种于明胶培养基,35℃培养24小时,取出后放4℃ 10~30分钟,如仍呈溶解状态表明该菌能分解明胶。

(5)42℃生长试验:从平板上挑取可疑菌落接种普通营养琼脂斜面,42℃培养24小时,铜绿假单胞菌能生长,荧光假单胞菌不能生长,以此可以区别两种菌。

【关键技术】

1. 化妆品样品成分复杂,需要根据具体样品的性状(如疏水、亲水性、液体、半固体、固体等)选择合适的样品处理方法,以提高检出率。

2. 用氯仿提取绿脓菌素时,需充分振荡,加入盐酸后,也要充分振荡,结果判定以上层盐酸液内出现粉红色到紫色为阳性。

3. 硝酸盐蛋白胨水培养基内的小倒管在接种前应无气泡,否则会造成假阳性。

4. 明胶液化试验检测细菌产生明胶酶的能力。明胶在≤20℃时为固体,≥35℃时为液体,从凝胶状态转变为液体大约在28℃。所以,在观察结果时,要把明胶管放4℃冰箱中完全冷却,如明胶仍为液体状态,才能判断为明胶液化阳性。因细菌在培养基的表面生长引起液化,当明胶管还处于温热状态时切勿摇动试管,否则液化的明胶与培养基液体混合,造成假阴性。

【结果分析与报告】

1. 样品中检出铜绿假单胞菌的判定依据 被检样品经增菌分离培养后,经证实为革兰阴性杆菌,氧化酶及绿脓菌素试验皆为阳性者,即可报告被检样品中检出铜绿假单胞菌;如绿脓菌素试验阴性而液化明胶、硝酸盐还原产气和42℃生长试验三者皆为阳性时,仍可报告被检样品中检出铜绿假单胞菌。

2. 样品中未检出铜绿假单胞菌的报告依据 ①增菌液未分离出任何菌落;②分离出革兰阴性无芽胞杆菌,但氧化酶试验阴性;③分离出不产绿脓菌素、氧化酶阳性的革兰阴性无芽胞菌株,不液化明胶,硝酸盐还原产气和42℃生长试验皆为阴性。

3. 约有10%的临床分离铜绿假单胞菌菌株不产生色素,在室温中传数代以后,该类菌株可恢复典型菌落和产生色素的能力。对于不产生色素的菌株,可通过硝酸盐还原产气试验、乙酰胺水解、42℃生长等试验加以确定。

4. 认真观察实验现象,做好实验记录,分析实验结果,根据鉴定依据,报告是否从样本中检出铜绿假单胞菌。

【思考题】

1. 为什么铜绿假单胞菌容易引起医院感染?

2. 什么是绿脓菌素?它在铜绿假单胞菌感染中起什么作用?

3. 铜绿假单胞菌的耐药性如何?其耐药机制是什么?

(汪 川)

实验六 钩端螺旋体的分离鉴定

【实验设计思路】

螺旋体种类较多,根据形态分类,其中重要的对人致病的螺旋体有钩端螺旋体(以下简称钩体)、梅毒螺旋体和回归热螺旋体等。钩体为圆柱形,螺旋紧密而规则,一端或两端弯曲成钩状,其中的许多群和型能引起人类和动物钩体病。本实验着重培养学生从临床可疑标本中分离、培养钩体和血清学诊断钩体病的能力。

【目的要求】

1. 掌握钩体的形态特点。

2. 掌握显微镜凝集试验的原理。

3. 熟悉显微镜凝集试验的操作。

【仪器和材料】

1. 仪器　暗视野显微镜、普通光学显微镜、恒温培养箱、恒温水浴箱等。

2. 器材　微量加样器、灭菌加样枪头、96 孔板、酒精灯、载玻片、盖玻片等。

3. 标本　疑似钩体病患者的血液、尿液等临床标本、患者恢复期血清标本、钩体标准株(如我国常见的 15 型钩体的标准参考株)液体培养物。

4. 试剂　柯索夫培养基、改良镀银染色液。

【实验内容】

1. 钩体的分离培养　疑似钩体病患者标本接种科索夫培养基,每份标本接种 2～3 支培养基,血液标本每支接种 0.25～0.5ml,尿液标本直接接种或离心后取沉淀接种。接种后的培养基置 28℃培养,从第 5 天开始,每天或每隔几天观察生长情况。生长良好者培养基呈云雾状浑浊,轻轻摇动可见絮状物泛起,若培养 4 周仍无钩体生长则为阴性。

2. 钩体形态、动力、染色检查

(1)暗视野显微镜检查:取 1 滴钩体液体培养物于载玻片上,盖上盖玻片,于暗视野显微镜下,用高倍镜或油镜观察。暗视野显微镜下可见黑色的背景下发亮的钩体,一端或两端弯曲呈钩状,有时菌体可弯曲成“C”、“S”等字形。钩体中段部分僵直,两端扭动,以长轴为中心做回旋运动,或以波浪式朝前端方向前进。

(2)镀银染色检查:取 1 滴钩体液体培养物于干净玻片上,用另一载玻片推开制片,自然干燥。将玻片在酒精灯火焰上来回过 3 次,冷却后加数滴固定液固定 3～5 分钟,倒掉固定液。固定好的玻片置 50～70℃水浴,滴加染色液数滴,染色 5～7 分钟。注意勿使染色液干燥,必要时可补加染色液。取出玻片,倒掉染色液。滴加显影液于玻片上,轻轻摇晃,待出现较深黄色时,用洗瓶冲水冲掉显影液,避免银沉积在玻片上影响观察。玻片用吸水纸小心拭干或使玻片自然干燥后,于油镜下观察,可见钩体经镀银染色后变粗,呈棕色,弯曲,一端或两端有钩。

3. 显微镜凝集试验(microscopic agglutination test,MAT)

(1)原理:钩体与同型血清相遇会发生凝集反应,当血清稀释度高时,在暗视野显微镜下可见钩体形如蜘蛛状凝集,即数根钩体的一端钩集在一起,另一端散开。当血清稀释度低时,会使钩体溶解破坏而呈残絮状、蝌蚪状、颗粒状。此试验既可鉴定菌株型别,也可用于测定患者血清抗体效价。

(2)方法与结果判定

1)抗原的选择和准备:取钩体液体培养物 1 滴于载玻片上,盖上盖玻片,于暗视野显微镜检查,每视野(10×40)不少于 50 条,运动活泼无自凝者可用于以下试验。

2)稀释血清:在 96 孔板中用生理盐水将患者血清对比稀释成 1:50、1:100、1:200、1:400、1:800 等稀释度,每孔 100μl,最后一孔加 100μl 生理盐水作为对照。

3）加抗原：每孔加入钩体培养液 100μl，混匀后于 35℃孵育 2 小时。

4）观察：取出 96 孔板，用微量加样器取各孔反应液 1 滴于载玻片上，盖上盖玻片，在暗视野显微镜下高倍镜观察。

5）结果判定：根据暗视野显微镜下钩体凝集情况与游离活钩体的比例来判定结果。

－：完全不发生凝集

＋：25% 左右的钩体凝集成蜘蛛状，75% 钩体游离。

＋＋：50% 左右的钩体凝集成蜘蛛状，其余钩体游离分散。

＋＋＋：75% 以上的钩体凝集或溶解，呈蜘蛛状、蝌蚪状或块状，其余钩体分散游离。

＋＋＋＋：几乎所有钩体溶解成蝌蚪状或折光率高的团块或大小不等的点状，偶见极少数游离分散的钩体。

以出现 ＋＋ 凝集的血清最高稀释度为该血清的凝集效价，恢复期血清比急性期凝集效价升高 4 倍以上，或单份血清效价达 1：300 以上可作为钩体病的辅助诊断。

【关键技术】

1. 患者标本通常可采集血液、尿液和脑脊液，注意各类型标本采集时间，患者发病 7～10 日内采集血液，两周后采集尿液，有脑膜刺激征的患者采集脑脊液。

2. 血液标本培养时接种量不宜过大，血液标本量与培养液量比例为 1：10～1：20 为宜，因血液中含有某些抑制物，可能会影响钩体的培养。

3. 钩体培养时间长，为防止污染，需注意标本采集和实验操作过程中的无菌操作。

4. 钩体培养时取培养物于暗视野显微镜下观察，若观察到钩体典型的形态和运动，即为分离阳性。

5. 暗视野检查时的取液量不宜过多，以盖上盖玻片后液体不溢出为度，也不能过少，否则会迅速干燥或出现气泡。

6. 镀银染色应注意勿使染色液干燥；在显影结束后，勿先倒掉显影液，而是将玻片拿平，用洗瓶冲水从液滴中央将显影液冲净，以避免银沉淀在玻片上影响观察；镀银染色效果受染色条件的影响，尤其是显影液的质量对染色效果影响严重，应注意显影液的有效性。

7. 显微镜凝集试验特异性较高，能区分群、型，但钩体群、型较多，各地流行株也不一定相同，为避免漏检，可用非致病的水生双曲钩端螺旋体帕托克株作为广谱抗原测定抗体进行初筛。

【结果分析与报告】

1. 钩体分离培养阳性，暗视野显微镜观察或镀银染色检查出典型钩体形态，可报告检出钩体；根据 MAT 试验结果，可以鉴定钩体的型、群。

2. 患者恢复期血清比急性期凝集效价升高 4 倍以上，或单份血清效价达 1：300 以上有诊断意义。

【思考题】

1. 采集钩端螺旋体病病人的标本要注意哪些？

2. 还有哪些常见的致病性螺旋体？如何进行实验室检查？

（汪 川）

§2 病毒学检验篇

实验一 呼吸道病毒的检测

【实验设计思路】

呼吸道病毒是通过呼吸道感染的一大群病毒的总称,包括流感病毒、副流感病毒、麻疹病毒、腮腺炎病毒、风疹病毒、鼻病毒、冠状病毒等。90%以上急性呼吸道感染由病毒引起,其中流感病毒引起的流感,由于传染性强、发病率高、流行范围大,是第一个实行全球检监测的呼吸道传染病。本实验以流感病毒为例,通过标本中病原体的检测,掌握流感病毒分离鉴定流程和试验方法,对呼吸道其他病毒的检测起到借鉴作用。

流感病毒包括甲、乙、丙三型。甲型流感病毒能不断引起流感流行是因为其抗原性不断发生变异所致。流感病毒抗原的变异主要是其表面血凝素(hemagglutinin,HA)和神经氨酸酶(neuraminidase,NA)的变异。检测流感病毒抗原的变异对于该病的预防控制有重要意义。本实验采集病人咽拭子标本,对其进行分离鉴定及核酸检测,同时根据 RT-PCR 扩增片段鉴定病毒的型别。

【目的要求】

1. 掌握流感病毒分离常用的方法和型别鉴定的血清学方法。

2. 熟悉流感病毒感染样本的采集及处理方法。

【仪器和材料】

1. 仪器 CO_2 培养箱、Ⅱ/Ⅲ级生物安全柜、倒置显微镜、高压蒸汽灭菌器、荧光显微镜、PCR 仪、水平式电泳仪、紫外透射反射仪等。

2. 器材 10ml 采样器、微量移液器及吸头、10ml 注射器、1ml 滴管、10ml 滴管、开孔器等。

3. 标本、细胞株及鸡胚 流感患者咽拭子标本、MDCK 细胞、10 日龄鸡胚。

4. 材料 无菌棉拭子、胎牛血清、0.25%胰蛋白酶、青链霉素混合液、0.5%鸡红细胞、提 RNA Kit(QIAGEN)、10×反转录缓冲液、dNTPs、随机引物、鼠源反转录酶、RNA 酶抑制剂、引物 R、引物 F、1000×Genecolour Ⅰ染料、100bp 核酸分子量标准品、Premix Taq(Takala)、TAE 电泳缓冲液、兔抗鼠荧光素结合物(二抗)、0.1%伊纹蓝(Evans Blue)等。

【实验内容】

检验程序见图 3-10。

1. 样本的采集与处理 左手用压舌板压住患者的舌头,右手持无菌拭子擦拭双侧咽扁桃体及咽后壁,将拭子头浸入采样液中,在采样液中挤压拭子头部数次,用力折断拭子的尾部,将拭子的尾部弃去。拧紧盖子,做好标记,立即送往实验室。加常规双抗青链霉素混合液 1ml 和先锋霉素(1%),4℃至少作用 2 小时后进行接种或检测。如标本在 24 小时内未能接种,应置 −70℃保存待测。

2. 组织细胞培养分离鉴定流感病毒

(1)细胞培养

1)用犬肾细胞(MDCK)经胰酶消化后按 1:10 传代接种于无菌的 24 孔细胞板,每孔 1ml,置 35℃ 5%CO_2 培养箱中培养,2 天后细胞即可长成单层。

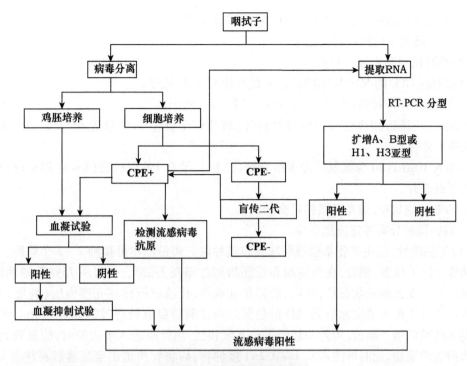

图 3-10 流感病毒检验程序

A、B 型 H1、H3 亚型：流感病毒型或亚型；CPE：细胞病变；RT-PCR：反转录 PCR

2）弃去培养液，用不含小牛血清的病毒培养液洗 2 次，每份标本接种 1 孔，最后 2 孔作流感 A、流感 B 阳性对照。同时设正常细胞对照。

3）35℃，1600r/min 离心 1 小时，置 35℃ 5% CO_2 培养箱 1 小时。弃标本液，再用不含小牛血清的病毒培养液洗 1 次，每孔加 1ml 病毒培养液，置 35℃ 5% CO_2 培养箱培养。

4）每天在倒置显微镜下观察细胞病变（CPE），如果有特征性的病毒 CPE 出现（如细胞变圆，折光增强并脱离管壁等），继续观察直到 75% 的细胞发生变化（CPE +++），−20℃ 冻存，以备二次传代。二代病毒滴度高于用一代病毒，所以选用二代病毒进行鉴定。

5）如果 7 天之后没有 CPE 出现，那么盲传 1 代继续观察 7 天，盲传 2 代后，仍然没有出现 CPE，则判定为阴性。

（2）血凝试验鉴定流感病毒和检测血凝滴度：取 96 孔微量板，除第 1 列外（A1～H1），每孔加 50µl PBS。A1～G1 每孔各加 100µl 标准抗原或待检病毒，H1 加 50µl PBS 作阴性对照。用多孔加样器从第 1 列各孔分别取 50µl 抗原，由第 1 至第 12 列做对倍稀释，最后 1 列弃去 50µl。每孔加 50µl 0.5% 鸡红细胞，轻弹微量板，使细胞与病毒充分混合。室温孵育 30～60 分钟，观察血凝现象并记录结果。参考"血细胞凝集试验"部分。

红细胞凝集以"+"记录，只有部分凝集为"+/−"，无凝集为"0"，红细胞凝集出现"++"的最高稀释度为终点，该稀释度的倒数即是病毒的血凝滴度。若无红细胞凝集现象，在报告不能从样品中分离病毒前，应再传代 2～3 次。

（3）血凝抑制试验鉴定流感病毒：选用微量法。

取 96 孔微量板，加生理盐水 25µl 于第 B 行至 H 行的各孔。加 1∶10 稀释的标准血清 50µl 于 A 行的各孔。从 A 行各孔取 25µl 血清，倍比稀释至 H 排各孔，弃去 25µl。各孔加入 25μl 被检病毒的 4 个血凝单位抗原,混匀,室温静置 15～30 分钟,后加 50μl 的 0.5% 鸡红细胞,室温静置 30 分钟,观察结果。

(4)检测抗原鉴定流感病毒

1)取出现 CPE 的 MDCK 细胞在显微载玻片上涂片,吹干。

2)将涂片用冷丙酮固定 10 分钟,PBS 液洗 3 次,吹干。

3)加 10μl 流感相应亚型的特异性抗体,玻片在湿盒中 37℃ 放置 45 分钟,后 pH 7.2 PBS 洗涤 1 分钟。

4)加入 10μl 1:20 兔抗鼠荧光素结合物(二抗),及 0.1% 伊纹蓝(Evans Blue)行负染。室温晾干载玻片。

5)90% 甘油封片,荧光显微镜观察结果。

3. 鸡胚接种分离鉴定流感病毒

(1)鸡胚接种:选用鸡胚羊膜腔和尿囊腔接种法。每份标本可接种 2～3 个鸡胚。画出气室边缘和胚胎位置,消毒,在气室端靠近胚胎侧之卵壳上钻孔,孔口用 75% 乙醇消毒,从孔中滴入一滴无菌的液状石蜡,然后,轻轻晃动鸡胚,让液状石蜡在壳膜内层(脏层)铺开,此时在照卵灯下即可清晰地看到鸡胚的位置。用注射器吸取处理过的标本 0.4ml,将注射针头刺入胚胎的颌下胸前,用针头轻轻拨动下颌和腿,当针头进入羊膜腔时,能见到鸡胚随着针头的拨动而动,此时可注入 0.1～0.2ml 接种物,后将针头退出至尿囊腔再注射 0.1～0.2ml 接种物。取出注射器,用沾有碘酒通过火焰的小块胶布封口,置 35℃ 恒温箱孵育 72 小时。

(2)收获病毒:用毛细吸管先收尿囊液,然后左手持无菌小镊子夹起羊膜成伞状,右手用毛细吸管插入羊膜腔吸取羊水,平均每胚可收获 0.5～1.0ml 羊水。如羊水过少,可用同胚少量尿囊液冲洗羊膜腔并吸取洗液。

(3)红细胞凝集试验:将鸡胚收获液 3000r/min 离心 5 分钟去除血液和细胞,进行红细胞凝集试验并 4℃ 孵育 30 分钟。如没有红细胞凝集现象在报告不能从样品中分离病毒前,应再鸡胚传代 2 次。

(4)血凝抑制试验进一步鉴定流感病毒血清型别。若需要保存病毒,需在收获的一天内将分离物保存在 −70℃ 条件下。

4. RT-PCR 分型鉴定

(1)流感病毒 RNA 的提取(按提取 RNA Kit 的步骤进行)

1)在生物安全柜内取 150μl 咽拭子样本或 150μl 病毒细胞或鸡胚培养物加入 RLT 液管中,充分混匀。每管分别加入 5μl β-巯基乙醇,混匀后依次加入 600μl 70% 的乙醇,充分混匀。

2)所有滤液加入 Kit 中带滤柱的 2ml 收集管中,12 000r/min,离心 15 秒,弃收集管中的离心液。滤柱仍放回收集管上,于滤柱中加入 700μl Wash Buffer RW1 液,12 000r/min,离心 15 秒。

3)在 RNA Kit 中取一支干净的 2mL 收集管,将离心后的滤柱移到新的收集管上,于滤柱中加入 500μl Wash Buffer RPE 液,12 000r/min,离心 15 秒。

4)弃收集管中的离心液,再于滤柱中加入 500μl Wash Buffer RPE 液,13000～14 000r/min,离心 2 分钟。

5)将滤柱移到一个干净的 1.5ml EP 管上,向滤柱中加入 30～50μl 的 Rnase-free Water,

室温静置 1~3 分钟。12 000r/min,离心 1 分钟,收集离心液即为提取的病毒 RNA,立即做实验或 -20℃以下保存。

(2)RT-PCR 检测

1)反转录反应:mRNA2μl,1U/μl 鼠源反转录酶 1μl,随机引物 1μl,500μmol/L dNTPs 10μl,10×反转录缓冲液 2μl,5mmol/L MgCl$_2$ 4μl,1U/μl RNA 酶抑制剂 1μl。42℃反应 30 分钟,85℃加热 5 分钟灭活反转录酶,合成 cDNA,4℃保存备用。

2)PCR 反应:9.5μl 三蒸水、12.5μl Premix Taq、DNA1μl、引物 R 和 F 各 1μl,共 25μl。流感病毒型别鉴定引物(A、B)或亚型鉴定引物(H1、H3)(引物见表 3-15)。95℃预变性 2 分钟,95℃变性 30 秒,退火温度 57℃退火 30 秒,72℃延伸 30 秒共 35 个循环,72℃延伸 5 分钟(表 3-15)。

表 3-15　流感病毒型别鉴定引物序列及扩增片段大小

引物		序列	片段大小
A	A-R	5′-ATCACTCACTGAGTGACATC-3′	306 bp
	A-F	5′-CCTCCAGTTTTCTTAGGATC-3′	
B	B-R	5′-CGGACAACATGCTTAGGATC-3′	226 bp
	B-F	5′-TCTCTCTTCAAGAGACAT CC-3′	
H1	H1-R	5′-GAGCAGACACAATATGTATAGG-3′	611 bp
	H1-F	5′-CCATACAGAGACATAAGCATTT-3′	
H3	H3-R	5′-TCAGATTGAAGTGACTAATGCT-3′	976 bp
	H3-F	5′-AATTTTGATGCCTGAAACCGT-3′	

3)取 1g 琼脂糖于三角瓶,加入 100ml 的 TAE 缓冲溶液,于微波炉加热 2 分钟至琼脂糖溶解完全,加入 100μl 1000×Genecolour Ⅰ染料,冷却至 60℃,倒入已架好梳子的胶板,室温充分凝固后拔出梳子,将胶板放入电泳槽,向电泳槽中加入 TAE 缓冲液至刚没过凝胶表面,取 PCR 产物 5μl,加 5×上样缓冲液 1~2μl,混匀,上样,加 5μl 核酸分子量标准品于最后一孔,接通电源,电压 3~5V/cm 电泳至溴酚蓝染料移动至凝胶的 2/3 后,停止电泳,取出凝胶,在紫外线凝胶成像系统中观察结果。

【关键技术】

1. 用于病毒分离的标本,采集时要注意无菌操作。不要在 -20℃条件下保存病毒分离物,因为该温度条件下流感病毒极不稳定。

2. 流感病毒为单链 RNA 病毒,在扩增前,须先通过反转录合成与病毒 RNA 互补的 cDNA,再进行 PCR 扩增测定,一般 24 小时可出结果。

3. 荧光染色后一般在 1 小时内完成观察,或于 4℃保存 4 小时,时间过长,会使荧光减弱。在荧光显微镜下应尽快观察拍照,避免激光照射时间过长造成荧光猝灭。待检抗原标本片须在操作的各个步骤中,始终保持湿润,避免干燥。所滴加的抗体或荧光标记物,应始终保持在待检抗原标本片上,避免因放置不平使液体流失,从而影响结果。

【结果分析与报告】

1. 流感病毒的分离　主要方法有细胞培养和鸡胚培养,目前最常用的方法是细胞培养,细胞出现 CPE 后,收集病变细胞。流感病毒分离阳性者,可见明显的 CPE,需 RT-PCR 进一步鉴定是否是流感病毒感染。

2. RT-PCR　根据 DNA 分子量标准,判断是否有目的条带,对流感病毒的型别进行初步判断。进一步的鉴定可通过 DNA 序列测定,所得基因序列利用 NCBI BLAST 进行比对。

3. 血凝试验　根据红细胞凝集情况判断血凝滴度,并计算 4 个血凝单位用于血凝抑制试验。

4. 血凝抑制试验　判断红细胞凝集抑制效价。如 1∶80 稀释的血清孔不出现凝集(完全抑制),1∶160 稀释的血清孔出现凝集(无红细胞凝集抑制),该血清对测定病毒的红细胞凝集抑制效价为 80。参比血清对待检抗原的抑制效价≥20 才可以算为阳性。

5. 流感病毒抗原的检测　荧光显微镜下可见有流感病毒感染的细胞出现苹果绿色荧光。

6. 有条件的实验室还可以抽取病人发病和恢复期双份血清进行流感病毒抗体检测鉴定流感病毒。

【思考题】

1. 分离流感病毒时,标本的采集应该注意什么?

2. 临床标本中检测流感病毒时,常用的方法有哪些? 各有什么特点?

3. RT-PCR 检测流感病毒有哪些优点和局限性?

4. 试述流感病毒检测中型特异性引物选择的重要性。

(曾转萍)

实验二　肠道病毒的检测

【实验设计思路】

肠道病毒 71 型(enterovirus type 71,EV71)是手足口病的主要病原体之一,主要感染 5 岁以下儿童。手足口病属于丙类传染病,从临床标本中分离到 EV71、检出 EV71 特异性核酸是确诊手足口病的重要条件。本实验采集临床诊断手足口病的患儿咽拭子,对其进行 EV71 病毒分离鉴定及核酸检测,从病原学上诊断手足口病。

人类轮状病毒(human rotavirus,HRV)是婴幼儿急性胃肠炎的主要病原体,尤其是 A 组轮状病毒是婴幼儿重症腹泻最重要的病原体。腹泻患者粪便标本中检出轮状病毒、轮状病毒特异性抗原及核酸片段是确诊轮状病毒感染的重要条件。本实验采集婴幼儿早期腹泻粪便标本,对其进行电镜观察、HRV 分离及核酸检测,同时根据 RT-PCR 扩增片段鉴定病毒的 G/P 分型。

本实验通过对咽拭子、粪便标本中病毒的分离鉴定,使学生掌握病毒感染实验室诊断常用的方法及其原理,熟悉临床标本的采集及处理方法,了解病原学检测在病毒性传染病诊断、预防和控制中的作用。

一、肠道病毒 71 型

【目的要求】

1. 掌握肠道病毒 71 型(enterovirus type 71,EV71)病毒分离及鉴定常用的方法及其原理。

2. 熟悉咽拭子标本的处理方法。

【仪器和材料】

1. 仪器 CO_2培养箱、Ⅱ级生物安全柜、倒置显微镜、高压蒸汽灭菌器、荧光显微镜、PCR仪、DNA电泳系统、紫外透射反射仪。

2. 器材 病毒RNA提取试剂盒、RT-PCR试剂盒、微量移液器及吸头、PCR反应管。

3. 细胞及标本 人横纹肌肉瘤细胞（rhabdomyosarcoma，RD）细胞、患者咽拭子标本。

4. 试剂 MEM生长液及维持液、0.25%胰蛋白酶、上游引物、下游引物、5×TAE电泳缓冲液、5×上样缓冲液、1000×Genecolour Ⅰ染料、琼脂糖、DNA分子量标准、丙酮、牛血清白蛋白、小鼠抗EV71抗体、荧光素标记的羊抗小鼠IgG。

【实验内容】

检验程序见图3-11。

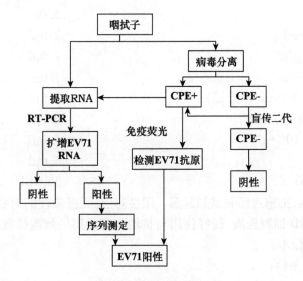

图3-11 EV71检测程序

EV71：肠道病毒71型；CPE：细胞病变；RT-PCR：反转录PCR

1. 病毒的分离培养

（1）标本处理：将咽拭子在MEM维持液中充分搅动，洗下拭子上黏附的病毒及含有病毒的细胞等，4℃，10 000r/min离心20分钟，上清液用0.22μm滤器过滤备用。

（2）常规培养人RD细胞，待细胞铺满瓶底80%时，倒出MEM生长液，加入0.2ml咽拭子浸出液，37℃吸附1小时，吸去浸出液，加入MEM维持液，置36℃，5%CO_2培养箱培养。

（3）每天观察细胞生长情况，同时设正常细胞对照。如果有特征性的肠道病毒CPE出现（如细胞变圆，折光增强并脱离管壁等），继续观察直到75%的细胞发生变化（CPE＋＋＋），-20℃冻存，以备二次传代。二代病毒滴度高于一代病毒，所以选用二代病毒进行鉴定。

（4）如果7天之后没有CPE出现，那么盲传1代继续观察7天，盲传2代后，仍然没有出现CPE，则判定为阴性。

2. RT-PCR检测 可用于分离病毒的鉴定或直接从标本中检测EV71RNA。

（1）RNA提取：使用商业化试剂盒。

（2）RT-PCR

1)引物：

人肠道病毒核酸检测通用引物：

上游引物 EF：5′-TCC GGC CCC TGA ATG CGG CTA ATC C-3′

下游引物 ER：5′-ACA CGG ACA CCC AAA GTA GTC GGT CC-3′

扩增产物 116bp。

EV71 特异性引物：

上游引物 EV71F 5′-GCA GCC CAA AAG AAC TTC AC-3′

下游引物 EV71R 5′-ATT TCA GCA GCT TGG AGT GC-3′

扩增产物 226bp。

2)RT-PCR 反应体系：分别用 EF、ER 和 EV71F、EV71R 两对引物进行 RT-PCR。体系如下：

10×PCRBuffer	5.0μl
dNTPs(2.5mM each)	2.0μl
上游引物(0.1μg/μl)	1.0μl
下游引物(0.1μg/μl)	1.0μl
RNA 酶抑制剂(RNasin,40U/μl)	0.5μl
Taq DNA 聚合酶(5U/μl)	0.5μl
AMV 反转录酶(10U/μl)	1.0μl
模板 RNA	3.0μl
RNase Free dH$_2$O	36.0μl

同时设阳性对照,细胞对照和试剂对照。阳性对照：无感染性的对照 RNA。细胞对照：使用未接种病毒的 RD 细胞悬液,最好使用与扩增病毒所用的细胞代数相同的细胞。试剂对照：用超纯水代替标本。

3)RT-PCR 反应条件：

42℃反转录	45 分钟
95℃预变性	3 分钟
95℃变性	20 秒
45℃退火	25 秒 ⎫ 32 个循环
72℃延伸	30 秒 ⎭
72℃延伸	10 分钟

4)电泳：制备 2%琼脂糖凝胶(含有 Genecolour Ⅰ 染料),取 PCR 产物 8μl 与 2μl 上样缓冲液(5×)混合后上样,5V/cm 电压电泳,紫外透射反射仪下观察结果,在分子量对应位置出现条带为阳性。

3. EV71 特异性抗原的检测

(1)涂片：取出现 CPE 的 RD 细胞涂片,吹干。

(2)固定：将涂片用冷丙酮固定 10 分钟,PBS 液洗 3 次,吹干。

(3)通透：1%Triton X-100 通透 10 分钟,PBS 液洗 3 次,吹干。

(4)封闭：用含 5%牛血清白蛋白的 PBS,37℃封闭 30 分钟,PBS 液洗 3 次,吹干。

(5)加一抗：加适当稀释的小鼠抗人 EV71 抗体,放入湿盒,4℃过夜,次日 PBS 液洗 3 次,吹干。

(6)加二抗：加含 0.01%伊文思蓝的荧光素标记的羊抗小鼠 IgG,37℃,30 分钟,PBS 液洗 3 次,吹干。

(7)镜检:90% 甘油封片,荧光显微镜观察结果。

【关键技术】

1. 标本应在病例发病后尽早采集,尽快检测。如果不能及时接种,一定要冷冻保存。

2. 分离病毒时,如果接种后 24 小时内出现 CPE,可能是标本中的非特异性成分导致的毒性反应,应该将原始标本用 PBS 适当稀释后,再次接种。

3. 注意与其他肠道病毒鉴别。

【结果分析与报告】

1. 病毒的分离 柯萨奇病毒 16 型(Coxsackie virus type 16,CA16)和 EV71 均能在 RD 细胞中引起特殊的肠道病毒 CPE,表现为细胞圆缩、分散、胞质内颗粒增加,最后细胞自管壁脱落。肠道病毒分离阳性者,可见明显的 CPE,需 RT-PCR 进一步鉴定是否是 EV71 感染。

2. RT-PCR 根据 DNA 分子量标准判断是否有肠道病毒、EV71 特异性条带,两对引物(EP、ER 和 EV71F、EV71R)RT-PCR 扩增同时出现阳性,可判定为 EV71 阳性。进一步的鉴定可通过 DNA 序列测定,所得基因序列利用 NCBI BLAST 进行比对。

3. EV71 抗原检测 荧光显微镜下可见有 EV71 感染的细胞出现绿色荧光。

4. 结果报告 病毒分离阳性或者阴性;RT-PCR 扩增肠道病毒、EV71 目的条带阳性或阴性;EV71 抗原检测阳性或者阴性。

二、 人轮状病毒

【目的要求】

1. 掌握人轮状病毒(human rotavirus,HRV)检测常用方法、原理及结果判断。

2. 熟悉 HRV 样本的采集及处理方法。

【仪器和材料】

1. 仪器 CO_2 培养箱、Ⅱ级生物安全柜、倒置显微镜、高压蒸汽灭菌器、荧光显微镜、PCR 仪、DNA 电泳系统、紫外透射反射仪、恒温培养箱、电子显微镜。

2. 器材 RNA 提取试剂盒、RT-PCR 试剂盒、人轮状病毒 ELISA 或胶体金检测试剂盒、微量移液器及吸头、PCR 反应管、封口膜。

3. 细胞及标本 MA104 细胞(恒河猴胚肾细胞)、婴幼儿腹泻患者粪便标本。

4. 试剂 胰蛋白酶、DMEM 生长液及维持液、丙烯酰胺凝胶母液、过硫酸铵、四甲基乙二胺(N,N,N′,N′-tetramethylethylenediamine,TEMED)、1.5mol/L Tris-HCl pH8.8 缓冲液、0.5mol/L Tris-HCl pH6.8 缓冲液、5×电极缓冲液 pH 8.3、TBE 电泳缓冲液、固定液、硝酸银染液、显影液、上游引物、下游引物、3×上样缓冲液、1000×Genecolour Ⅰ 染料、琼脂糖、DNA 分子量标准。氯仿、小鼠抗 HRV 抗体、电镜铜网(直径 2.5mm,200 目)、Formvar 支持膜、1% 磷钨酸溶液。

【实验内容】

检验程序见图 3-12。

1. 样品处理 取粪便 0.1g(或 0.1ml),加 1ml 的粪便标本稀释液,振荡 3 次,每次 10 秒,然后静置 10 分钟,再以 8000r/min,离心 5 分钟,吸取上清进行下一步试验或 -20℃短期保存。

2. 病毒的分离培养

(1)DMEM 培养液常规培养 MA104 细胞,铺满单层备用。

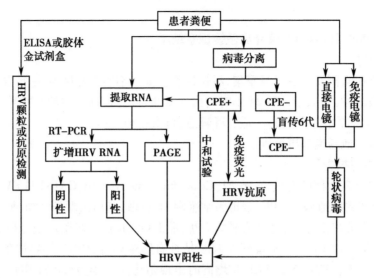

图3-12 HRV 检测程序

ELISA:酶联免疫吸附试验;CPE:细胞病变;RT-PCR:反转录 PCR;PAGE:聚丙烯酰胺凝胶电泳

(2)样品的处理:按粪便上清体积加入终浓度为青霉素 500U/ml,链霉素为 500μg/ml 的双抗,4℃过夜,第 2 天将标本经 3000r/min,4℃离心 10 分钟后取上清接种。

(3)样品接种:上述待检标本用等量的胰蛋白酶(30μg/ml)处理,37℃作用 1 小时。取生长良好的单层 MA104 细胞,弃去培养液,用无血清 DMEM 洗涤 3 次,加入经胰蛋白酶处理过的病毒液 0.2~0.5ml(约为细胞生长液体积的 1/10),37℃吸附 1 小时,加含 3% 胰蛋白酶的 DMEM 维持液,置 5% CO₂ 培养箱 37℃旋转培养,逐日观察并记录细胞病变情况。

(4)无病变者经 72 小时后,将培养物冻融 3 次,盲传 5~6 代。

(5)病毒传几代后,出现明显的 CPE,待 CPE 达 70% 时收获病毒。

3. 病毒 RNA 的提取 取上述粪便上清液或病毒阳性分离物,用病毒 RNA 提取试剂盒提取病毒 RNA,−70℃保存备用。

4. 聚丙烯酰胺凝胶电泳(polyacrylamide gel electrophoresis,PAGE)

(1)装好制胶架。

(2)10% 分离胶的制备

丙烯酰胺凝胶母液	10ml
1.5mol/L Tris-HCl pH6.8 缓冲液	7.5ml
10% 过硫酸胺	0.5ml
TEMED	10~20μl
超纯水	12ml

混匀后倒入制胶玻璃板中,距离梳子底边约 1cm,表面加入一层去离子水。放置 20~30 分钟待凝胶聚合后,倒去水层,用滤纸吸干。

(3)3% 浓缩胶的制备

丙烯酰胺凝胶母液	0.5ml
0.5mol/L Tris-HCl pH8.8 缓冲液	1.25ml
10% 过硫酸胺	0.1ml

TEMED　　　　　　　　　　　　　　　　　　　　　　　5μl

超纯水　　　　　　　　　　　　　　　　　　　　　　　3.15ml

混匀后,加入分离胶上层,插入梳子。待凝胶聚合后,拔出梳子。

(4)加样:取病毒RNA10μl与5μl 3×样品缓冲液混合,90℃水浴中加热2分钟后,用微量注射器上样。

(5)电泳:将样品端的槽连接负极,按10~20mA恒定电流进行电泳,待溴酚蓝开始进入分离胶后,按20~30mA恒定电流进行电泳,待溴酚蓝泳动到分离胶底部边沿时,停止电泳,室温约需要6小时。

(6)染色:小心取出凝胶,浸泡于固定液(10%乙醇,0.5%醋酸)中室温固定30分钟以上,蒸馏水洗两次后,放入AgNO₃染色,摇床摇动1小时。

(7)水洗:染色后用双蒸水洗5遍。

(8)显影:将凝胶置于显影液内10~15分钟,待每条带均匀着色时,水洗后放5%冰醋酸,30分钟后观察结果。

5. RT-PCR检测

(1)引物:见表3-16。

1)A组轮状病毒通用引物:

Pr1:5'-GGTTAGCTCCTTTTAATGTATGGT-3'

Pr2:5'-ACTGATCCTGTTGGCCATCC-3'

扩增产物362bp。

表3-16　A组轮状病毒基因分型的引物

引物名称	G/P分型	位置	引物序列(5'-3')	产物大小(bp)
VP4F	P(+)	132~149	TAT GCT CCA GTN AAT TGG	
VP4R	P(-)	775~795	ATT GCA TTT CTT TCC ATA ATG	664
1T-1D	P[8](-)	339~356	TCT ACT TGG ATA ACG TGC	225
2T-1	P[4](-)	474~494	CTA TTG TTA GAG GTT AGA GTC	363
3T-1	P[6](-)	259~278	TGT TGA TTA GTT GGA TTC AA	147
4T-1	P[9](-)	385~402	TGA GAC ATG CAA TTG GAC	271
5T-1	P[10](-)	575~594	ATC ATA GTT AGT AGT CGG	463
P[11]	P[11](-)	305-323	GTA AAC ATC CAG AAT GTG	192
VP7F	G(+)	51~71	ATG TAT GGT ATT GAA TAT ACC AC	
VP7R	G(-)	932~914	AAC TTG CCA CCA TTT TTT CC	882
aBT 1	G1(+)	314~335	CAA GTA CTC AAA TCA ATG ATG G	619
aCT 2	G2(+)	411~435	CAA TGA TAT TAA CAC CTT TTC TGT G	522
G3	G3(+)	250~269	ACG AAC TCA ACA CGA GAG G	683
aDT4	G4(+)	480~498	CGT TTC TGG TGA GGA GTT G	453
aAT8	G8(+)	178~198	GTC ACA CCA TTT GTA AAT TCG	755
aFT9	G9(+)	757~776	CTT GAT GTG ACT AYA AAT AC	176

注:+,-:引物极性

127

2）*VP4* 基因片段的扩增：第1次扩增，采用编码 *VP4* 基因两端的引物 VP4F 及 VP4R，扩增产物长约664bp；第2次扩增，正链引物仍用 VP4F，负链引物选用型特异性引物（1T-1D、2T-1、3T-1、4T-1、5T-1、P[11]），根据扩增产物片段长度的不同来区别不同基因型。

3）*VP7* 基因片段的扩增：第1次扩增，采用编码 *VP7* 基因两端的引物 VP7F 及 VP7R，扩增产物长约882bp；第2次扩增，正链引物选用型特异性引物（aBT1、aCT2、G3、aDT 4、aAT8、aFT9），负链引物选 VP7R，根据扩增产物片段长度的不同来区别不同基因型。

（2）反应体系及反应条件：轮状病毒 Qiagen onestep 法 RT-PCR。

1）VP4 RT-PCR：*P* 基因型分型的巢式 PCR

变性（10μl）

20μmol/L VP4F	1μl
20μmol/L VP4R	1μl
RNA 模板	5μl
RNase Free dH$_2$O	3μl

98℃变性5分钟，冰内冷却5分钟。

第一轮 PCR 反应体系及条件（50μl）

反应体系：

10 mM dNTPs	2μl
5 × buffer	10μl
Enzyme mix	2μl
RNase inhibitor	0.5μl
变性产物	10μl
RNase Free dH$_2$O	25.5μl

反应条件：

50℃	30 分钟
95℃	15 分钟
94℃	30 秒 ⎫
42℃	30 秒 ⎬ 30 个循环
72℃	1 分钟 ⎭
72℃	7 分钟

第二轮 PCR 反应体系及条件（20μl）

反应体系：

2 × Mix	10μl
20μmol/L 4 VP4F	0.5μl
20μmol/L 1T-1D,2T-1,3T-1,4T-1,-5T1,P[11]	各0.5μl
第一轮 PCR 产物	1μl
RNase Free dH$_2$O	5.5μl

反应条件：

94℃	3 分钟
94℃	30 秒 ⎫
42℃	30 秒 ⎬ 35 个循环
72℃	1 分钟 ⎭

72℃	7分钟

2)VP7 RT-PCR:G 基因型分型的巢式 PCR

变性(10μl):引物为 VP7F 和 VP7R,其他组分及变性条件同 VP4。

第一轮 PCR 反应体系及条件(50μl):除变性产物外,其他组分同 VP4。

第二轮 PCR 反应体系及条件(20μl):上游引物为型特异性引物:aBT1,aCT2,G3,aDT4,aAT8,G9;下游引物为 VP7R,其他组分及反应条件同 VP4。

(3)电泳:PCR 产物用 1.5%的琼脂糖凝胶电泳(含 Genecolour I 染料),紫外透射反射仪观察结果。

6. 粪便标本中 HRV 或抗原的检测　取上述粪便处理上清液,酶联免疫吸附试验或胶体金检测试剂盒检测 HRV 病毒颗粒或者抗原。

7. 电镜检查

(1)直接负染检查:将粪便标本内加入 PBS,制作成 10%～20%(W/V)悬液。充分混匀后,5000g,离心 20 分钟(有时一次离心后上清仍然浑浊,不利于负染制样,可反复进行,直至得到澄清上清液)后,取 1 滴上清液滴在封口膜上,将铜网覆膜面接触样本使之漂浮于样本之上 1～5 分钟,之后用细的尖头镊子夹起铜网并用滤纸吸去铜网上多余样本。再将铜网漂浮于 1%磷钨酸溶液上(pH 6.8)染色 1 分钟(覆膜面接触染液),之后用镊子夹起铜网并以滤纸吸除多余染液,将铜网置于室温中风干后进行电镜观察。

若上述方法检测不到病毒颗粒,可将上清液进行超速离心(100 000g,10～60 分钟),弃上清,以 10～50μl PBS 重悬沉淀,之后进行负染制样,并进行电镜观察。

(2)免疫电镜检查

1)抗原-抗体反应液的制备:取粪便上清,3000r/min 离心 20 分钟,取上清液 100μl,加入不同稀释度的小鼠抗 HRV 抗体 100μl,抗体稀释度分别为 1:10,1:20,1:40,将混合液置于 37℃,作用 1 小时或置于 4℃过夜。

2)吸取 1 滴上述液体进行负染制样,制样方法同"(1)直接负染检查",或采用如下方法。

3)将 1%琼脂糖铺于载玻片上,厚约 3mm,待凝固后,用刀片切成 0.5cm × 0.5cm 的方块,置于 3 层滤纸上。将抗原-抗体反应液滴在琼脂块上,并迅速将铜网放在液滴上,待液体渗入凝胶后接近吸干时,取下铜网,用滤纸轻轻吸去铜网上的液体,自然干燥后用磷钨酸溶液负染 1 分钟,吸去多余的染液,干燥后电镜观察。

【关键技术】

1. 发病后 3～5 天病人粪便排毒量最大,应尽可能在此期间收集标本,立即送检。

2. RT-PCR 检测时,要防止交叉污染。

3. 粪便中轮状病毒有时会有降解,除了完整的病毒颗粒外,还可以出现另外两种直径较小的空心或不完整病毒颗粒:①最外层衣壳(VP7、VP4)降解后,剩余 VP6 形成的直径约 50nm 的颗粒,此颗粒呈球形,表面有孔状结构,外周有突起;②VP6 降解后,仅余 VP2 形成的直径约 37nm 的圆形颗粒,外周光滑,无突起。电镜下观察结果时要注意识别。

【结果分析与报告】

1. 病毒的分离　CPE 表现为细胞发生圆缩融合,继而大量脱落、死亡。

2. 病毒核酸的检测

（1）PAGE：HRV 病毒基因组的 11 个片段呈 4 个区带分布，为 4∶2∶3∶2 比例特征：第 Ⅰ 区为 1、2、3、4 核酸片段，3、4 片段间距较近；第 Ⅱ 区为 5、6 片段，间距较大；第 Ⅲ 区为 7、8、9 片段，间距较近且呈等距离分布；第 Ⅳ 区为 10、11 片段，间距较大，可根据 RNA 电泳图谱初步判定轮状病毒株型别。

（2）RT-PCR：紫外透射反射仪下根据特异性核酸条带大小判断 G，P 基因型。

3. 病毒抗原的检测　根据试剂盒的要求判断结果。

4. 电镜检查　电镜下完整的病毒颗粒直径约 70nm，有双层壳，病毒的外周结构类似车轮辐条，呈放射状排列，此为完整病毒颗粒。也可见直径较小的空心或不完整病毒颗粒。

5. 结果报告　病毒分离 CPE 阳性或者阴性；PAGE 和 RT-PCR 检测结果及 HRV 的型别；病毒或抗原检测结果；电镜观察结果。

【思考题】

1. 临床上手足口病患者哪些标本可做病毒分离？

2. 如何将 EV71 与其他肠道病毒区别？

3. 轮状病毒核酸检测方法有哪些？各有什么特点？

4. 病毒学检验中，常用的电镜技术有哪些？各有什么特点？

（赵　丽）

§3 真菌学检验篇

实验一　单细胞真菌的分离鉴定

【实验设计思路】

深部真菌感染病例中，以假丝酵母菌的感染最为常见。本实验通过模拟假丝酵母菌感染患者的痰液标本，应用已经学习的真菌培养、染色技术及形态学鉴定、生化鉴定等技术，对标本中存在的白假丝酵母菌进行培养及鉴定。通过本次综合性训练，使学生对于单细胞真菌的分离鉴定有一个完整的思路，提高综合运用知识能力。

【目的要求】

1. 掌握单细胞真菌的分离鉴定方法。

2. 熟悉单细胞真菌分离鉴定的技术路线。

【仪器和材料】

1. 仪器　恒温培养箱、显微镜等。

2. 器材　酒精灯、无菌枪头、无菌小试管、接种环、接种针、载玻片、盖玻片等。

3. 标本　含白假丝酵母菌的模拟痰标本。

4. 试剂　沙氏培养基平板、玉米 Tween-80 琼脂、科玛嘉（CHROMager）念珠菌显色平板、糖同化培养基和葡萄糖、麦芽糖、蔗糖含糖纸片、葡萄糖、麦芽糖、蔗糖发酵管、API 20 C AUX 酵母菌鉴定试纸条、小牛血清、生理盐水等。

【实验内容】

检验程序见图 3-13。

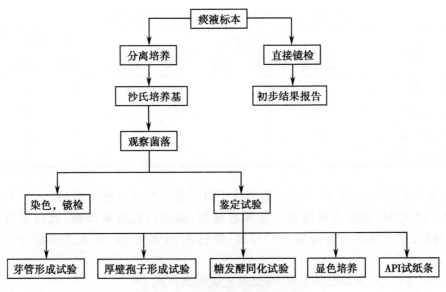

图 3-13 单细胞真菌鉴定流程图

1. 标本直接涂片检查 生理盐水做浮载剂,如果看到菌体较大、圆形或椭圆形、有出芽或菌丝,可初步报告镜检查到酵母菌。

2. 分离培养 取痰标本接种至沙氏培养基上,分三区划线,置28℃培养箱培养24～48小时。如果培养物呈现多种菌落形态,选取奶油色酵母样菌落,在沙氏平板分三区划线进行分纯,置于25～28℃培养箱培养24～48小时。

3. 染色镜检 选取奶油色、酵母样菌落涂片,革兰染色,看到革兰阳性(着色不均)、卵圆形或瓜子形菌,可疑为白假丝酵母菌,进一步做以下鉴定。

4. 鉴定试验 依据实验室条件,可选择适合的方法进行鉴定即可。

(1)常规鉴定方法

1)芽管形成试验:取无菌小试管一支,加入0.2ml小牛血清,接种少量培养菌充分震荡混匀数秒,置35℃培养箱孵育,每隔1小时用接种环取少量血清置载玻片上,加盖玻片后观察。白假丝酵母菌可在35℃2～3小时产生芽管,热带假丝酵母菌则不能。

2)厚壁孢子形成试验:将制备好的玉米Tween-80琼脂加热融化,取适量置于洁净的载玻片上,将培养菌水平方向穿刺接种,盖上盖玻片,置潮湿平皿内,28℃培养箱孵育24～48小时,显微镜下观察厚膜孢子和假菌丝。白假丝酵母菌假菌丝顶端或侧支产生大量厚壁孢子,热带和克柔假丝酵母菌不产生厚壁孢子。

(2)糖发酵及同化试验

1)糖发酵试验:用接种针取可疑菌落分别接种于葡萄糖、麦芽糖、蔗糖、乳糖发酵管,置25～28℃恒温培养箱24～48小时,观察结果。

2)糖同化试验:①取可疑菌落,用无菌生理盐水配制菌悬液浊度为4麦氏浊度单位;②取4管(每管20ml)已灭菌糖同化培养基,冷却至50℃左右;③每管培养基中加入菌悬液4ml,混匀后分别倾注平板;④凝固后,将葡萄糖、麦芽糖、蔗糖和乳糖的纸片分别贴在每种平板表面,置25～28℃恒温培养箱24～48小时,观察结果。

符合表3-17结果。

表 3-17　白假丝酵母菌的糖发酵及同化试验结果

菌种	发酵试验				同化试验			
	葡萄糖	麦芽糖	蔗糖	乳糖	葡萄糖	麦芽糖	蔗糖	乳糖
白假丝酵母菌	+	+	-	-	+	+	+	-
热带假丝酵母菌	+	+	+	-	+	+	+	-
克柔假丝酵母菌	+	-	-	-	+	-	-	-
近平滑假丝酵母菌	+	-	-	-	+	+	+	-

（3）显色培养基鉴定：取一个菌落划线于科玛嘉念珠菌显色平板，置于 28℃ 培养箱培养 24 ~ 48 小时，观察菌落颜色。翠绿色菌落，即为白假丝酵母菌；蓝色菌落为热带假丝酵母菌；紫色菌落为光滑假丝酵母菌；淡粉色、干燥菌落、质地绒毛状为克柔假丝酵母菌。

（4）API 20 C AUX 试纸条鉴定（按试剂盒说明操作）。

【关键技术】

1. 科玛嘉显色平板临用时现配，否则显色不清晰。

2. 芽管形成试验时间不要过长，否则会有其他假丝酵母菌的假阳性结果。

【结果分析与报告】

1. 绘制白假丝酵母菌的孢子、出芽形态及芽管形态。白假丝酵母菌可形成芽管，但并非所有的白假丝酵母菌都形成芽管。其他假丝酵母菌一般不形成芽管，但热带假丝酵母菌在血清中孵育 6 小时或更久也可形成芽管。

2. 科玛嘉显色平板鉴定酵母菌只适用于粗略鉴定，特异性不高，有时某些菌株显色不是很好判定。

3. 白假丝酵母菌的初步鉴定可根据菌体大小及形态，菌落特征。最后鉴定可根据实验室条件而选择方便快捷的显色培养基法；传统的芽管及厚壁孢子形成试验；糖发酵和同化试验；经典的 API 20 C AUX 酵母菌鉴定。

【思考题】

白假丝酵母菌与热带、克柔等假丝酵母菌的鉴别要点有哪些？

（李瑞华）

实验二　多细胞真菌的分离鉴定

【实验设计思路】

丝状真菌所致肺部感染病例中，曲霉感染约占 80%，其中以烟曲霉最为常见。本实验通过模拟患者的痰液标本，应用已经学习的真菌培养、染色技术及形态学鉴定、生化鉴定等技术，对标本中存在的烟曲霉进行培养及鉴定。通过本次综合性训练，使学生对于多细胞真菌的分离鉴定有一个完整的思路，提高综合运用知识能力。

【目的要求】

1. 掌握多细胞真菌烟曲霉的分离鉴定方法。

2. 熟悉多细胞真菌烟曲霉的分离鉴定技术路线。

【仪器和材料】

1. 仪器　恒温培养箱、显微镜、生物安全柜等。
2. 器材　接种环、接种钩针、载玻片、盖玻片、灭菌平皿、湿盒、酒精灯或红外灭菌器等。
3. 标本　模拟烟曲霉感染患者的痰液标本。
4. 试剂　察氏培养基平板、乳酸酚棉蓝染色液等。

【实验内容】

检验程序见图 3-14。

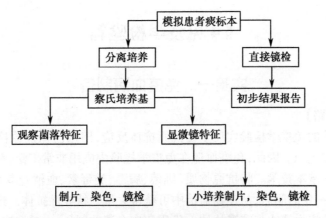

图 3-14　多细胞真菌鉴定流程图

1. 分离培养　用接种环取少量标本于察氏培养基平板,多点接种,置 28℃培养箱培养 2~5 天。

2. 分纯　如果培养物中有其他菌生长,注意选择淡黄色、丝状菌菌落。用接种钩针点种一点到另一块察氏培养基平板上,继续培养 2~5 天,每天观察菌落生长情况,记录菌落颜色变化、菌落特征。

3. 直接染色镜检　同真菌染色技术。

4. 小培养制片镜检　有不同的方式,如琼脂块小培养法:将灭菌的载玻片放于灭菌的 90mm 平皿内,迅速滴加融化的培养基数滴于载玻片,待培养基凝固后,将要鉴定的丝状真菌接种在培养基上,加盖灭菌的盖玻片,将培养皿放在湿盒中,于 28℃培养,每天取出在显微镜下进行观察,最后可用镊子轻轻取下盖玻片,放于另一张滴有乳酸酚棉蓝染液的载玻片上。此法优点是能够详细观察真菌在自然生长状态下各部分的结构。

观察烟曲霉分生孢子头形状;分生孢子梗颜色及表面光滑与否;顶囊形状及梗占顶囊表面积;小梗层数;分生孢子形状及表面是否光滑;等特征。

【关键技术】

1. 制片时在生物安全柜中进行,防止孢子飞散污染环境。

2. 小培养制片技术有各种不同的方式,主要目的是能够详细观察真菌在自然生长状态下各部分的结构。

【结果分析与报告】

1. 记录烟曲霉的培养及分离鉴定过程。

2. 烟曲霉菌落生长特征　生长快速;质地呈绒毛状或絮状;表面呈深绿色、烟绿色,背面苍白色或淡黄色。

3. 绘制烟曲霉的分生孢子头结构图 烟曲霉显微镜特征:分生孢子头短柱状;分生孢子梗壁光滑常带淡绿色,长可达300μm;顶囊呈烧瓶状;小梗单层,分布在顶囊的上半部分;分生孢子球形,绿色,有小刺。

【思考题】

通过你对丝状真菌所有技术的学习,比较烟曲霉与黑曲霉、黄曲霉的区别。

（李瑞华）

§4 免疫学检验篇

实验一 免疫血清制备

【实验设计思路】

以诊断为目的的免疫学检验实质上是抗原抗体反应,即用已知抗原检测未知抗体或用已知抗体检测未知抗原。因此,免疫血清在免疫学检验中应用非常广泛,免疫血清的制备是免疫学检验的一项基本技术。将抗原物质(细菌、病毒、类毒素、血清及其他蛋白质)经一定的途径免疫动物,一定时间后,从动物血清中可获得大量的特异性抗体。这种含特异性抗体的动物血清称为免疫血清或多克隆抗体。优质免疫血清的制备,主要取决于抗原的纯度、免疫原性以及动物的应答能力。另外接种途径、抗原接种剂量、接种次数、间隔时间以及有无佐剂等因素也有一定的影响。本实验以伤寒沙门菌 O 抗血清和抗人全血清的制备为代表,要求学生掌握免疫血清制备的一般程序及影响免疫血清质量的主要因素。如条件许可,可进一步进行抗体的纯化与鉴定。

【目的要求】

1. 掌握制备抗特定抗原的动物免疫血清的方法。

2. 熟悉抗体纯化与鉴定的方法。

【仪器和材料】

1. 仪器 高压蒸汽灭菌器、冰箱、离心机、磁力搅拌器、恒温培养箱、恒温水浴箱等。

2. 器材 镊子、剪刀、研钵、注射器、动物固定架、灭菌三角瓶、试管、吸管、层析柱、pH 试纸、透析袋、黑色比色盘等。

3. 菌种 伤寒沙门菌 O901 纯培养物。

4. 实验动物 健康家兔:雄性、体重 2～3kg。

5. 试剂 营养琼脂平板、混合人全血清、弗氏佐剂、生理盐水、麦氏比浊管、酒精棉球、pH 7.4 0.01mol/L PBS、饱和硫酸铵溶液、1% $BaCl_2$、萘氏试剂、DEAE-32 纤维素粉、0.5mol/L NaOH、0.5mol/L HCl、1mol/L HCl、20%(W/V)磺基水杨酸、35～500mmol/L 线性梯度 NaCl 缓冲液、甘油溴化氰活化的琼脂糖 4B 冻干粉剂、偶联缓冲液(0.1mol/L $NaHCO_3$,0.5mol/L NaCl,pH 8.3)、阻断缓冲液(0.1mol/L Tris-HCl,pH 8.0)、乙酸盐缓冲液(0.1mol/L NaAc,0.5mol/L NaCl,pH 4.0)、pH 9.0 0.2mol/L $NaHCO_3$(含 0.1mol/L NaCl)、pH 2.4 0.1mol/L 甘氨酸-HCl 洗脱缓冲液、1mol/L $NaHCO_3$ 中和缓冲液等。

【实验内容】

1. 伤寒沙门菌 O 抗血清的制备

（1）抗原的制备：伤寒沙门菌 O901 划线接种于营养琼脂平板（大量制备时，接种于用柯氏瓶制备的营养琼脂培养基），37℃培养24～48小时后，用灭菌生理盐水将细菌菌苔洗脱收集于清洁、无菌的三角瓶中，60℃水浴或隔水煮沸1小时破坏细菌鞭毛抗原，移入离心管4000r/min 离心10～20分钟（少量时）或用滤纸过滤（大量制备时）。取少量滤过的菌液接种于营养琼脂平板，37℃培养18～24小时，确定无活菌后，用无菌生理盐水调整菌液浓度至 10^9 cfu/ml，即为细菌 O 抗原，置于4℃保存备用。

（2）免疫方案：选择健康家兔，将制备好的 O 抗原按以下剂量及程序进行免疫，见表 3-18。

表 3-18　伤寒沙门菌 O 抗原的免疫方案

免疫日期（天）	免疫途径	抗原	免疫剂量（ml）
1	皮内多点注射	伤寒沙门菌 O 抗原	1.0
6	静脉注射	伤寒沙门菌 O 抗原	0.5
11	静脉注射	伤寒沙门菌 O 抗原	0.5
16	静脉注射	伤寒沙门菌 O 抗原	1.0
19	静脉注射	伤寒沙门菌 O 抗原	2.0

（3）试血：末次免疫7天后耳静脉采血 1ml，分离血清，用试管凝集试验测定抗体效价，效价为1:1600～1:3200 即可放血，若效价较低则可继续加强免疫。

（4）放血：根据实验要求采取合适的放血方法，常用的有耳动脉放血、颈动脉放血和心脏采血等方法。

1）耳动脉采血：将家兔仰卧固定于动物台架（或由助手抓住四肢固定），剪去耳缘的毛并消毒，用二甲苯涂抹耳廓，可使耳缘血管扩张、充血。用16号无菌针头插入扩张的耳动脉，每次可收集30～40ml 血。此法可反复多次放血。

2）颈动脉采血：将家兔仰卧固定，头部略放低以暴露颈部，剃毛并消毒皮肤。沿颈部中线用手术刀切开皮肤约10cm，分离皮下结缔组织，暴露气管两侧的胸锁乳突肌。分离胸锁乳突肌与气管间的颈三角区疏松组织，暴露颈总动脉。结扎远心端，用血管夹夹住近心端的动脉。将事先用肝素浸泡的无菌导管插入近心端并固定，缓慢地打开动脉夹放血。

3）心脏采血：固定家兔，剪去左胸部的毛，消毒。用左手拇指摸到胸骨剑突处，示指及中指放在右胸处轻轻往左推心脏，并使心脏固定于左胸侧位置。再用左手拇指触摸心脏搏动最强的部位。用50ml 注射器（16号针头），从心搏最强处刺入心脏采血。

2. 抗人全血清制备

（1）免疫乳剂的制备：取混合人全血清，用生理盐水进行1:4稀释。将稀释血清与完全佐剂按1:1体积比混合，制成油包水状态，乳剂滴入冷水中保持完整不分散成滴状浮于水面，即乳化完全，为合格乳剂。方法如下：

1）注射器法：两个注射器对接，将抗原与佐剂往返推拉，直至乳化。也可将佐剂置于磁力搅拌器上，边搅拌边加抗原，直至完全乳化。

2）研磨法：取完全佐剂置于无菌研钵中，逐滴加入稀释的混合人血清，边加边研磨，直至取一滴至水面上不散开为止，此即完全乳化的油包水状态。

3）超声法：将抗原与佐剂混合后，冰浴超声至完全乳化。

（2）免疫方法

1）基础免疫：取健康家兔，剪去家兔两后足掌的毛，用碘酒或酒精棉球消毒皮肤。每只足掌注射抗原-弗氏完全佐剂 0.5ml，每只家兔注射总量为 1ml。

2）加强免疫：2 周后，于腘窝淋巴结或背部皮内注射抗原-弗氏不完全佐剂，每侧注射 0.5ml。1 周后，通过耳静脉注射无佐剂的人血清（1∶2 稀释）0.5ml，每周一次，如此免疫 1～2 次。

（3）试血：末次免疫 7 天后少量采血，分离血清，双向琼脂扩散试验测定抗体效价，效价达到 1∶16 以上时可放血。若效价未达到要求，可继续加强免疫。

（4）放血：根据实验要求采取合适的放血方法。

3. 抗血清的分离　将无菌收集的血液置 37℃ 1 小时或 4℃ 过夜析出血清。2500r/min 离心 10 分钟，吸取上清而获得抗血清。

4. 抗血清的鉴定

（1）效价测定：抗血清的效价是指抗血清中所含抗体的浓度或含量，可用相对效价或绝对效价表示。可用试管凝集反应、琼脂扩散试验、酶联免疫吸附试验等方法测定抗体的效价。

（2）特异性鉴定：抗体的特异性是指抗体识别相应抗原及结构相似抗原的能力，以交叉反应率来表示。交叉反应率用竞争抑制曲线来判断。以不同浓度抗原和近似抗原分别做竞争抑制曲线，计算各种抗原的结合率，求出各种抗原在 IC_{50} 时的浓度，并按下列公式计算交叉反应率。

交叉反应率 = IC_{50} 抗原浓度（Y）/IC_{50} 近似抗原物质的浓度（Z）×100

如果所用抗原 IC_{50} 浓度为 pg/管，而一些近似抗原物质的 IC_{50} 浓度几乎是无穷大时，表示这一抗血清与其他抗原物质的交叉反应率近似为 0，即该血清的特异性较好。

（3）亲和力测定：亲和力是指抗体与抗原结合的强度，常以亲和常数 K 表示。通常 K 的范围在 10^8～10^{10}L/mol。可用竞争酶免疫测定法或非竞争酶免疫测定法测定亲和常数。

5. 抗血清的纯化：下面简要介绍饱和硫酸铵法初步纯化血清，然后再用 DEAE 纤维素柱离子交换层析法或溴化氰活化的琼脂糖 4B 亲和层析纯化抗体。

（1）饱和硫酸铵逐级沉淀粗提 IgG

1）取抗血清 10ml，加入等体积 0.01mol/L PBS（pH 7.4），混匀，将血清稀释一倍。

2）于 4℃ 冰浴中逐滴缓慢加入预冷的饱和硫酸铵溶液 20ml，轻轻搅拌混匀，使硫酸铵浓度为 50%，继续搅拌 30 分钟，以防止形成团块，使免疫球蛋白充分沉淀。

3）4℃ 静置 30 分钟或更长时间后，4℃ 3000～4000r/min 离心 20 分钟，弃上清。

4）用 10ml 0.01mol/L PBS 溶解沉淀，再逐滴缓慢加入预冷的饱和硫酸铵溶液 5ml，轻轻搅拌混匀，使硫酸铵浓度为 33%，继续搅拌 30 分钟，以充分沉淀 IgG。

5）4℃ 静置 1 小时，4℃ 3000～4000r/min 离心 20 分钟后，弃上清。

6）收集沉淀，重复 4）、5）步骤 3 次，充分除去共沉的其他杂蛋白，得到较纯的 IgG。

7）透析除盐：用 10～20ml 0.01mol/L PBS 溶解沉淀后，装入预处理的透析袋中（透析袋用去离子水煮沸 10 分钟，换液后重复一次），首先用蒸馏水透析 2～10 分钟，再用 20 倍体积 0.01mol/L PBS 于 4℃ 冰箱中连续透析 3 天，其间换液数次，直到 SO_4^{2-} 或 NH_4^+ 全部去除为止（当有 SO_4^{2-} 存在时，加入 1% $BaCl_2$ 时可形成白色沉淀；当有 NH_4^+ 时，加入萘氏试剂则产生黄色沉淀）。

（2）DEAE 纤维素柱离子交换层析法纯化 IgG

1）离子交换层析柱的制备：称取 DEAE-32 纤维素干粉 20g，用 200ml 0.5mol/L NaOH 浸泡 30 分钟，抽滤后用去离子水洗至中性；再用 200ml 0.5mol/L HCl 浸泡 30 分钟，抽滤后用去离子水洗至中性；再用 200ml 0.5mol/L NaOH 浸泡 30 分钟，抽滤后用去离子水洗至中性；然后用 600ml 0.01mol/L PBS（pH 7.4）悬浮，常温下静置 4 小时后倾去细微颗粒。将平衡好的 DEAE-32 纤维素混匀后沿管壁倒入含有一半柱高的 0.01mol/L PBS 的层析柱中。

2）上样：取适量体积上述粗提纯的 IgG 样品慢慢进入纤维素柱内，待全部样品进入柱后，在柱床面上加一层 0.01mol/L pH 7.4 的 PBS 缓冲液。

3）洗脱：用 0.01mol/L pH 7.4 的 PBS 缓冲液洗脱。流速 0.5ml/min，用试管分步收集洗脱液 2ml/管。从每管中取 1 滴洗脱液放入黑色比色盘孔中，加入 1 滴 20%（W/V）磺基水杨酸检查是否产生白色沉淀，出现白色沉淀者即为纯化的 IgG。合并含有蛋白质的各管洗脱液即为纯化的 IgG 溶液，测定蛋白含量后，分装（可加 40% 的甘油）冻存于 -20℃ 冰箱。柱内 DEAE-纤维素经再生转型后可再用。

（3）琼脂糖凝胶亲和层析法纯化 IgG

1）琼脂糖凝胶亲和层析柱的制备：用 1mol/L HCl 溶解并洗涤 1g 溴化氰活化的琼脂糖 4B 冻干粉剂，用偶联缓冲液（0.1mol/L NaHCO$_3$，0.5mol/L NaCl，pH 8.3）将琼脂糖 4B 与纯化的抗原混合，4℃ 偶联过夜，用去离子水洗涤后，加入阻断缓冲液（0.1mol/L Tris-HCl，pH 8.0）以封闭残留活性基团；再依次用偶联缓冲液和乙酸盐缓冲液（0.1mol/L NaAc，0.5mol/L NaCl，pH 4.0）循环洗涤偶联介质 4 次；将已与蛋白偶联的琼脂糖装入层析柱内，以 0.2mol/L pH 9.0 NaHCO$_3$（含 0.1mol/L NaCl）洗涤至洗出液的 $A_{280} < 0.02$。

2）上样：缓慢加入待纯化的 IgG 样品，用 0.01mol/L pH 7.4 PBS 缓冲液洗脱至洗出液 $A_{280} < 0.02$。

3）洗脱：缓慢加入 0.1mol/L pH 2.4 甘氨酸-HCl 洗脱缓冲液，以 0.5ml/min 的速度洗脱蛋白。用已经加入 100μl 1mol/L NaHCO$_3$ 中和缓冲溶液的 1.5ml EP 管分管收集洗脱液，混匀后用 pH 试纸检查洗脱液的 pH，如果 pH 低于 7 可利用中和缓冲液调至约 pH 7.4 以防止抗体的变性。利用分光光度计或 BCA 蛋白浓度测定试剂盒测定各管中蛋白质的含量，分装（可加 40% 的甘油）冻存于 -20℃ 冰箱。

6. 抗体的保存　抗体的保存浓度以 20 ~ 30mg/ml 为宜，在免疫血清中加入防腐剂（0.01% 硫柳汞或 0.02% 叠氮钠），并加入 40% 的中性甘油。分装小瓶，标明血清名称、效价及制备日期，置 -20℃ 保存备用。

【关键技术】

1. 动物选择　根据抗原的性质及抗体要求选择合适的动物免疫。由于动物对抗原的反应个体差异较大，免疫时最好选用 3 只以上动物。

2. 抗原的准备　颗粒性抗原免疫原性强，一般不加佐剂。可溶性抗原需加佐剂，并要求乳化充分。全血清抗原应使用 3 人以上的混合血清，以避免个体差异。抗原制备过程中注意严格的无菌操作。

3. 抗原免疫的剂量　免疫剂量取决于抗原的种类。对免疫原性强的抗原剂量应相对较少，免疫原性弱的抗原剂量可相对较多。抗原的用量一般按动物体重计算。在使用佐剂的情况下，一次注入的总剂量以 0.5mg/kg 为宜。如不加佐剂时剂量可加大 10 倍。

4. 层析柱装柱时，最好抽真空约 15 分钟以除去填料中的气泡，否则在柱中形成的气泡会影响柱子的容量和分离效果。

5. 抗体纯化时,为保证抗血清与填料的结合,需连续上柱 2 次并保留上样流出液。

【结果分析与报告】

1. 抗血清的外观应澄清、力求无溶血、无血液有形成分残留和无细菌等微生物污染。

2. 抗血清的纯度、效价、特异性、亲和力等可通过相应方法测定。

3. 用紫外分光光度计分别测定蛋白样品在 280nm 和 260nm 的吸光度值,按下式计算各样品蛋白含量。

$$蛋白含量(mg/ml) = (1.45 \times A_{280nm} - 0.74 \times A_{260nm}) \times 样品稀释度$$

式中,1.45 和 0.74 为常数。

【思考题】

1. 制备免疫血清时为什么要多次注射抗原?

2. 免疫血清保存过程中需要注意哪些问题?

3. 抗体纯化常用的方法有哪些?

4. 影响盐析的因素包括哪些?

5. 离子交换剂预处理的目的是什么?

(陈丽丽)

实验二　乙型肝炎患者的血清学检测——乙肝两对半

【实验设计思路】

临床上诊断乙肝病毒感染最常用的病原学诊断方法是用血清学反应检测 HBV 标志物。HBV 具有三对抗原抗体系统,即 HBsAg 与抗 HBs,HBeAg 与抗 HBe,HBcAg 与抗 HBc,由于 HBcAg 很难在血液中检出,所以临床免疫学检测不包括 HBcAg,而抗 HBc 又分为抗 HBc IgG 和抗 HBc IgM。目前常采用酶联免疫吸附法(ELISA)、化学发光法(CLA)或微粒子酶免分析法(MEIA)等检测。本节主要介绍临床上最常用的 ELISA 法,通过本实验,要求学生掌握乙型肝炎实验室常用的血清学诊断方法及其临床意义。

【目的要求】

1. 掌握酶联免疫吸附试验的原理和方法类型。

2. 掌握乙肝两对半的结果分析及临床意义。

【仪器和材料】

1. 仪器　恒温培养箱、酶标仪等。

2. 器材　微量移液器、酶标板、吸水纸、洗瓶等。

3. 标本　待测血清标本。

4. 试剂　酶免乙肝五项(乙肝两对半)检测试剂盒(包括预包被反应板、酶结合物、显色液、浓缩洗涤液、终止液、阳性对照、阴性对照等)、生理盐水等。

【实验内容】

1. 实验原理　用双抗体夹心法测 HBsAg 和 HBeAg,用单克隆抗-HBs(e)包被反应板,加入待测标本,同时加入多克隆抗-HBs(e)-HRP,当标本中存在 HBsAg 或 HBeAg 时,形成抗-HBs(e)-HBs(e)Ag-抗-HBs(e)-HRP 复合物,加入底物显色。用双抗原夹心法测抗-HBs,用纯化的 HBsAg 包被反应板,加入待测标本,同时加入 HBsAg-HRP,当标本中存在抗-

HBs 时,形成 HBsAg-抗-HBs-HBsAg-HRP 复合物,加入底物显色。

用中和抑制法测抗-HBe,用单克隆抗-HBe 包被反应板,加入待测标本,同时加入重组 HBeAg 和多克隆抗-HBe-HRP,形成竞争结合,当标本中存在抗-HBe 时,则抗-HBe-HRP 与 HBeAg 结合成游离复合物被洗掉,加入底物显色淡或不显色。

竞争法测抗-HBc,用重组 HBcAg 包被反应板,加入待测标本,同时加入多克隆抗-HBc-HRP,与固相抗原形成竞争结合,当标本中存在抗-HBc 时,则抗-HBc-HRP 与固相 HBcAg 结合少,加入底物显色淡或不显色。

2. 方法步骤

(1)实验准备:从 4℃冰箱取出试剂,平衡至室温,稀释浓缩洗涤液。

(2)加入待测血清标本:将血清标本加入预包被酶标板反应孔中,每孔 50μl,同时做阴性对照、阳性对照和空白对照,其中阴性对照和阳性对照各 2 孔。

(3)加入酶结合物:除空白对照孔外,每孔加酶结合物 50μl。

(4)混匀,37℃温箱孵育 30 分钟。

(5)洗涤:弃去孔中液体,拍干,用洗涤液注满每孔,静置 5~10 秒,弃去孔中液体,拍干,如此反复洗涤 5 次,在吸水纸上充分拍干。

(6)加入酶作用底物:每孔分别加入显色液 A、B 各 50μl,置 37℃避光孵育 10~20 分钟,期间观察数次,待充分显色。

(7)终止反应:每孔加入终止液 50μl 终止反应,观察结果。

【关键技术】

1. 血清标本应新鲜,不要溶血。不能用 NaN_3 防腐,否则会导致错误结果。

2. 洗涤要彻底,保证洗液注满各孔,洗完板后在吸水纸(选择干净、无或少尘的吸水材料)上轻轻拍干,吸水纸不能反复使用。

3. 尽量避免将标本或反应组分溅到反应孔边缘,反应孔中避免产生气泡。

【结果分析与报告】

1. 肉眼观察结果 ①非竞争法:空白对照和阴性对照不显色,阳性对照出现明显的颜色,待测血清反应孔出现颜色变化判为阳性,否则判为阴性。②竞争法:出现颜色变化为阴性,不显色则为阳性。

2. 酶标仪判定结果 采用反应底物的最大吸收波长测定各孔吸光度值(A 值),如底物为 TMB,最大吸收波长为 450nm,则测定 A_{450} 值,用空白孔校零。①非竞争法:以样本 A 值(S)/阴性对照平均 A 值(N),当≥2.1 时判定为阳性,否则为阴性。阴性对照 A 值低于 0.05 按 0.05 计算,高于 0.05 按实际 A 值计算。②竞争法:临界值(CO)= 0.3×阴性对照平均 A 值;样本 A 值/CO<1 者,判为阳性;样本 A 值/CO≥1,判为阴性。阴性对照孔 A 值>1.5 时,按 1.5 计算,<1.5 时,按实际值计算。

【思考题】

1. 乙型肝炎病毒感染实验室诊断常用的方法有哪些?

2. 乙型肝炎患者血清中"两对半"指的是什么?检测"两对半"有何临床意义?

(陈丽丽)

第四部分 设计性实验

　　设计性实验的目的是充分调动学生的学习主动性、积极性和创造性,综合运用所学的基础知识解决实际问题。在一定的实验条件和范围内,完成从实验设计到实验操作的全过程。在实验过程中,使学生学到的基础理论知识与实践的感性认识更好地结合,最终提高学生发现问题、分析问题、解决问题的能力,培养学生严谨的科学作风与创新精神。

一、设计性实验要求与分组

　　1. 树立良好的团队和协作精神　设计性实验环节给同学提供了一个能将所学知识进行纵向和横向扩展与创新的舞台。在设计性实验中,学生是实验课的主角,通过所学专业基础知识与实验实践的结合,充分激发学生的实验创造性,尤其是提供了所学知识的纵向和横向知识面的扩展与创新研究的平台。所以,在实验过程中希望同学能相互合作、彼此理解、取长补短,形成良好的团队精神;同时,各小组间也要积极开展相互交流与沟通,培养良好的互相配合、相互协作的科研能力。

　　2. 实验分组　每组 6～7 人。

　　3. 设计安排节点　实验的整个流程大致分为三个阶段:选题和实验设计阶段;实验操作阶段;结果分析阶段。

二、设计性实验完成的基本步骤

　　1. 立题　以实验小组为单位,根据已学的基础知识或近期将要学的知识,并利用图书馆及 Internet 网查阅相关的文献资料,经过小组集体斟酌、讨论确立实验题目,强调实验设计的可操作性。

　　2. 方案设计的内容与格式　每实验小组在立题基础上,认真地按照规定的格式写出实验的设计方案。设计性实验方案的内容应详细和具有可操作性,具体的内容和格式要求可参考表 4-1。由带教老师对设计方案的可行性进行初审,然后与同学一起对实验方案进行论证、修改。

　　3. 实验准备　同学应根据实验的设计方案准备实验材料。必要时进行预实验。发现和分析预实验中存在的问题和需要改进、调整的地方。

　　4. 正式实验　按照修改的实验设计方案和操作步骤认真进行正式实验,并强化小组成员的协调与配合,力争实验成功。实验过程中,需记录好实验的原始数据。具体的内容和格式要求可参考表 4-2。

　　5. 实验结果　实验结束后,实验小组对实验数据及时整理、分析,汇报实验结果。

　　6. 实验讨论　对实验中发现的问题进行讨论分析。分析并回答带教老师和其他同学提出的问题。实验结果和实验讨论的内容和格式可参考表 4-3。

7. 书写实验报告。

8. 评分 依据每组设计性实验的科学性、先进性、创新性,实验完成的质量,以及回答问题情况进行评分。

三、注意事项

1. 遵守实验室各项规章制度,不损坏仪器设备,爱护公物。

2. 自主设计实验在强调其先进性和创新性的同时应注意可行性,切忌脱离实际条件。

3. 实验过程不得危害人体健康和污染环境。

4. 对不符合设计的抄袭方案将予取消实验资格。

5. 对篡改、编造实验结果的同学,实验成绩为"0"。

【实验设计格式参考】

实验设计

表4-1　实验名称(如:腹泻患者粪便标本中病原菌的检测)

专业	卫生检验与检疫	班级	××年级-×班	实验分组	×	小组成员	张×× 李××
实验目的							
实验对象	××医院腹泻门诊患者。性别　　;年龄　　;病症　　;……						
样本采集方法	自然排便法:……						
检验程序							
实验方法							
所需仪器设备和实验材料							
遇到的难题							
老师审查意见							

【实验记录格式参考】

实验记录

表4-2　实验名称

专业	卫生检验与检疫	班级	××年级-×班	实验分组	×	小组成员	张×× 李××
实验准备	时间	准备内容					
实验过程	时间	实验方法和步骤			实验结果		

【实验结果及问题讨论格式参考】

实验结果及分析

表 4-3 实验名称

专业	卫生检验与检疫	班级	××年级-×班	实验分组	×	小组成员	张×× 李××
实验结果							
问题讨论							

四、 设计性实验题目参考

1. 呼吸道标本的细菌学检验

2. 粪便标本的细菌学检验

3. 食品微生物污染风险监测与评价

4. 化妆品微生物污染风险监测与评价

5. 公共场所空气卫生细菌学监测与评价

6. 医院环境消毒效果监测与评价

7. 疑似流感的实验室诊断

8. 疑似乙型肝炎的实验室诊断

9. 免疫增殖性疾病的检测

10. 自身免疫性疾病检测

11. 机体免疫功能的评价

附录 1　细菌培养基

（按汉语拼音及英文字母顺序）

1. 氨基酸脱羧酶试验培养基

蛋白胨	5.0g	16g/L 溴甲酚紫乙醇溶液	1ml
酵母浸膏	3.0g	蒸馏水定容至	1000ml
葡萄糖	1.0g		

将上述各成分混合、加热溶解，调 pH 至 6.8，加入指示剂，分成 4 份；前 3 份按 0.5% 分别加入 L-赖氨酸、L-精氨酸、L-鸟氨酸，另一份为对照（不加氨基酸）。加入氨基酸后，再校正 pH 至 6.8，分装试管，121℃ 高压灭菌 15 分钟。

用于细菌氨基酸脱羧酶试验。

2. 半固体培养基

肉浸液（肉膏汤）	1000ml	琼脂	2.0~5.0g

取已制备好的肉汤培养基 1000ml，置于三角瓶中，加 2~5g 琼脂，加热融化，调 pH 至 7.5。分装于小试管内，每管培养基高度约 3cm。高压蒸汽灭菌 121℃ 高压灭菌 20 分钟。灭菌后将试管直立，待凝固后即成。

用于细菌的动力试验。

3. 庖肉培养基

牛肉渣	0.5g	肉浸汤	7ml

取制备牛肉浸液剩下的并经过处理的肉渣，装于试管内，每管 0.5g，并加入 pH 7.6 的肉浸汤 7ml，经 121℃ 高压灭菌 20 分钟。

用于厌氧菌的增菌及菌种保存。

4. 布氏肉汤

酪蛋白酶解物	10.0g	葡萄糖	1.0g
酵母浸粉	2.0g	亚硫酸氢钠	0.1g
动物组织酶解物	10.0g	氯化钠	5.0g
蒸馏水定容至	1000ml		

称取各成分，加热搅拌溶解于蒸馏水中，调 pH 至 7.0，分装三角瓶，121℃ 高压灭菌 15 分钟。

用于弯曲杆菌增菌肉汤和布氏琼脂制备。

5. 察氏培养基

硝酸钠	3.0g	氯化钾	0.5g
磷酸氢二钾	1.0g	蔗糖	30.0g
硫酸镁	0.5g	琼脂	15.0g
硫酸亚铁	0.01g	蒸馏水定容至	1000ml

称取各成分加入蒸馏水,搅拌加热至完全溶解,分装三角瓶,121℃高压灭菌 20 分钟,待冷至 50℃左右倾注平板,或将培养基溶解分装试管,灭菌后制成斜面。

用于培养能以硝酸盐作为唯一氮源的真菌和细菌,及青霉和曲霉等真菌的分离培养和形态鉴别。

6. 肠毒素产毒培养基

蛋白胨	20.0g	氯化钙	0.1g
胰消化酪蛋白	0.2g	硫酸镁	0.2g
氯化钠	5.0g	芋酸	0.01g
磷酸氢二钾	1.0g	琼脂	12.0g
磷酸二氢钾	1.0g	蒸馏水定容至	1000ml

称取各成分,加热溶解于 1000ml 蒸馏水中,调 pH 至 7.3,分装三角瓶,每瓶 200ml,121℃高压灭菌 15 分钟。

用于金黄色葡萄球菌肠毒素产毒试验。

7. 醋酸铅琼脂培养基

蛋白胨	10g	琼脂	12.0g
牛肉浸粉	3.0g	蒸馏水定容至	1000ml
氯化钠	5.0g	10% 醋酸铅溶液(最后加)	1ml×10
硫代硫酸钠	2.5g		

称取各成分(醋酸铅除外)加热溶解于蒸馏水中,分装三角瓶,每瓶 100ml,115℃高压灭菌 15 分钟,冷至 50℃左右,加入过滤除菌的醋酸铅溶液 1ml 混匀,分装试管,每管 3~4ml,冷却,备用。

用于细菌的硫化氢试验。

8. 蛋白胨水

蛋白胨	20.0g	氯化钠	5.0g
蒸馏水定容至	1000ml		

按上述成分配制,分装试管,121℃高压灭菌 15 分钟。

用于细菌的吲哚试验。

9. 动力-吲哚-尿素(MIU)培养基

蛋白胨	10.0g	200g/L 尿素	100ml
氯化钠	5.0g	琼脂	2.0g
葡萄糖	1.0g	4g/L 酚红水溶液	2.0ml
磷酸二氢钾	2.0g	蒸馏水定容至	1000ml

除尿素和酚红外,其他成分混合于水中加热溶解,调至 pH 7.0,再加入酚红指示剂,115℃高压灭菌 15 分钟,待冷却至 80~90℃时,无菌加入滤过除菌的尿素液,分装无菌试管,每管 3ml,直立放置待凝固。

用于肠杆菌科细菌的初步鉴定,亦可用于副溶血弧菌及气单胞菌属的初步鉴定。

10. 改良 Campy-BAP 培养基

蛋白胨	10g	胰蛋白胨	10g
万古霉素	10μg/ml	葡萄糖	1.0g
多黏菌素 B	2.5U/ml	酵母浸出粉	2.0g

三甲氧苄氨嘧啶（TMP）	5μg/ml	氯化钠	**5.0g**
两性霉素 B	2μg/ml	重亚硫酸钠	**0.1g**
头孢菌素	15μg/ml	琼脂粉	**15g**
脱纤维羊血	50ml/L	蒸馏水定容至	1000ml

除抗生素和羊血外,将上述各成分加入蒸馏水中,混匀,121℃灭菌 15 分钟,冷至 55℃时加入各种抗生素与羊血,混匀,倾注平板。

用于弯曲菌的分离培养。

11. 改良 CCD 琼脂(mCCDA)

基础培养基:

肉浸液	10.0g	丙酮酸钠	0.25g
动物组织酶解物	10.0g	硫酸亚铁	0.25g
酪蛋白酶解物	3.0g	琼脂	18.0g
木炭	4.0g	氯化钠	5.0g
去氧胆酸钠	1.0g	蒸馏水定容至	1000ml

称取各成分,加热溶解于蒸馏水中,121℃高压灭菌 15 分钟,备用。

抗生素溶液:

头孢哌酮	0.032g	两性霉素 B	0.01g
利福平	0.01g	乙醇/灭菌水(50/50,体积比)	5.0ml

完全培养基:

基础培养基	1000ml	抗生素溶液	5.0ml

基础培养基冷至 45℃左右时,加入抗生素溶液,混匀,校正 pH 至 7.2,倾注平板。

用于弯曲菌的分离培养。

12. 改良克氏双糖培养基

蛋白胨	20.0g	牛肉膏	3.0g
酵母膏	3.0g	山梨醇	20.0g
葡萄糖	1.0g	氯化钠	5.0g
柠檬酸铁铵	0.5g	硫代硫酸钠	0.5g
琼脂	12~15g	4g/L 酚红水溶液	6ml
蒸馏水定容至	1000ml		

除糖类和酚红外,其他各成分均加热溶解,调 pH 为 7.4,再加入糖类和酚红水溶液,混匀,过滤分装,115℃灭菌 15 分钟,取出后制成高层斜面。

用于肠杆菌科细菌的初步鉴定,亦可用于非发酵菌的初步鉴定。

13. 改良 Mc Bride 琼脂(MMA)

胰蛋白胨	5.0g	甘氨酸	10.0g
多价胨	5.0g	氯化锂	0.5g
牛肉粉	3.0g	琼脂	15.0g
葡萄糖	1.0g	苯乙醇	2.5g
磷酸氢二钠	1.0g	蒸馏水定容至	1000ml
氯化钠	5.0g	头孢他啶(后加)	0.003g

称取各成分,加热溶解于蒸馏水中,分装三角瓶,每瓶 100ml,121℃高压灭菌 15 分钟,

冷至50℃时,每瓶加入1支头孢他啶(3mg),混匀,倾注平板。

用于单核李斯特菌选择性分离培养。

14. 改良Y琼脂(Agar Y,Modified)

蛋白胨	15.0g	丙酮酸钠	2.0g
乳糖	10.0g	孟加拉红	0.04g
草酸钠	2.0g	水解酪蛋白	5.0g
氯化钠	5.0g	琼脂	17.0g
去氧胆酸钠	6.0g	蒸馏水定容至	1000ml
三号胆盐	5.0g		

称取各成分,加热溶解于蒸馏水中,校正pH至7.4,121℃高压灭菌15分钟,冷至50℃左右时,倾注平板。

用于分离小肠结肠炎耶尔森菌。

15. 甘氨酸培养基

布氏肉汤	1000ml	甘氨酸	10g
琼脂	1.6g		

将上述成分加热溶解,调整pH 7.0,分装,每管4ml,121℃高压灭菌15分钟,备用。

用于甘氨酸耐受性试验。

16. 甘露醇卵黄多黏菌素琼脂(MYP)

蛋白胨	10.0g	琼脂	15.0g
牛肉膏粉	1.0g	蒸馏水定容至	1000ml
D-甘露醇	10.0g	50%卵黄液(后加)	5ml×10
氯化钠	10.0g	多黏菌素B(后加)	10 000IU×10
酚红	0.025g		

50%卵黄液配制:取鲜鸡蛋,用硬刷将蛋壳彻底洗净,沥干,放于70%乙醇溶液中浸泡1小时,以无菌操作取出卵黄,加入等量灭菌生理盐水,混匀后备用。

将各成分(卵黄液和多黏菌素除外)加入蒸馏水,搅拌加热煮沸至完全溶解,分装三角瓶,每瓶100ml,121℃灭菌15分钟。冷至50℃左右,每100ml加入5ml卵黄液和10 000IU多黏菌素,混匀后倾注平板。

用于蜡样芽胞杆菌的分离培养及菌数测定。

17. 肝浸液及肝浸液琼脂

猪肝或牛肝	500g	氯化钠	5.0g
蛋白胨	10.0g	蒸馏水定容至	1000ml

将猪肝或牛肝洗净绞碎,加水500ml,经流通蒸汽加热30分钟,调pH至7.0,再置流通蒸汽中蒸30分钟,倾出上清液并以滤纸过滤分装,121℃高压灭菌20分钟后置于暗处储存备用。

上述培养基中加入13~17g琼脂,即成肝浸液琼脂。

用于布鲁菌的分离培养。

18. 高盐甘露醇琼脂

蛋白胨	10.0g	蒸馏水定容至	1000ml
牛肉膏	1.0g	甘露醇	10.0g

琼脂	20.0g	1g/L 的酚红溶液	25ml
氯化钠	25.0g		

将各成分(甘露醇和酚红除外)加热溶解于蒸馏水中,调至 pH 7.4,以纱布过滤,趁热加入甘露醇及酚红溶液,充分混匀。115℃高压灭菌 15 分钟,待冷至 45~50℃倾注平板,冷藏备用。

用于致病性葡萄球菌分离鉴定。

19. 哥伦比亚血琼脂

动物组织酶解物	23.0g	淀粉	1.0g
氯化钠	5.0g	琼脂	18.0g
蒸馏水定容至	1000ml		

上述各成分加热溶解于蒸馏水,121℃高压灭菌,冷至 45℃左右时,加入 50ml 脱纤维绵羊血,校正 pH 至 7.2,倾注平板。

用于各种细菌尤其是苛养菌的培养。

20. 甲苯胺蓝核酸琼脂

脱氧核糖核酸(DNA)	0.3g	三羟甲基氨基甲烷(Tris)	6.1g
氯化钙	1.1g	琼脂	10.0g
氯化钠	10.0g	蒸馏水定容至	1000ml
甲苯胺蓝	0.083g		

称取各成分,加热溶解于蒸馏水中,调 pH 至 9.0 左右,分装三角瓶。如立即使用可不需灭菌。如不立即使用,121℃高压灭菌 15 分钟。已灭菌的培养基在室温可存放 4 个月无变化,并经数次熔化后仍可用。

用于核糖核酸酶检测。

21. 碱性蛋白胨水

蛋白胨	10.0g	蒸馏水定容至	1000ml
氯化钠	10.0g		

将上述成分溶解于蒸馏水,调 pH 至 8.5,分装试管,121℃高压灭菌 15 分钟。

用于霍乱弧菌的增菌培养。

22. 碱性琼脂培养基

肉膏汤	1000ml	琼脂	20g

将琼脂加于肉膏汤中加热溶化,调 pH 至 8.4,高压灭菌 121℃20 分钟,待冷至 50℃左右,倾注平板。

用于分离霍乱弧菌。

23. 0.6%酵母膏胰酪胨大豆琼脂(TSA-YE)

胰蛋白胨	17.0g	磷酸氢二钾	2.5g
大豆蛋白胨	3.0g	琼脂	2.5g
酵母浸粉	6.0g	蒸馏水定容至	1000ml
氯化钠	5.0g		

称取各成分,加热搅拌溶解于蒸馏水中,调 pH 至 7.3,分装,121℃高压灭菌 15 分钟。

用于李斯特菌培养、菌种保存。

24. 科索夫(Korthof)培养基

蛋白胨	0.8g	氯化钙	0.04g

氯化钠	1.4g	氯化钾	0.04g
磷酸氢二钠	0.88g	磷酸二氢钾	0.24g
碳酸氢钠	0.02g	蒸馏水定容至	1000ml

将上述成分溶于蒸馏水煮沸 20 分钟,滤纸过滤,调 pH 至 7.2。121℃高压灭菌 20 分钟。冷却后无菌加入 8%~10% 新鲜兔血清。分装于无菌试管中,每管 5ml 或 2.5ml,置 56℃水浴中灭活补体 30 分钟,备用。

用于钩端螺旋体的培养。

25. 酪蛋白琼脂

酪蛋白	10.0g	牛肉膏	3.0g
氯化钠	5.0g	磷酸氢二钠	2.0g
琼脂	15.0g	蒸馏水	1000ml
4g/L 溴麝香草酚蓝溶液	12.5ml		

除指示剂外其余成分混合,加热溶解(酪蛋白不溶解),校正 pH 至 7.4,加入指示剂,121℃高压灭菌 15 分钟。冷却至 50℃左右,倾注平板。

用于蜡样芽胞杆菌的酪蛋白分解试验。

26. 李氏增菌肉汤(LB1,LB2)

胰胨	5.0g	磷酸氢二钠	12.0g
多价胨	5.0g	磷酸二氢钾	1.4g
酵母膏	5.0g	七叶苷	1.0g
氯化钠	20.0g	蒸馏水定容至	1000ml

称取各成分,加热溶解于蒸馏水中,分装,121℃高压灭菌 15 分钟备用。

LB1 液:每 225ml 培养基加入 1 支萘啶酮酸(4.5mg/支)和 1 支吖啶黄素(2.7mg/支);
LB2 液:每 200ml 培养基加入 1 支萘啶酮酸(4.0mg/支)和 1 支吖啶黄素(5.0mg/支)。

用于李斯特菌增菌培养。

27. 硫代硫酸盐-柠檬酸盐-胆盐-蔗糖(TCBS)琼脂

蛋白胨	10.0g	柠檬酸铁	1.0g
酵母膏粉	5.0g	蔗糖	20.0g
硫代硫酸钠	10.0g	枸橼酸钠	10.0g
氯化钠	10.0g	牛胆汁粉	5.0g
胆酸钠	3.0g	溴麝香草酚蓝	0.04g
麝香草酚蓝	0.04g	琼脂	15.0g
蒸馏水定容至	1000ml		

除指示剂和琼脂外,将各成分加热溶解于蒸馏水中,调 pH 至 8.6,加入指示剂和琼脂,煮沸至完全溶解,并倾注平板。

用于霍乱弧菌和副溶血性弧菌的分离培养。

28. 吕氏血清斜面

100g/L 葡萄糖肉汤(灭菌,pH 7.4)	1 份
小牛血清(或兔、羊、马血清)	3 份

用无菌操作法将上述成分混合于无菌三角瓶。无菌分装于 15mm×150mm 灭菌试管,每管 3~5ml,将试管斜置于血清凝固器内,间歇灭菌 3 天。第 1 天徐徐加热至 85℃,维持 30

分钟,使血清凝固,置 36℃ 温箱过夜;第 2 天和第 3 天再用 85～90℃ 灭菌 30 分钟,取出后置 4℃ 备用。

用于白喉棒状杆菌培养,观察异染颗粒。

29. 3% 氯化钠甘露醇琼脂

胨蛋白胨	10.0g	甘露醇	10.0g
牛肉膏	3.0g	酚红	0.025g
氯化钠	30.0g	蒸馏水定容至	1000ml
琼脂	20.0g		

称取各成分(酚红和甘露醇除外),煮沸溶解于蒸馏水中。校正 pH 至 7.4 左右,然后加入酚红和甘露醇,115℃ 高压灭菌 15 分钟。待冷至 50℃ 左右,倾注平板。

用于金黄色葡萄球菌的分离培养。

30. 3% 氯化钠甘露醇试验培养基

蛋白胨	10.0g	甘露醇	5.0g
牛肉膏	5.0g	溴麝香草酚蓝	0.024g
氯化钠	30.0g	磷酸氢二钠	2.0g
蒸馏水定容至	1000ml		

将上述成分溶于蒸馏水,校正 pH 至 7.4,分装试管,121℃ 高压灭菌 10 分钟。

用于副溶血性弧菌甘露醇发酵试验。

31. 3% 氯化钠碱性蛋白胨水

蛋白胨	10.0g	蒸馏水定容至	1000ml
氯化钠	30.0g		

将上述成分溶解于蒸馏水,调 pH 至 8.5 左右,分装试管,121℃ 高压灭菌 20 分钟,备用。

用于副溶血性弧菌选择性增菌培养。

32. 3% 氯化钠赖氨酸脱羧酶试验培养基

蛋白胨	5.0g	L-赖氨酸	5.0g
酵母浸膏	3.0g	氯化钠	30.0g
葡萄糖	1.0g	蒸馏水定容至	1000ml
溴甲酚紫	0.02g		

称取各成分(赖氨酸除外),煮沸溶解于蒸馏水中,调 pH 至 6.8 左右。然后按 0.5% 的比例加入赖氨酸,对照培养基不加赖氨酸。分装小试管,121℃ 高压灭菌 15 分钟。

用于副溶血性弧菌赖氨酸脱羧酶试验。

33. 3% 氯化钠三糖铁琼脂(TSIA)

蛋白胨	15.0g	氯化钠	30.0g
酵母浸粉	3.0g	葡萄糖	1.0g
牛肉浸粉	3.0g	乳糖	10.0g
胨胨	5.0g	蔗糖	10.0g
硫代硫酸钠	0.3g	琼脂	12.0g
硫酸亚铁	0.2g	蒸馏水定容至	1000ml
酚红	0.024g		

称取各成分,加入蒸馏水中,加热煮沸使完全溶解,调 pH 至 7.4,分装于 15mm×150mm

试管,115℃高压灭菌 15 分钟。灭菌后摆成高层斜面,使高层和斜面各约 3cm。

用于副溶血性弧菌的三糖生化试验。

34. 3%氯化钠胰蛋白胨大豆琼脂(TSA)

胰蛋白胨	15.0g	琼脂	15.0g
大豆蛋白胨	5.0g	蒸馏水定容至	1000ml
氯化钠	30.0g		

称取各成分,加热搅拌溶解于蒸馏水中,调 pH 至 7.3,121℃高压灭菌 15 分钟备用。

用于副溶血性弧菌的纯培养和血清学试验时增菌培养。

35. 3%氯化钠 MR-VP 培养基

胨胨	7.0g	葡萄糖	5.0g
磷酸氢二钾	5.0g	氯化钠	30.0g
蒸馏水定容至	1000ml		

称取各成分,加入蒸馏水中,加热煮沸使完全溶解,分装试管,121℃高压灭菌 15 分钟,备用。

用于副溶血性弧菌的甲基红和 V-P 试验。

36. 绿脓菌素测定用培养基(PDP 琼脂培养基)

蛋白胨	20.0g	琼脂	18.0g
氯化镁	1.4g	甘油	10.0g
硫酸钾	10.0g	蒸馏水定容至	1000ml

称取各成分,煮沸溶解于蒸馏水中,调 pH 至 7.4,分装试管,121℃高压灭菌 15 分钟,制成斜面。

用于铜绿假单胞菌的绿脓菌素测定试验。

37. 卵黄琼脂平板

胰酪胨	40.0g	葡萄糖	2.0g
磷酸氢二钠	5.0g	氯化钠	2.0g
50g/L 硫酸镁	0.2ml	琼脂	20.0g
蒸馏水定容至	1000ml		

将以上成分加热溶解,调 pH 至 7.3,121℃高压灭菌 15 分钟,冷至 60℃,加入 500g/L 蛋黄盐水 100ml,混匀倾注平板。4℃保存备用。

用于卵磷脂酶和脂酶的测定。

38. 罗氏培养基

磷酸二氢钾	2.4g	蒸馏水	600ml
$MgSO_4 \cdot 7H_2O$	0.24g	马铃薯淀粉	30g
柠檬酸镁	0.6g	新鲜鸡蛋卵黄液	1000ml
天门冬素	3.6g	20g/L 孔雀绿水溶液	20ml
甘油	12ml		

①加热溶解磷酸盐、硫酸镁、柠檬酸镁、天门冬素及甘油于蒸馏水中;②将马铃薯淀粉加入冷却后的上述溶液内,置于沸水浴内煮 1 小时,其间不时搅拌,再置于 56℃水浴箱内 1 小时;③取新鲜鸡蛋用肥皂与水洗净后,用 75% 乙醇消毒蛋壳,无菌操作击破蛋壳,将全卵液一并收集于灭菌搪瓷量杯内,充分搅拌均匀,再以无菌纱布过滤,收集卵液 1000ml,加于上

述混合液中;④加入已灭菌的孔雀绿水溶液,混匀后分装于无菌的中号试管(18mm ×
180mm)内,每管7~8ml。斜置血清凝固器内,85℃1 小时间歇灭菌两次,无菌试验检测后置
4℃保存。

用于结核分枝杆菌培养。

39. 马铃薯葡萄糖琼脂(PDA)

马铃薯粉	200.0g	葡萄糖	20.0g
琼脂	20.0g	蒸馏水定容至	1000ml
甲基紫水溶液	0.001g		

将马铃薯加入蒸馏水中,煮20分钟后纱布过滤,将滤液补足至1000ml。再加入葡萄
糖、琼脂、加热溶解,分装,121℃高压灭菌15分钟。

用于真菌、酵母菌培养和计数;伯克霍尔德菌培养。

40. 马尿酸钠培养基

马尿酸钠	1.0g	肉浸液	100ml

将马尿酸钠溶解于肉浸液中,分装试管,121℃高压灭菌15分钟。

用于马尿酸盐水解试验。

41. 麦康凯(MAC)琼脂

蛋白胨	20.0g	乳糖	10.0g
3号胆盐	1.5g	氯化钠	5.0g
结晶紫	0.001g	中性红	0.03g
琼脂	20.0g	蒸馏水定容至	1000ml

将上述成分混合加热溶解于蒸馏水中,调pH至7.2左右,115℃高压灭菌15分钟,冷至
50℃左右倾注平板。

用于粪便、分泌物中肠道致病菌的分离培养。

42. 明胶培养基

牛肉膏	3.0g	蛋白胨	5g
明胶	120g	蒸馏水定容至	1000ml

将上述成分加热溶解,调pH为7.4,过滤,分装试管,115℃高压灭菌12分钟,置冷水中
迅速冷却,直立凝固制成高层,保存于冰箱中备用。

用于检测细菌液化明胶的能力。

43. 木糖-赖氨酸-去氧胆酸盐琼脂(XLD)

酵母浸粉	3.0g	硫代硫酸钠	6.8g
L-赖氨酸	5.0g	柠檬酸铁铵	0.8g
乳糖	7.5g	去氧胆酸钠	1.0g
蔗糖	7.5g	酚红	0.08g
木糖	3.75g	琼脂	15.0g
氯化钠	5.0g	蒸馏水定容至	1000ml

称取各成分,搅拌溶解于蒸馏水中,调pH至7.4,不要过分加热,冷至50℃左右时,
倾入无菌平皿,平皿盖部分打开,干燥2小时,然后盖上,无需高压灭菌。在24小时内
使用。

选择性培养基,主要用于分离志贺菌,亦可用于分离沙门菌。

44. 脑心浸液琼脂(BHIA)与脑心浸液血琼脂(BHIB)

牛脑浸出液	200ml	牛心浸出液	250ml
胨胨	10.0g	酵母浸出物(粉)	5.0g
葡萄糖	2.0g	氯化钠	5.0g
磷酸氢二钠	2.5g	L-半胱氨酸	0.5g
氯化血红素(5g/L)	1ml	维生素 K_1(10g/L)	0.1ml
蒸馏水定容至	1000ml		

牛心脑浸出液的制备:将去筋膜并绞碎的牛脑和牛心各500g,分别置于两只2000ml的三角烧瓶中,各加1000ml蒸馏水。置4℃冰箱过夜。次日撤去浮油,分别置45℃水浴中加温1小时,再煮沸30分钟,用纱布过滤。牛脑浸液不易滤清,可倒入三角量杯中,再置冰箱待杂质沉降,吸取上清液。各补足水分至1000ml,121℃高压灭菌15分钟后备用。

将已制备的牛心脑浸液和上述成分加入容器内,加蒸馏水至1000ml,加热溶解,冷却后调pH至7.6～7.8。分装后121℃高压灭菌15分钟。

牛心脑浸液琼脂(BHIA)与牛心脑浸液血琼脂(BHIB):上述牛脑浸液基础培养基加入2%琼脂,即为心脑琼脂。在心脑琼脂中加入5%～10%脱纤维羊血,即成心脑血琼脂。

适用于绝大多数厌氧菌的分离和培养。

45. 尿素琼脂

蛋白胨	1.0g	磷酸二氢钾	2.0g
葡萄糖	1.0g	2g/L 酚红溶液	6.0ml
氯化钠	5.0g	琼脂	20.0g
200g/L 尿素溶液	100ml	蒸馏水	900ml

以上各成分(尿素、指示剂除外)加热溶解后,调pH至7.2,再加入指示剂。115℃高压灭菌15分钟,无菌操作加入已过滤除菌的尿素溶液,混匀后分装试管,制成斜面,置4℃冰箱保存备用。

用于细菌的尿素分解试验。

46. 葡萄糖蛋白胨水培养基

蛋白胨	7.0g	葡萄糖	5.0g
磷酸氢二钾	5.0g	蒸馏水定容至	1000ml

将上述成分溶解于蒸馏水中,调pH为7.0,分装试管,121℃高压灭菌15分钟后备用。

用于甲基红和V-P试验。

47. 巧克力色血琼脂平板

营养琼脂	100ml	脱纤维羊血(或兔血)	10ml

将已灭菌的营养琼脂(pH 7.6)隔水加热融化,冷至50℃左右,加入脱纤维羊血10ml,轻轻混匀,再置80℃水浴10～15分钟,使血液的色泽由鲜红色转变为巧克力色,取出冷至50℃左右,倾注平板,经无菌试验后置4℃备用。

用于高营养要求细菌的培养。

48. 氰化钾(KCN)培养基

蛋白胨	10.0g	氯化钠	5.0g
磷酸二氢钾	0.225g	磷酸氢二钠	5.64g
蒸馏水	1000ml	5g/L 氰化钾溶液	20.0ml

将除氰化钾以外的成分加入蒸馏水中,煮沸溶解,分装,121℃高压灭菌15min。冷却后,每100ml培养基加入氰化钾溶液2ml,分装试管,盖紧塞子,冰箱保存备用。同时以不加氰化钾的培养基作为对照培养基。

用于细菌氰化钾生长试验。

49. 庆大霉素琼脂

蛋白胨	10g	琼脂	15g
牛肉浸粉	3g	蒸馏水定容至	1000ml
氯化钠	5.0g	5g/L 亚碲酸钾(后加)	1ml
枸橼酸钠	10g	庆大霉素(后加)	250IU
蔗糖	10.0g	多黏菌素 B(后加)	1200IU
无水亚硫酸钠	3g		

先将上述成分加热溶解于蒸馏水中,调 pH 至 8.5,115℃高压灭菌 15 分钟。待冷至50℃左右,加入亚碲酸钾、庆大霉素和多黏菌素 B,混匀倾注平板。

用于霍乱弧菌的选择性分离培养。

50. 溶菌酶肉汤基础

牛肉浸粉	3.0g	蒸馏水定容至	1000ml
蛋白胨	5.0g	0.1%溶菌酶溶液(后加)	1ml×10

溶菌酶溶液制备:在65ml灭菌的0.1mol/L盐酸中加入0.1g溶菌酶,煮沸20分钟溶解后,再用灭菌0.1mol/L盐酸稀释至100ml。

称取各成分,加热搅拌溶解于蒸馏水中,调 pH 至 6.8 左右。分装于三角瓶中,每瓶99ml。121℃高压灭菌 15 分钟。冷至50℃左右时,每瓶中加入0.1%溶菌酶溶液1ml,混匀后分装无菌试管,每管 2.5ml,备用。

用于蜡样芽胞杆菌的溶菌酶试验。

51. 肉膏汤

牛肉膏	5.0g	氯化钠	5.0g
蛋白胨	10g	蒸馏水定容至	1000ml

将上述成分溶解于蒸馏水中,调 pH 为 7.2,分装,121℃高压灭菌 20 分钟,冷却后4℃冷藏备用。

供作基础培养基用。

52. 肉浸汤

新鲜牛肉(去除筋和脂肪)500g		氯化钠	5.0g
蛋白胨	10.0g	蒸馏水定容至	1000ml

将新鲜牛肉(去除筋和脂肪)绞碎加水,4℃过夜,然后加热45~50℃1小时,并煮沸30分钟,用数层纱布或滤纸过滤,加水补充至1000ml。再加入蛋白胨和氯化钠,加热溶化,冷至40~50℃,矫正 pH 至 7.4~7.6,分装于锥形瓶或试管内,121℃高压蒸汽灭菌20分钟,冷后放阴暗处或4℃备用。若用半成品培养基,可直接称取所需量,加蒸馏水,溶解分装,经高压灭菌后备用。

供作基础培养基用,营养高于肉膏汤。

53. 三糖铁琼脂(TSIA)

蛋白胨	20.0g	硫酸亚铁铵	0.2g

牛肉膏	5.0g	葡萄糖	1.0g
氯化钠	5.0g	乳糖	10.0g
硫代硫酸钠	0.2g	蔗糖	10.0g
琼脂	15.0g	蒸馏水定容至	1000ml
4g/L 酚红水溶液	6ml		

除糖类和酚红外,其他各成分均加热溶解,调 pH 为 7.4,再加入糖类和酚红水溶液,混匀,过滤分装,每管 3ml,115℃高压灭菌 15 分钟,取出后制成高层斜面。

用于肠杆菌科细菌的初步鉴定。

54. 沙堡弱培养基(SDA)

| 葡萄糖 | 40g | 琼脂 | 20g |
| 蛋白胨 | 10g | 蒸馏水定容至 | 1000ml |

先将蛋白胨、琼脂溶于 700ml 蒸馏水中;将葡萄糖溶于剩余的 300ml 水中;然后将两者混合均匀,115℃高压灭菌 15 分钟。冷至 50℃左右倾注平板,冷藏备用。

真菌常规培养基,用于真菌的分离培养,菌种保存等。

55. 山梨醇麦康凯琼脂(SMAC)

蛋白胨	20.0g	蒸馏水定容至	1000ml
胆盐	5.0g	0.1g/L 结晶紫溶液(后加)	10ml
琼脂	20.0g	5g/L 中性红水溶液(后加)	5ml
氯化钠	5.0g	山梨醇(后加)	10.0g

将蛋白胨、氯化钠、胆盐、琼脂粉混合于水中,加热溶解,校正 pH 至 7.2,经 121℃高压灭菌 20 分钟,备用。临用时,加热溶解,再加山梨醇、结晶紫及中性红溶液。

用于致病性、侵袭性、出血性和产毒素性大肠埃希菌分离培养。

56. 十六烷三甲基溴化铵培养基

蛋白胨	10.0g	十六烷三甲基溴化铵	0.3g
牛肉粉	3.0g	琼脂	20.0g
氯化钠	5.0g	蒸馏水定容至	1000ml

称取各成分,煮沸溶解于蒸馏水中。调 pH 至 7.4~7.6,121℃高压灭菌 15 分钟。冷至45~50℃时,倾注平板。

用于铜绿假单胞菌的选择性分离培养。

57. 嗜盐性试验用胰胨水

| 胰蛋白胨 | 10.0g | 蒸馏水定容至 | 1000ml |
| 酵母浸粉 | 3.0g | 氯化钠(后加) | 15g、20g、25g 各一份 |

称取胰蛋白胨和酵母浸粉,加热溶解于蒸馏水中,然后分成 4 份,分别加入 0g、15g、20g、25g 氯化钠,使氯化钠成 0、60g/L、80g/L、100g/L 不同的浓度。分装于 15mm×150mm 试管,每管 7ml。121℃高压灭菌 15 分钟,备用。

用于弧菌的嗜盐性试验。

58. 四硫磺酸钠煌绿(TTB)增菌液

基础液:

| 蛋白胨 | 10.0g | 牛肉膏 | 5.0g |
| 氯化钠 | 3.0g | 碳酸钙 | 45.0g |

| 蒸馏水定容至 | 1000ml | | |

除碳酸钙外,将各成分加入蒸馏水中,煮沸溶解,再加入碳酸钙,调节 pH 至 7.0,121℃高压灭菌 20 分钟。

硫代硫酸钠溶液:

| 硫代硫酸钠(含 5 个结晶水) | 50.0g | 蒸馏水定容至 | 100ml |

121℃高压灭菌 20 分钟。

碘溶液:

| 碘片 | 20.0g | 碘化钾 | 25.0g |
| 蒸馏水定容至 | 100ml | | |

用少量蒸馏水充分溶解碘化钾,再加入碘片,振摇至碘片全部溶解,然后加入蒸馏水,储存于棕色瓶内,塞紧瓶盖备用。

5g/L 煌绿水溶液:

| 煌绿 | 0.5g | 蒸馏水定容至 | 100ml |

溶解后存放暗处,不少于 1 天,使其自然灭菌。

牛胆盐溶液:

| 牛胆盐 | 10.0g | 蒸馏水定容至 | 100ml |

加热煮沸完全溶解后,121℃高压灭菌 20 分钟。

配制:

基础液	900ml	硫代硫酸钠溶液	100ml
碘溶液	20.0ml	煌绿水溶液	2.0ml
牛胆盐溶液	50.0ml		

使用前,按上述顺序,依次加入,每加一种成分,均应摇匀后再加入另一种成分。

用于沙门菌选择性增菌培养。

59. 糖发酵试验培养基

胰蛋白胨	2.0g	0.4%溴麝香草酚蓝	1.2ml
糖含量	2%	蒸馏水定容至	100ml
氯化钠	0.5g		

将上述成分溶于蒸馏水,分装,121℃高压灭菌 20 分钟,备用。

用于真菌糖发酵试验。

60. 糖同化试验培养基

硫酸铵	5.0g	磷酸二氢钾	**1.0g**
结晶硫酸镁	0.5g	酵母浸膏	**0.5g**
琼脂	20.0g	蒸馏水定容至	1000ml

将上述成分溶于蒸馏水,分装,121℃高压灭菌 20 分钟,备用。

用于真菌糖同化试验。

61. 我蔓血琼脂

酵母浸膏	3.0g	氯化钠	70g
蛋白胨	10.0g	1g/L 结晶紫溶液	1ml
甘露醇	10.0g	琼脂	15.0g
K_2HPO_4	5.0g	蒸馏水定容至	1000ml

将上述成分溶于蒸馏水中,校正 pH 至 8.0 左右,加热至 100℃,保持 30 分钟,冷至 45～50℃,与 50ml 预先洗涤的新鲜人或兔红细胞(含抗凝血剂)混合,倾注平板,尽快使用。

用于副溶血性弧菌神奈川试验。

62. 戊烷脒多黏菌素琼脂平板

蛋白胨	20g	蒸馏水定容至	1000ml
NaCl	5g	25g/L 戊烷脒水溶液	0.1ml×10
牛肉膏	3g	1000U/ml 多黏菌素 B	0.5ml×10
琼脂	18g	脱纤维羊血	2ml×10

称取上述成分混合后,加热溶解,矫正 pH 至 7.4,加热,过滤,分装,每瓶 100ml,121℃高压灭菌 20 分钟。待冷至 50℃左右,以无菌手续加入戊烷脒水溶液 0.1ml、多黏菌素 B0.5ml 及脱纤维羊血 2ml,充分摇匀,倾注平板。

用于炭疽芽胞杆菌的分离鉴定。

63. 西蒙柠檬酸盐培养基

MgSO$_4$·7H$_2$O	0.2g	磷酸二氢铵	1.0g
枸橼酸钠	5.0g	琼脂	20g
磷酸氢二钾	1.0g	10g/L 溴麝香草酚蓝溶液	10ml
氯化钠	5.0g	蒸馏水定容至	1000ml

先将盐类溶解于水中,调 pH 为 6.8,再加琼脂,加热溶解后,加入溴麝香草酚蓝溶液,混匀后分装试管,121℃高压灭菌 20 分钟,制成斜面备用。

用于鉴定细菌对柠檬酸盐及无机铵的利用。

64. 硝酸盐蛋白胨水培养基

蛋白胨	10.0g	亚硝酸钠	0.5g
酵母膏粉	3.0g	蒸馏水定容至	1000ml
硝酸钾	2.0g		

称取各成分,煮沸溶解于蒸馏水中。调 pH 至 7.2,分装于加有小倒管的试管中,115℃高压灭菌 20 分钟,备用。

用于铜绿假单胞菌分解硝酸盐产气试验。

65. 血清肉汤

在已灭菌的营养肉汤中,无菌操作加入 5%～10% 血清,分装试管,冰箱保存备用。

用于苛养菌的增菌培养。

66. 血液琼脂平板

普通营养琼脂	100ml	脱纤维羊血(或兔血)	8～10ml

将已灭菌的普通琼脂(pH 7.6)隔水加热融化,冷至 50℃左右,加入脱纤维羊血(临用前置 37℃水浴箱预温)8～10ml,轻轻摇匀,倾注平板,经无菌试验后置 4℃备用。

用于分离营养要求较高的病原菌及一般标本的分离培养。

67. 亚碲酸钾血琼脂

pH7.6 营养琼脂	100ml	10g/L 亚碲酸钾水溶液	2ml
50g/L 胱氨酸水溶液	2ml	脱纤维羊血或兔血	5～10ml

将 pH7.6 营养琼脂融化,待冷至 50℃左右,加入已灭菌的亚碲酸钾溶液、胱氨酸溶液及

脱纤维血液,摇匀后即刻倾注平板,凝固后置4℃备用。

用于白喉棒状杆菌分离培养。

68. 亚硫酸铋(BS)琼脂

蛋白胨	10.0g	磷酸氢二钠	4.0g
牛肉浸粉	5.0g	煌绿	0.025g
硫酸亚铁	0.3g	葡萄糖	5.0g
柠檬酸铋铵	2.0g	亚硫酸钠	6.0g
琼脂	20.0g	蒸馏水定容至	1000ml

称取各成分溶于蒸馏水中,调 pH 至 7.5。加热煮沸至完全溶解,冷至 50℃ 左右,倾注平板,无需高压灭菌。保存于黑暗处,48 小时内使用。

用于沙门菌的选择性分离。

69. 亚硒酸盐胱氨酸(SC)增菌液

蛋白胨	5.0g	磷酸氢二钠	10.0g
乳糖	4.0g	亚硒酸氢钠	4.0g
L-胱氨酸	0.01g	蒸馏水定容至	100ml

称取各成分,加热溶解于蒸馏水中,调 pH 至 7.0,无菌操作分装于灭菌三角瓶或试管中,当天制备当天使用,无需高压灭菌。

用于沙门菌选择性增菌培养。

70. 伊红亚甲蓝(EMB)琼脂

蛋白胨	10.0g	乳糖	10.0g
琼脂	18.0g	伊红	0.4g
磷酸氢二钾	2.0g	亚甲蓝	0.065g
蒸馏水定容至	1000ml		

将蛋白胨、糖、盐溶解,校正 pH 为 7.4,加入琼脂和染料混合,115℃高压灭菌 15 分钟,冷至 50℃ 左右倾注平板。

用于分离培养粪便标本中肠道杆菌。

71. 胰蛋白胨大豆琼脂(TSA)

胰蛋白胨	15.0g	植物蛋白胨	5.0g
氯化钠	5.0g	蒸馏水定容至	1000ml
琼脂	15.0g		

称取各成分,加热搅拌溶解蒸馏水中,调 pH 至 7.3,121℃高压灭菌 15 分钟,冷至 50℃倾注平板。

用于奶粉中阪崎杆菌的纯化培养和产黄色素试验。

72. 胰酪胨大豆羊血琼脂

胰酪胨	15.0g	琼脂	15.0g
大豆胨	5.0g	蒸馏水定容至	1000ml
氯化钠	5.0g	无菌脱纤维羊血(后加)	50ml

称取各成分,加热搅拌溶解于蒸馏水中,调 pH 至 7.0。121℃高压灭菌 15 分钟,冷至 50℃左右加入无菌脱纤维羊血,混匀后倾注平板。

用于蜡样芽胞杆菌的溶血测定试验。

73. 乙酰胺培养基

乙酰胺	10.0g	硫酸镁	0.5g
氯化钠	5.0g	酚红	0.012g
磷酸二氢钾	0.73g	琼脂	20.0g
磷酸氢二钾	1.39g	蒸馏水定容至	1000ml

称取各成分,溶解于蒸馏水中,校正 pH 为 7.2,分装,121℃高压灭菌 15 分钟,冷至 50℃左右倾注平板。

用于铜绿假单胞菌的选择性分离培养。

74. 营养琼脂

肉膏汤或肉浸汤	1000ml	琼脂	20～25g

在已制备好的肉汤培养基中加入琼脂,加热溶解。或分装试管后,121℃高压灭菌 20 分钟,制成斜面;或高压灭菌后冷至 50℃左右,摇匀,倾注平板。

供一般细菌分离培养或增菌用。

75. 玉米粉 Tween-80 琼脂

玉米粉	40.0g	琼脂	20.0g
Tween-80	10ml	蒸馏水定容至	1000ml

先将玉米粉混于水中,然后加热 65℃1 小时。过滤,补足到原水量,然后再加入琼脂及 Tween-80,121℃高压灭菌 20 分钟,分装试管或倾注平板备用。

用于观察白假丝酵母菌的厚膜孢子及假菌丝。

76. 中国蓝琼脂

蛋白胨	10.0g	氯化钠	5.0g
牛肉膏	3.0g	中国蓝	0.05g
乳糖	10.0g	玫红酸	0.1g
琼脂	15.0g	蒸馏水定容至	1000ml

将上述成分(琼脂、指示剂除外)先混合加热溶解,校正 pH 为 7.0。然后加入琼脂、指示剂,121℃高压灭菌 20 分钟,待冷至 50℃左右,倾注平板。

为弱选择性培养基,主要用于分离肠道杆菌。

77. AHM 培养基

蛋白胨	5.0g	溴甲酚紫	0.02g
酵母浸膏	3.0g	肌醇	10.0g
胰蛋白胨	10.0g	硫代硫酸钠	0.4g
L-盐酸鸟氨酸	5.0g	琼脂	13.5g
枸橼酸铁铵	0.5g	蒸馏水定容至	1000ml
甘露醇	1.0g		

称取各种成分,溶于蒸馏水中,调 pH 至 6.7,分装试管,121℃高压灭菌 15 分钟。

用于嗜水气单胞菌的鉴别培养。

78. Baird-Parker 培养基

胰蛋白胨	10.0g	甘氨酸	12.0g
牛肉膏(牛肉浸粉)	5.0g	琼脂	20.0g
酵母膏(酵母浸粉)	1.0g	蒸馏水定容至	950ml

氯化锂（LiCl·6H$_2$O）	5.0g	卵黄亚碲酸钾增菌液（后加）	5ml×10
丙酮酸钠	10.0g		

卵黄亚碲酸钾增菌液的配制：30%卵黄盐水50ml与过滤除菌的1%亚碲酸钾溶液10ml混合，保存于冰箱内。

将各成分（增菌液除外）加到蒸馏水中，加热煮沸至完全溶解。冷至25℃，校正pH至7.0，分装，每瓶95ml，121℃高压灭菌15分钟。冷至50℃，每瓶95ml加入卵黄亚碲酸钾增菌液5ml，摇匀后倾注平板。使用前在冰箱储存不得超过48小时。

用于各类食品、水、乳制品中金黄色葡萄球菌的分离培养和固体平板检测。

79. BCYE 琼脂

ACES（N-2-乙酰氨基-乙氨基乙醇磺酸）	10g	琼脂	17g
酵母粉	10g	蒸馏水定容至	1000ml
活性炭	2g	可溶性焦磷酸铁（无菌）	0.025g×10
α-酮戊二酸	1.0g	L-半胱氨酸（无菌）	0.04g×10

除L-半胱氨酸和焦磷酸铁外，先将各成分溶于蒸馏水中，分装三角瓶，每瓶100ml。121℃高压灭菌15分钟，冷至50℃左右时，每瓶加入L-半胱氨酸0.04g和可溶性焦磷酸铁0.025g混匀，用1mol/L氢氧化钾调整pH至6.9，倾注平板。

用于军团菌的培养。

80. Bolton 肉汤

基础培养基：

动物组织酶解物	10.0g	偏亚硫酸氢钠	0.5g
乳白蛋白水解物	5.0g	碳酸钠	0.6g
酵母浸粉	5.0g	氯化钠	5.0g
α-酮戊二酸	1.0g	丙酮酸钠	0.5g
蒸馏水定容至	1000ml		

称取各成分，加热搅拌溶解于蒸馏水中，分装锥形瓶，121℃高压灭菌15分钟。

无菌裂解脱纤维绵羊或马血：对无菌脱纤维绵羊或马血反复冻融进行裂解或使用皂角苷进行裂解。

抗生素溶液：

头孢哌酮	0.02g	万古霉素	0.02g
三甲氧苄胺嘧啶乳酸盐	0.02g	两性霉素B	0.01g
多黏菌素B	0.01g	乙醇/灭菌水（50/50，体积比）	5.0ml

完全培养基：

基础培养基	1000ml	无菌裂解脱纤维绵羊或马血	50ml
抗生素溶液	5ml		

基础培养基的温度冷至45℃左右时，无菌加入绵羊或马血和抗生素溶液，混匀，调节pH至7.2。增菌液在常温下放置不超过4小时，在4℃避光保存不超过7天。

用于空肠弯曲菌的增菌。

81. Cary-Blair 运送培养基

硫乙醇酸钠	1.5g	磷酸氢二钠	1.1g

| 氯化钠 | 5g | 琼脂 | 5g |
| 氯化钙 | 0.09g | 蒸馏水定容至 | 1000ml |

除氯化钙外,其他成分加热溶解。冷至50℃,加入氯化钙,校正pH到8.4。分装试管,121℃高压灭菌15分钟。

用于肠道致病菌标本采样及运送。

82. CIN-1(cepulodin irgasan novobiocin)培养基

基础培养基:

胰蛋白胨	20.0g	酵母浸粉	2.0g
甘露醇	20.0g	氯化钠	1.0g
去氧胆酸钠	2.0g	硫酸镁($MgSO_4 \cdot 7H_2O$)	0.01g
琼脂	12.0g	蒸馏水	950ml

称取各成分,加热溶解于蒸馏水中,调pH至7.5左右,121℃高压灭菌15分钟,备用。

Irgasan:以95%的乙醇为溶剂,溶解二苯醚,配成4g/L的溶液,待基础培养基冷至80℃时,加入1ml混匀。

冷却至50℃时,加入:

| 中性红(3mg/ml) | 10.0ml | 结晶紫(0.1mg/ml) | 10.0ml |
| 头孢菌素(1.5mg/ml) | 10.0ml | 新生霉素(0.25mg/ml) | 10.0ml |

最后不断搅拌加入10.0ml的10%氯化锶,倾注平板。

用于分离小肠结肠炎耶尔森菌。

83. EB 增菌液

胰蛋白胨	17.0g	葡萄糖	2.5g
大豆胨	3.0g	蒸馏水定容至	1000ml
酵母粉	6.0g	盐酸吖啶黄	0.015g
氯化钠	5.0	萘啶酮酸	0.04g
磷酸氢二钾	2.5g		

称取各成分,加热搅拌溶解于蒸馏水中,调pH至7.3,分装,每瓶225ml,121℃高压菌15分钟,使用前加入过滤除菌的盐酸吖啶黄和萘啶酮酸(用碱溶解),充分摇匀。

用于李斯特菌的选择性增菌培养。

84. EC 增菌液

胰蛋白胨	20.0g	3号胆盐	1.5g
乳糖	5.0g	氯化钠	5.0g
磷酸二氢钾	1.5g	磷酸氢二钾	4.0g
蒸馏水定容至	1000ml		

各成分溶解于蒸馏水中,校正pH至7.0,115℃高压灭菌15分钟。

用于致病性大肠埃希菌的增菌培养。

85. Eleck 培养基

甲液:

胰蛋白胨	4.0g	400g/L氢氧化钠水溶液	1.5ml
纯乳酸	0.14ml	蒸馏水	100ml
麦芽糖	0.6g		

乙液:

琼脂	3.0g	蒸馏水	100ml
氯化钠	1.0g		

将甲、乙液中各成分分别加入蒸馏水中,加热溶解。甲液过滤后用 1mol/L 盐酸校正 pH 为 7.8,然后将甲、乙液等量混合,分装试管,每管 15ml。115℃高压菌 10 分钟,置 4℃备用。使用时将融化后冷至 55℃的 Eleck 琼脂按 5∶1 的量加入无菌正常兔或牛血清,充分混匀后倾注平板。

用于白喉棒状杆菌毒力试验。

86. GVC 增菌液

马铃薯(去皮切块)	300.0g	氯霉素	0.02g
葡萄糖	20.0g	蒸馏水定容至	1000ml
甲基紫水溶液	0.001g		

将马铃薯加入蒸馏水中,煮 20 分钟后用纱布过滤,将滤液补足至 1000ml。再加入葡萄糖溶解,121℃高压灭菌 15 分钟。待冷后,无菌加入氯霉素和甲基紫,混匀后分装,置 4℃冰箱备用。

用于伯克霍尔德菌醇米面亚种增菌培养。

87. GVPC 琼脂

BCYE 琼脂	100ml	甘氨酸	0.3g
多黏菌素 B	7920U	放线菌酮	8mg
万古霉素	0.1mg		

在 BCYE 琼脂培养基(50℃左右)中,无菌加入以上各成分混匀后,倾注平板。

用于军团菌的分离培养。

88. HE 琼脂(HE)

蛋白胨	2.0g	4g/L 溴麝香草酚蓝溶液	16.0ml
牛肉膏	3.0g	琼脂	20.0g
水杨素	2.0g	Andrade 指示剂	20.0ml
胆盐	20.0g	甲液	20.0ml
氯化钠	5.0g	乙液	20.0ml
乳糖	12.0g	蔗糖	12.0g
蒸馏水定容至	1000ml		

Andrade 指示剂:

酸性复红	0.5g	1mol/L 氢氧化钠溶液	16.0ml
蒸馏水定容至	100ml		

将复红溶解于蒸馏水中,加入氢氧化钠溶液,数小时后如复红褪色不全,再加氢氧化钠溶液 1~2ml。

甲液:

硫代硫酸钠	34.0g	柠檬酸铁铵	4.0g
蒸馏水定容至	100ml		

乙液:

去氧胆酸钠	10.0g	蒸馏水定容至	100ml

配制:除 Andrade 指示剂、甲液、乙液以外的其他成分溶解于 400ml 蒸馏水内作为基础液,再将琼脂加入 600ml 蒸馏水内,然后分别搅拌均匀,煮沸溶解。加入甲液和乙液于基础液内,调节 pH 至 7.5,再加入指示剂,并与琼脂液混合,冷却至 50℃ 左右倾注平板。本培养基不需要高压灭菌。

用于沙门菌的选择性分离培养。

89. Honda 产毒肉汤

水解酪蛋白	20.0g	酵母浸膏粉	10.0g
葡萄糖	5.0g	磷酸氢二钠	15.0g
氯化钠	2.5g	林可霉素	0.09g
微量元素	0.5ml	蒸馏水定容至	1000ml

微量元素配制:硫酸镁 5g、氯化铁 0.5g 和氯化钴 2g,溶解于 100ml 蒸馏水。

将上述成分(林可霉素除外)溶解后,校正 pH 为 7.5,121℃ 高压灭菌 15 分钟,待冷至50℃ 左右,加入林可霉素。

用于致泻大肠埃希菌的产毒培养。

90. Mueller-Hinton(M-H)肉汤(MHB)

牛肉粉	2.0g	酸水解酪蛋白	17.5g
可溶性淀粉	1.5g	蒸馏水定容至	1000ml

称取各成分,加热搅拌溶解于蒸馏水中,调整 pH 至 7.4 左右,分装,121℃ 高压灭菌 15分钟。

用于抗生素敏感试验。

91. Mueller-Hinton(M-H)琼脂(MHA)

酸水解酪蛋白	17.5g	牛肉粉	6.0g
可溶性淀粉	1.5g	蒸馏水定容至	1000ml
琼脂	20g		

将以上各成分混匀,加热溶解后调整 pH 至 7.3 左右,121℃ 高压灭菌 15 分钟。待冷至50℃ 左右倾制平板,培养基厚 4mm。

专用于药物敏感试验。

92. Mueller-Hinton(M-H)血琼脂

酪蛋白酶解物	17.5g	动物组织酶解物	6.0g
可溶性淀粉	1.5g	蒸馏水定容至	1000ml
琼脂	20g	无菌脱纤维羊血(后加)	50ml

将以上各成分混匀,加热溶解后调整 pH7.3 左右,121℃ 高压灭菌 15 分钟。待冷至50℃ 左右,加入羊血摇匀,倾注平板,培养基厚 4mm。

用于高营养要求细菌的药物敏感试验。

93. SCDLP 液体培养基

酪蛋白胨	17.0g	氯化钠	5.0g
大豆蛋白胨	3.0g	葡萄糖	2.5g
磷酸氢二钾	2.5g	卵磷脂	1.0g
吐温-80	7.0g	蒸馏水定容至	1000ml

称取各成分,加热溶解于蒸馏水中,调 pH 至 7.2,分装,121℃ 高压灭菌 15 分钟。

用于铜绿假单胞菌的增菌培养。

94. SIM 动力培养基

胰胨	20.0g	硫代硫酸钠	0.2g
多价胨	6.0g	琼脂	3.5g
硫酸铁铵	0.2g	蒸馏水定容至	1000ml

称取各成分,加热溶解于蒸馏水中,调 pH 至 7.2,分装试管,121℃高压灭菌 15 分钟备用。

用于动力试验。

95. Skirrow 血琼脂

基础培养基:

蛋白胨	15.0g	胰蛋白胨	2.5g
酵母浸膏	5.0g	氯化钠	5.0g
琼脂	15.0g	蒸馏水定容至	1000ml

将上述成分溶于蒸馏水中,115℃高压灭菌 15 分钟,备用。

FBP 溶液:

丙酮酸钠	0.25g	焦亚硫酸钠	0.25g
硫酸亚铁	0.25g	蒸馏水	5.0ml

将各成分溶于蒸馏水中,过滤除菌,现用现配。

抗生素溶液:

头孢哌酮	0.032g	两性霉素 B	0.01g
利福平	0.01g	乙醇/灭菌水(50/50,体积比)	5.0ml

完全培养基:

基础培养基	1000ml	FBP 溶液	5.0ml
抗生素溶液	5.0ml	无菌脱纤维绵羊血	50.0ml

基础培养基温度冷至 45℃左右时,加入 FBP 溶液、抗生素溶液和无菌脱纤维绵羊血,混匀,校正 pH 至 7.2,倾注平板。

用于从粪便中分离空肠弯曲菌。

96. SS(shigella salmonella)琼脂

牛肉膏	5.0g	枸橼酸钠	8.5g
蛋白胨	5.0g	硫代硫酸钠	8.5g
琼脂	15.0g	5g/L 中性红水溶液	5.0ml
枸橼酸铁	1.0g	1g/L 煌绿溶液	0.33ml
胆盐	3.5g	乳糖	10.0g
蒸馏水定容至	1000ml		

首先将牛肉膏、蛋白胨和琼脂溶解于蒸馏水中,再加入除中性红、煌绿外的其他成分,微加热溶解,调 pH 至 7.2 左右,最后加入中性红、煌绿溶液,再煮沸 5 分钟,待冷至约 50℃,倾注平板,无需高压灭菌。

属强选择培养基,用于粪便标本中志贺菌和沙门菌的分离。

附录 2 细菌学检验常用试剂和染色液

（按汉语拼音及英文字母顺序）

1. 苯丙氨酸脱氨酶试剂

| 三氯化铁 | 10g | 蒸馏水 | 100ml |

2. 鞭毛染色（镀银）液

甲液

鞣酸	5g	三氯化铁	1.5g
15% 甲醛	2ml	1% 氢氧化钠	1ml
蒸馏水	100ml		

乙液

| 硝酸银 | 2g | 蒸馏水 | 100ml |

配制乙液时,待硝酸银溶解后,取出 10mL 备用,向其余的 90mL 中滴加 15% 氨水,即可形成很厚的沉淀,继续滴加氨水至沉淀刚刚溶解成为澄清溶液为止,再将备用的 $AgNO_3$ 慢慢滴入,则溶液出现薄雾,但轻轻摇动后,薄雾状的沉淀又消失,继续滴入 $AgNO_3$,直到摇动后仍呈现轻微而稳定的薄雾状沉淀为止,如雾重,说明银盐沉淀出,不宜再用。通常在配制当天便用,次日效果欠佳,第 3 天则不能使用。

3. 鞭毛染色（改良 Ryu 法）液

A 液

| 50g/L 苯酚 | 10ml | 鞣酸 | 2g |
| 饱和硫酸铝钾液 | 10ml | | |

B 液:结晶紫乙醇饱和液。

应用液:A 液 10 份、B 液 1 份混合,室温存放。

4. 鞭毛染色（魏曦氏法）液

A 液

| 50g/L 苯酚 | 5ml | 200g/L 鞣酸 | 2ml |
| 饱和硫酸铝钾液 | 2ml | | |

B 液

| 碱性复红乙醇饱和液 | 1ml |

用时将 A 液和 B 液混合后过夜,次日过滤后使用。此染液以 3 日内使用效果最好。

5. 草酸钾兔血浆

| 草酸钾 | 0.01g | 新鲜兔血浆 | 5ml |

混匀后,离心沉淀,吸取上清液。

6. 靛基质试剂

取对二甲基氨基苯甲醛 10g,溶于 95% 乙醇 150ml 中,再徐徐加入浓盐酸 50ml（乙醇用丁醇或正戊醇代替更好）。

7. 冯他那（Fantana）镀银染色液

固定液

冰醋酸	1ml	甲醛	2ml
蒸馏水	100ml		

媒染液

鞣酸	5g	苯酚	1g
蒸馏水	100ml		

银溶液

硝酸银	5g	蒸馏水	100ml

临用前在硝酸银溶液中逐滴加入 100g/L 氢氧化铵液，至产生棕色沉淀，轻摇后又能重新完全溶解，微现乳白色为适度。

8. 刚果红染色液（负染色法）

（1）20g/L 刚果红水溶液

（2）1% 盐酸乙醇溶液

9. 革兰染色液

（1）初染液：结晶紫染液

结晶紫乙醇饱和液	20ml	10g/L 草酸铵水溶液	80ml

充分混合，存放24小时后，过滤。

（2）媒染液：卢戈碘液

碘化钾	2g	碘	1g
蒸馏水	300ml		

先将碘化钾以 10ml 蒸馏水充分溶解，然后加碘，待完全溶解后加蒸馏水。

（3）脱色液：95% 乙醇

（4）复染液：稀释苯酚复红

苯酚复红液	100ml	蒸馏水	900ml

10. 黑斯（Hiss）荚膜染色液

（1）结晶紫染液

结晶紫乙醇饱和液	5ml	蒸馏水	95ml

（2）200g/L 硫酸铜水溶液

11. 姬姆萨（Giemsa）染液

（1）原液

Giemsa 粉剂	0.5g	甘油（医用）	33ml
甲醇	33ml		

在 Giemsa 粉剂中加几滴甘油，在乳钵中充分研磨，溶解后再加甘油（使加入的甘油总量为 33ml），56℃中保温2小时后，加入甲醇。过滤，装入棕色试剂瓶内保存（最好于 0~4℃ 保存），此为 Giemsa 原液。

（2）稀释液

Giemsa 原液	5ml
磷酸盐缓冲液（pH 6.4~6.8）	50ml

临用时配制。

（3）pH 6.4～6.8磷酸盐缓冲液

| 磷酸二氢钾（无水） | 0.3g | 磷酸氢二钠（无水） | 0.2g |
| 蒸馏水 | 1000ml | | |

12. 甲基红试剂

| 甲基红 | 0.06g | 95%乙醇 | 180ml |
| 蒸馏水 | 120ml | | |

先将甲基红溶于乙醇,再加入蒸馏水。

13. 碱性复红乙醇饱和液

| 碱性复红 | 4g | 95%乙醇 | 100ml |

14. 结晶紫乙醇饱和液

| 结晶紫 | 10g | 95%乙醇 | 100ml |

15. 金胺"O"染色液

（1）染色液

A液

| 金胺"O" | 0.1g | 95%乙醇 | 10ml |

B液

| 苯酚 | 3ml | 蒸馏水 | 87ml |

将A液和B液混匀,虽混浊但不必过滤,装入褐色瓶中,放室温保存。

（2）脱色液:0.5%盐酸乙醇。

（3）复染液:5g/L高锰酸钾水溶液。

16. 金永（Kinyoun）染色液

（1）染色液

| 碱性复红 | 4g | 95%乙醇 | 20ml |
| 9%苯酚水溶液 | 100ml | | |

（2）脱色液

| 浓盐酸 | 3ml | 95%乙醇 | 97ml |

（3）复染液

| 亚甲蓝 | 0.3g | 蒸馏水 | 100ml |

17. 墨汁染色液

| 国产绘图墨汁 | 40mL | 甘油 | 2ml |
| 苯酚 | 2ml | | |

先将墨汁用多层纱布过滤,加甘油混匀后,水浴加热,再加苯酚搅匀,冷却后备用。

18. 潘本汉抗酸染色液

（1）苯酚复红液

| 碱性复红乙醇饱和液 | 10ml | 50g/ml苯酚水溶液 | 90ml |

（2）复染液

| 蔷薇色酸 | 1g | 无水乙醇 | 100ml |
| 亚甲蓝 | 2g | 甘油 | 20ml |

将蔷薇色酸先溶于无水乙醇中,然后加亚甲蓝,置室温4天,使其充分溶解,过滤后加甘

油混匀,备用。

19. 萋-尼抗酸染色液

(1)初染液:苯酚复红液

碱性复红乙醇饱和液	10ml	50g/ml 苯酚水溶液	90ml

(2)脱色液:3%盐酸乙醇

浓盐酸	3ml	95%乙醇	97ml

(3)复染液:吕氏亚甲蓝液

亚甲蓝乙醇饱和液	30ml	0.1g/L 氢氧化钾溶液	70ml

20. 100g/L 去氧胆酸钠溶液

去氧胆酸钠	10g	95%乙醇	10ml
蒸馏水	90ml		

将上述各种成分溶解混合即成

21. 乳酸酚棉蓝染色液

苯酚(结晶酚)	20g	乳酸	20ml
甘油	40ml	蒸馏水	20ml
棉蓝	50mg		

先将上述成分(棉蓝除外)混合,微加热使其溶解,然后加棉蓝,溶解后过滤即可。

22. 硝酸盐还原试验试剂

(1)甲液

对氨基苯磺酸	0.8g	5mol/L 醋酸	100ml

(2)乙液

α-萘胺	0.5g	5mol/L 醋酸	100ml

23. 芽胞染色液

(1)初染液:苯酚复红液。

碱性复红乙醇饱和液	10ml	50g/L 苯酚水溶液	90ml

(2)脱色液:95%乙醇。

(3)复染液:吕氏亚甲蓝液。

亚甲蓝乙醇饱和液	30ml	0.1g/L 氢氧化钾溶液	70ml

24. 亚甲蓝乙醇饱和液

亚甲蓝	2g	95%乙醇	100ml

25. 厌氧亚甲蓝指示剂

100g/L 葡萄糖	40 份	40g/L 的氢氧化钠	1 份
1.67g/L 亚甲蓝	1 份		

将上述成分按比例混合,放入小试管即可。无氧时该指示剂为白色,有氧时为蓝色。

26. 氧化酶试剂

盐酸二甲基对苯二胺(或盐酸二甲基对苯四胺)			1g
蒸馏水			100ml

27. 异染颗粒染色(Albert)液

(1)甲液

甲苯胺蓝	0.15g	蒸馏水	100ml

| 孔雀绿 | 0.2g | 冰醋酸 | 1ml |
| 95%乙醇 | 2ml | | |

将甲苯胺蓝和孔雀绿放于研钵内,加95%乙醇研磨使其溶解,然后边研磨边加冰醋酸和水,存储于瓶内,放室温过夜,次日用滤纸过滤后装入棕色瓶中,置阴暗处备用。

(2)乙液

| 碘化钾 | 3g | 蒸馏水 | 300ml |
| 碘 | 2g | | |

先将碘化钾溶于少量蒸馏水中,再加碘,等完全溶解后加蒸馏水至300ml。

28. 茚三酮试剂

| 丙酮 | 50ml | 茚三酮 | 3.5g |
| 丁醇 | 50ml | | |

先混合丙酮和丁醇,再加入茚三酮溶解即可。

29. L型菌落染色液

亚甲蓝	2.5g	天青Ⅱ	1.25g
麦芽糖	10g	苯甲酸	0.25g
碳酸钠	0.25g	蒸馏水	100ml

溶解后过滤备用,该试剂长期稳定。

30. ONPG试剂

(1)缓冲液

| $NaH_2PO_4 \cdot H_2O$ | 6.9g | 蒸馏水定容至 | 50ml |

先用45ml蒸馏水溶解,然后用300g/L KOH调pH为7.0,再加水至50ml,保存于4℃冰箱中备用。用前如有结晶可加温溶解。

(2)ONPG溶液(0.75mol/L)

| ONPG | 0.08g | 缓冲液 | 5ml |
| 蒸馏水 | 15ml | | |

先将ONPG溶于蒸馏水中,再加入缓冲液,置4℃冰箱中保存。ONPG溶液为无色,如出现黄色,则不应再用。

31. PYR试剂

将1.0g的N,N-二甲基肉桂醛(N,N-dimethylamino-cinnamaldehyde)溶于含25mmol/L Triton X-100的10%HCl溶液50ml中即成。

32. V-P试验试剂

(1)甲液

| α-萘酚 | 5g | 无水乙醇 | 100ml |

(2)乙液:400g/L氢氧化钾溶液。

33. 0.5麦氏标准比浊管的配制

0.048mol/L(1.175% w/v)$BaCl_2 \cdot 2H_2O$ 溶液0.5ml加入0.18mol/L(1% v/v)H_2SO_4 溶液99.5ml中,充分混匀,按每管4~6ml分装,密封,储存于室温暗处,其浊度相当于1.5×10^8CFU/ml,保存有效期为6个月。

1. 0.1mol/L 磷酸缓冲液的配制

pH	NaH_2PO_4 0.1mol/L(ml)	Na_2HPO_4 0.1mol/L(ml)	pH	NaH_2PO_4 0.1mol/L(ml)	Na_2HPO_4 0.1mol/L(ml)
5.7	93.5	6.5	6.9	45.0	55.0
5.8	92.0	8.0	7.0	39.0	61.0
5.9	90.0	10.0	7.1	33.0	67.0
6.0	87.7	12.3	7.2	28.0	72.0
6.1	85.0	15.0	7.3	23.0	77.0
6.2	81.5	18.5	7.4	19.0	81.0
6.3	77.5	22.5	7.5	16.0	84.0
6.4	73.5	26.5	7.6	13.0	87.0
6.5	68.5	31.5	7.7	10.5	89.5
6.6	62.5	37.5	7.8	8.5	91.5
6.7	56.5	43.5	7.9	7.0	93.0
6.8	51.0	49.0	8.0	5.3	94.7

注:0.1mol/L NaH_2PO_4 配制:称取 31.2g $NaH_2PO_4 \cdot 2H_2O$ 溶于 1000ml 蒸馏水,对倍稀释;

0.1mol/L Na_2HPO_4 配制:称取 71.6g $Na_2HPO_4 \cdot 12H_2O$ 溶于 1000ml 蒸馏水,对倍稀释

2. 磷酸盐缓冲液(PBS)

成分 \ pH	7.6	7.4	7.2	7.0
H_2O	1000	1000	1000	1000
NaCl(g)	8.5	8.5	8.5	8.5
Na_2HPO_4(g)	2.2	2.2	2.2	2.2
NaH_2PO_4(g)	0.1	0.2	0.3	0.4

用蒸馏水配制,4℃冰箱保存。

3. 0.1mol/L 碳酸盐缓冲液的配制

Ca^{2+}、Mg^{2+} 存在时不得使用

pH		Na₂CO₃	NaHCO₃	pH		Na₂CO₃	NaHCO₃
20℃	37℃	0.1mol/L(ml)	0.1mol/L(ml)	20℃	37℃	0.1mol/L(ml)	0.1mol/L(ml)
9.16	8.77	10	90	10.14	9.90	60	40
9.40	9.12	20	80	10.28	10.08	70	30
9.51	9.40	30	70	10.53	10.28	80	20
9.78	9.50	40	60	10.83	10.57	90	10
9.90	9.72	50	50				

注：$NaCO_3 \cdot 10H_2O$ 分子量为286.2；0.1mol/L溶液含28.62g/L；$NaHCO_3$分子量为84.0；0.1mol/L溶液含8.40g/L

4. 阿氏(Alsever)血液保存液

葡萄糖	2.05g	NaCl	0.42g
枸橼酸钠·5H₂O	0.8g	蒸馏水定容至	100ml
柠檬酸·H₂O	0.55g		

将各成分溶解于蒸馏水，过滤，分装，115℃灭菌10分钟，4℃保存。血液与阿氏液混合比例为1:1～1:2。

5. 巴比妥缓冲液(pH 7.4)

称取巴比妥钠4.42g，加水溶解并稀释至400ml，用2mol/L盐酸溶液调节pH至7.4，滤过，即得。

6. 巴比妥缓冲液(pH 8.6)

称取巴比妥5.52g、巴比妥钠30.9g，溶于蒸馏水2000ml，即得。

7. 1%酚红

酚红	1g	蒸馏水定容至	100ml
1mol/L NaOH	<7ml		

酚红置于乳钵中，加入少量NaOH研磨，将溶解溶液移至100ml量瓶中。分批加入NaOH研磨，直至酚红溶解，所得染液都移入量瓶中，NaOH的用量不能超过7ml。加双蒸水后过滤，置室温或4℃保存。

8. 弗氏佐剂

(1)弗氏不完全佐剂：称取5g羊毛脂，逐滴加入20ml优质液状石蜡(羊毛脂:液状石蜡可为1:1～1:4)，边滴边研磨，高压灭菌后4℃保存备用。

(2)弗氏完全佐剂：于弗氏不完全佐剂中加入2～20mg/ml卡介苗，在研钵中研磨乳化，4℃冰箱保存备用。也可购现成的商品试剂。

9. 甘氨酸-HCl洗脱缓冲液(pH 2.4)

将3.75g甘氨酸(50mmol/L)溶解于1000ml蒸馏水中，用HCl调节pH至2.4。

10. 姬姆萨(Giemsa)染液

姬姆萨染料	0.8g	甘油	50ml
甲醇	50ml		

将染料加到甘油中，混匀，置60℃2小时，不时搅拌。取出晾至与室温相同时加入甲醇50ml，用磁力搅拌过夜。用滤纸过滤，滤液即为原液。应用时用PBS(1/15mol/L，pH 6.4～6.8)或蒸馏水稀释10倍。

11. 聚蔗糖-泛影葡胺分层液(密度 1. 077 ±0. 001)

(1)用双蒸水将 400g/L 葡聚糖(Ficoll,分子量 40 万)溶液或干粉配成 60g/L 溶液,其密度为 1. 020。

(2)用生理盐水将 600g/L 或 750g/L 泛影葡胺(Hypaque)配成 340g/L 溶液,其比重为 1. 200。

(3)取 2 份 60g/L 葡聚糖与 1 份 340g/L 泛影葡胺混合,pH 应为 7. 2 ~ 7. 4;一般偏酸,可用 NaHCO₃ 调节。

(4)用波美比重计测密度应为 1. 077 ±0. 001,如超出 1. 078,用 60g/L 葡聚糖溶液调节,如低于 1. 076,用 340g/L 泛影葡胺溶液调节。

(5)过滤除菌,或 112℃ 灭菌 15 分钟。置 4℃ 保存备用,一般可保存 3 个月。

12. pH 3. 5 枸橼酸钠缓冲液

柠檬酸	2. 58g	双蒸水	10ml
枸橼酸钠	2. 35g		

称取各成分溶解,混匀即可。

13. 0. 1mol/L 硼酸缓冲液

A 液(0. 1mol/L 硼酸(H_3BO_3)):称取 6. 18g 硼酸溶于 1000ml 蒸馏水中。

B 液(0. 025mol/L 硼砂($Na_2B_4O_7 \cdot 10H_2O$)):称取 9. 54g 硼砂溶于 1000ml 蒸馏水中。

pH	A 液(ml)	B 液(ml)
7. 4	90	10
8. 0	70	30
8. 4	46	54
9. 0	20	80

14. 瑞氏(Wright)染液

瑞氏染料	0. 1g	纯甲醇	60ml

将染料置于乳体中,加入少量纯甲醇研磨以促其溶解。将溶解的染液移至洁净的棕色玻璃瓶中,分批加入甲醇研磨,直到染料全部溶解,最后使全量为 60ml 即可。配制的染液置室温暗处过夜,次日滤过即成。此染色液不宜立即使用,须置于室温暗处储存,储存愈久,则染料溶解、分解就越好,一般储存 3 个月以上为佳。

15. 台盼蓝染液(trypan blue)

称取 4g 台盼蓝,加少量蒸馏水研磨,加双蒸水至 100ml,用滤纸过滤,4℃ 保存。使用时用 PBS 稀释至 0. 4% 即可。

16. Eagle MEM(minium essential medium)培养液

(1)将 MEM(标准包装)干粉倒入 500ml 三蒸水(温度为 18 ~ 20℃)中,用另外 500ml 三蒸水冲洗 EME 包装内剩余的粉末。将两者合并,搅拌至完全溶解呈透明状。

(2)每升 MEM 加入 2. 2g NaHCO₃(或 7. 5% NaHCO₃ 溶液 29. 3ml)。同时,也可加入其他补充物如抗生素、HEPES 等。

(3)用 1mol/L NaOH 或 1mol/L HCl 调 pH,pH 可比需要值高出 0. 1。

(4)过滤除菌,分装,置 4℃ 保存。

17. Hanks 液(见附录 4)

18. 5mg/ml MTT

用含 0.5% 葡萄糖的 PBS 缓冲液(0.02mol/L,pH 7.2)配制,溶解后经 0.22μm 滤膜过滤除菌,4℃ 避光保存。

19. RPMI 1640 培养液

RPMI 1640	100ml	L-谷氨酰胺	0.03g
青、链霉素 100×	1ml	灭活小牛血清	10ml

在 RPMI 1640 培养基中,无菌操作加入青霉素、链霉素和小牛血清,混匀后,用 NaHCO₃ 调 pH 至 7.2~7.4,即可使用。

20. 1% SRBC 悬液

取适量新鲜脱纤维绵羊血或 Alsever 液保存羊血,用 10 倍量生理盐水洗涤 2 次,每次以 2000r/min 离心 5 分钟,第三次用 pH 7.4 巴比妥缓冲液,2000r/min 离心 10 分钟,压积血球用 pH 7.4 巴比妥配成 1%SRBC 悬液,并限于当天使用。

21. 0.1mol/L Tris-HCl 阻断缓冲液

Tris	121.2g	叠氮化钠	5.0g
NaCl	87.8g	蒸馏水	1000ml
EDTA	0.37g		

将上述成分溶解混匀,用 HCl 调 pH 至 8.0。

附录4 病毒学检验常用试剂

1. 病毒转运液

取10ml甘油、0.1ml的青链霉素混合液,加入100ml Hanks液中,0.22μm孔径滤器过滤除菌后备用。

2. 丙烯酰胺凝胶电泳

（1）丙烯酰胺凝胶母液（30:0.8）：称取丙烯酰胺30g,甲叉双丙烯酰胺0.8g,加超纯水至100ml,溶解后4℃保存于棕色瓶中。

（2）10%过硫酸铵：称取过硫酸铵0.1g,加入1ml超纯水溶解,现用现配。

（3）样品缓冲液（3×）

| 丙三醇 | 3ml | 0.1%溴酚蓝 | 0.5ml |
| 0.5mol/LTris-HCl pH6.8缓冲液 | 3.75ml | 超纯水 | 2.75ml |

（4）电极缓冲液（5×）pH 8.3：称取Tris15g、甘氨酸72g,超纯水溶解后定容至100ml。

（5）固定液：分别量取10ml乙醇、0.5ml醋酸,超纯水定容至100ml。

（6）0.11mol/L硝酸银液：称取硝酸银9.34g,溶于50ml超纯水中,室温保存。

（7）显影液：称取NaOH30g,溶于1000ml超纯水中,室温保存。临用时取250ml,加入硼氢化钠21.8mg、甲醛1.9ml,混匀。

（8）凝胶保存液（5%冰乙酸）：25ml冰乙酸加超纯水至500ml。

3. 粪便标本稀释液（分离轮状病毒的标本处理）

| Tris | 1.2g | NaCl | 8.5g |
| $CaCl_2$（$CaCl_2 \cdot 2H_2O$） | 1.1g(1.47g) | | |

称取上述试剂加800ml超纯水完全溶解,用HCl调pH至7.5,用超纯水定容至1000ml,4℃保存备用。

4. 0.4%酚红溶液

称取0.4g酚红置研钵中研碎,逐滴加入0.1mol/L NaOH溶液并不断研磨,至所有的颗粒完全溶解,加入0.1mol/L NaOH 10ml,然后倒入容量瓶中,加超纯水定容至100ml,棕色瓶保存备用。

5. 鸡胚培养钻孔口封蜡

（1）将固体石蜡和凡士林分别熔化。

（2）取2.5ml凡士林,加入液状石蜡7.5ml,抽滤除菌备用。

6. 3%苦味酸溶液

小心称取苦味酸0.9g,加入30ml 75%酒精,溶解即可。

7. 1%磷钨酸溶液

称取1g磷钨酸溶于100ml灭菌超纯水中,用10～12mol/L NaOH调pH至6.8,放4℃冰箱保存备用。

8. 2×浓缩 DMEM 维持液

(1)2×浓缩 DMEM 的配制:将 1 袋 DMEM 干粉(13.4g)溶解于 300ml 超纯水中,加入 NaHCO₃2.0g,搅拌,加超纯水定容至 500ml,调整 pH 为 7.0~7.2。

(2)取 4ml 胎牛血清,0.2ml 青链霉素混合液加入 100ml 2×浓缩 DMEM,0.22μm 孔径滤器过滤除菌后备用。

9. 0.5%品红

称取 0.5g 品红,溶于 100ml 超纯水中,摇匀。

10. 青链霉素混合液(100×)

取青霉素 80 万单位、链霉素 800mg,用 80ml 无菌 Hanks 液溶解后,0.22μm 孔径滤器过滤除菌,分装,−20℃冻存备用。

11. 1%琼脂糖凝胶

称取 0.3g 琼脂糖,加入一个三角烧瓶中,加入 30ml TAE 缓冲液,将三角烧瓶置于微波炉中加热至琼脂糖完全溶解,冷却至 65℃左右,加入 Genecolour I 染料,混合后即可灌胶。

12. 细胞培养液

(1)细胞生长液:细胞培养基(DMEM、MEM 或者 RPMI1640 培养基)中,加入 10%~20%胎牛血清,1%青链霉素混合液,NaHCO₃溶液调 pH 至 7.4。

(2)细胞维持液:细胞培养基(DMEM、MEM 或者 RPMI1640 培养基)中,加入 2%~5%胎牛血清,1%青链霉素混合液,NaHCO₃溶液调 pH 至 7.4。

13. 传代细胞 0.25%胰蛋白酶消化液的配方(含胶原酶)

(1)配制 1000×的青链霉素混合液

1)取注射用青霉素 1 瓶(80 万单位/瓶),向青霉素瓶中加 4ml 超纯水,摇匀。

2)取硫酸链霉素 1 瓶(100mg/瓶),向硫酸链霉素瓶中加 5ml 超纯水,摇匀。

3)取 4ml 硫酸链霉素溶液放入青霉素瓶中,混匀,0.22μm 孔径滤器过滤除菌后分装到 1.5ml 的试剂保存管中 −20℃冻存。

(2)称取 300mg 胶原酶,加入 1ml 青链霉素混合液,摇匀。

(3)加入 0.25%胰蛋白酶至 1L,摇匀。

(4)0.22μm 孔径滤器过滤除菌后,分装,−20℃冰箱保存备用。

14. 0.25%胰蛋白酶

称取 0.25g 胰蛋白酶溶于 100ml D-Hanks 液中,完全溶解后,0.22μm 孔径滤器过滤除菌,分装,−20℃保存备用。

15. Hanks 液

(1)原液甲

NaCl	160g	MgSO₄·7H₂O	2g
KCl	8g	MgCl₂·6H₂O	2g

①称取上述成分,溶于 800ml 超纯水,充分溶解;②称取 CaCl₂ 2.8g 溶于 100ml 超纯水中;③上述二液混合,加超纯水定容至 1000ml,再加 2ml 氯仿防腐,4℃保存。

(2)原液乙

Na₂HPO₄·12H₂O	3.04g	葡萄糖	20g
KH₂PO₄	1.2g		

称取上述成分,溶于 800ml 超纯水,完全溶解后,加入 100ml 0.4% 酚红溶液,加超纯水定容至 1000ml,再加 2ml 氯仿防腐,4℃保存。

(3)Hanks 使用液:原液甲 1 份、原液乙 1 份、超纯水 18 份混合后过滤,0.22μm 孔径滤器过滤除菌后,放 4℃冰箱保存,使用前用无菌 5.6% NaHCO₃ 调整 pH 至 7.4。

16. 无 Ca^{2+}、Mg^{2+} Hanks 液(*D*-Hanks 液)

NaCl	9.0g	KH_2PO_4	0.06g
KCl	0.4g	葡萄糖	1.0g
$NaHCO_3$	0.35g	0.4% 酚红	5ml
$Na_2HPO_4 \cdot 12H_2O$	0.152g		

称取上述成分,溶于 1000ml 超纯水中,超纯水定容至 1000ml,以 5.6% NaHCO₃ 调整 pH 至 7.4,0.22μm 孔径滤器过滤除菌后,4℃冰箱保存备用。

17. 0.01mol/L pH 7.4 等渗 PBS 缓冲液

NaCl	8g	$Na_2HPO_4 \cdot 12H_2O$	2.9g
KH_2PO_4	0.2g	KCl	0.2g

分别称取上述试剂溶于 1000ml 超纯水中,调 pH 至 7.4,0.22μm 孔径滤器过滤除菌后,4℃冰箱保存备用。

18. 5.6% $NaHCO_3$ 溶液

称取 NaHCO₃ 11.2g,溶于 200ml 超纯水中,0.22μm 孔径滤器过滤除菌后,分装备用。

19. TAE 缓冲液(50×)

Tris	242g	$Na_2EDTA \cdot 2H_2O$	37.2g

称取上述成分,溶于 800ml 超纯水中,充分搅拌溶解后,加入 57.1ml 的冰乙酸,充分混匀,超纯水定容至 1000ml,室温保存。

20. 1.5mol/L Tris-HCl pH8.8 缓冲液

称取 Tris 18.15g,加入 1mol/LHCl 24ml,超纯水定容至 100ml。

21. 0.5mol/LTris-HCl pH6.8 缓冲液

称取 Tris 6g,加入 1mol/LHCl 48ml,超纯水定容至 100ml。

22. DMEM 培养液

取 50~100ml 胎牛血清,5ml 青链霉素混合液(100×),加入 DMEM 定容至 500ml,NaHCO₃溶液调 pH 至 7.4。

23. DMEM 维持液

取 20~50ml 胎牛血清,5ml 青链霉素混合液(100×),加入 DMEM 定容至 500ml,NaHCO₃溶液调 pH 至 7.4。

参考文献

1. 《病原微生物实验室生物安全管理条例》(中华人民共和国国务院令第 424 号)

2. 感染性腹泻诊断标准(WS271-2007)

3. 化妆品微生物标准检验方法(GB7918-87)

4. 生物安全实验室建筑技术规范(GB 50346-2011)

5. 食品安全国家标准食品微生物学检验(GB4789-2012)

6. 实验室生物安全通用要求(GB19489-2008)

7. 《手足口病诊疗指南 2010 年版》(中华人民共和国卫生部)

8. 谷鸿喜,张凤民,凌虹. 细胞培养技术. 北京:北京大学医学出版社,2012.

9. 康友敏,张永亮. 病毒与免疫学实验教程. 北京:科学出版社,2014.

10. 李洪源,王志玉. 病毒学检验. 北京:人民卫生出版社,2006.

11. 刘辉. 临床免疫学检验实验指导. 第 4 版. 北京:人民卫生出版社,2012.

12. 刘艳芳,张勇建,苏明. 临床病毒学检验. 北京:军事医学科学出版社,2009.

13. 倪语星,尚红. 临床微生物学检验. 第 5 版. 北京:人民卫生出版社,2012.

14. 邱曙东,宋天保. 组织化学与免疫组织化学. 北京:科学出版社,2008.

15. 宋文刚,孙玉芹. 细胞培养技术. 长春:吉林大学出版社,2011.

16. 王兰兰. 临床免疫学检验. 第 5 版. 北京:人民卫生出版社,2012.

17. 王秀茹. 预防医学微生物学及检验技术. 北京:人民卫生出版社,2002.

18. 沃兴德. 生物学实验教程. 杭州:浙江科学技术出版社,2009.

19. 吴爱武. 临床微生物学检验实验指导. 第 4 版. 北京:人民卫生出版社,2011.

20. 谢克勤. 酶组织学与免疫组织化学原理和技术. 济南:山东大学出版社,2014.

21. 张朝武. 细菌学检验. 北京:人民卫生出版社,2006.

22. 张朝武. 现代卫生检验. 北京:人民卫生出版社,2005.

23. 徐顺清,刘衡川. 免疫学检验. 北京:人民卫生出版社,2006.

24. 杨新建. 动物细胞培养技术. 北京:中国农业大学出版社,2013.

25. 余倩,许欣. 卫生微生物检验学(细菌学分册). 成都:四川科学技术出版社,2003.

26. 章静波. 组织和细胞培养技术. 北京:人民卫生出版社,2011.

27. 张赟,温伟红. 细胞和分子免疫学实用实验技术. 西安:第四军医大学出版社,2013.

28. 朱永芳. 现代检验检疫技术. 北京:科学出版社,2012.

29. 张卓然. 实用细胞培养技术. 第 2 版. 北京:人民卫生出版社,2012.

30. 周庭银. 临床微生物学诊断与图解. 第 3 版. 上海:上海科学技术出版社,2012.

31. 朱旭芬. 现代微生物学实验技术. 杭州:浙江大学出版社,2011.

32. JamesVersalovic,Karen C. Carroll,Guido Funke,et al. Manual of Clinical Microbiology. 10th ed. Washington:

ASM Press, 2011.

33. Mahon CR, Lehman DC, Manuselis G. Textbook of Diagnostic Microbiology. 4th ed. Missouri: W. B Saunders Company, 2010.

34. Neil S. Skolnik, Amy Lynn Clouse, Jo Ann Woodward. Sexually Transmitted Diseases. Second Edition. USA: Humana Press, 2013.